岭南中医药文库

岭南中医药文库·医疗系列

红 土 杏 林

——聚焦湛江市第一中医医院

主编 蔡 柏

廣東省出版集團
广东科技出版社
·广 州·

图书在版编目（CIP）数据

红土杏林：聚焦湛江市第一中医医院/蔡柏主编．—广州：广东科技出版社，2014．11
（岭南中医药文库·医疗系列）
ISBN 978－7－5359－5959－1

Ⅰ．①红…　Ⅱ．①蔡…　Ⅲ．①中医医院—概况—湛江市　Ⅳ．①R197．4

中国版本图书馆CIP数据核字（2014）第202751号

红土杏林——聚焦湛江市第一中医医院
Hongtu Xinglin——Jujiao Zhanjiangshi Diyi Zhongyi Yiyuan

责任编辑：马霄行
封面设计：丁青云
责任校对：陈素华
责任印制：任建强
出版发行：广东科技出版社
（广州市环市东路水荫路11号　邮政编码：510075）
http：//www．gdstp．com．cn
E－mail：gdkjyxb@gdstp．com．cn（营销中心）
E－mail：gdkjzbb@gdstp．com．cn（总编办）
经　　销：广东新华发行集团股份有限公司
排　　版：广东同文彩色电脑制作有限公司
印　　刷：广州伟龙印刷制版有限公司
（广州从化太平经济开发区创业路31号　邮政编码：510990）
规　　格：889mm×1 194mm　1/32　印张10．875　字数220千
版　　次：2014年11月第1版
2014年11月第1次印刷
定　　价：45．00元

内容提要

湛江市第一中医医院创建于1968年，其前身是湛江地区中医医院，1983年改为现名，是粤西地区建院较早、规模较大、学科齐全，集医疗保健、教学科研、康复护老于一体，中医特色明显、中西医并举的现代化综合性三级甲等中医医院，是广州中医药大学非直属附属医院、广东省高等医学院校教学医院、广东省中医名院。

本书介绍了湛江市第一中医医院从无到有、由弱到强、逐步壮大、跨越式发展的不平凡之路，全书包括回眸篇、崛起篇、战略篇、品牌篇、医魂篇、文化篇、人物篇、展望篇及附录等部分，对湛江市第一中医医院的历史、现状及其波澜壮阔的发展历程进行了全面的回顾与总结。

全书图文并茂、介绍详细，既有助于大众深入了解湛江市第一中医医院，又为广东省乃至全国中医医院的管理建设与发展研究提供了宝贵的借鉴资料。

《岭南中医药文库》组委会

《岭南中医药文库》编委会

《岭南中医药文库》出版工作委员会

《红土杏林——聚焦湛江市第一中医医院》编委会

顾　　问　洪三泰　张唐颂

主　　编　蔡　柏

副主编　陈日新

编　　委　梁国荣　吴　洪　蔡凤丙　曾坤全
　　　　　吴国明　林家欢　邓春龄　廖凯明
　　　　　冯桂芳　顾善达

序

岭南，在传统上是指越城、大庾、骑田、都庞、萌渚五岭以南的地区。这个地区的地理和人文环境富有特色，是我国地域文化中的重要分支。广东是岭南地区的核心地域，近代以来社会经济和科技文化发展均走在地区的前列。在这里，传统中医药以独特的作用深得人们信赖，一直呈现生机勃勃的局面。

2006年以来，广东省委、省政府先后出台了多个促进广东中医药发展的重要文件，提出要将广东从“中医药大省”建设成为“中医药强省”，这无疑为广东中医药的腾飞增添了巨大的推动力。其中，《岭南中医药文库》（以下简称《文库》）的出版就是一项具体的措施。遵《文库》编委会之嘱作序，略述感言如下。

一

从中国文化发源来看，中国文化的主流发源于中原一带。中医药学是从中原传入岭南的。晋代有葛洪、支法存、仰道人等活跃于广东，唐代开始有李暄《岭南脚气论》等以岭南为名的方书，可见医学与岭南挂钩，岭南医学成为中医药学科的一个分支，为时至少已有千多年了。

晋唐时期，岭南的中医学就已经体现出自身的特色，例如在研究当时流行的脚弱病（脚气病、维生素 B_1 缺乏症）方面成果突出。唐代《千金要方》卷七论风毒状第一："论曰，考诸经方往往有脚弱之论，而古人少有此疾，自永嘉南渡，衣缨仕人多有遭者，岭表江东有支法存、仰道人等，并留意经方，偏善斯术，晋朝仕望多获全济，莫不由此二公。"可见岭南医学善于创新。另外，从《千金要方》《外台秘要》《肘后备急方》等书中还可见葛洪、支法存等对蛊毒、沙虱热（恙虫病）、疟疾、丝虫、姜片虫等传染病有不少治疗方药，对岭南热带地区传染病的研究成就亦较为突出。这些成就不是由中原带来，而是吸取多地民间医药精华，加以总结得之。

宋代开始，岭南医学界人才辈出。先有陈昭遇，开宝初年至京师为医官。陈昭遇与王怀隐等 3 人历时 11 年编成《太平圣惠方》；又与刘翰、马志等 9 人编成《开宝新详定本草》20 卷。绍兴年间（1137），潮阳人刘昉著的《幼幼新书》为岭南儿科学的发展奠定了良好的基础。可见宋代岭南已有国家级的医家出现。元代释继洪撰《岭南卫生方》，其中就收录了不少宋代医家的经验方，标志着具有岭南特色的方药学已初步形成。

明清时期是岭南中医学大发展的年代。明代，有丘濬、盛端明等有名望的医家出现；还有浙江人王纶所著的《明医杂著》，是其在广东布政司任内完成的；一代名医张景岳的《景岳全书》，亦是在粤地一再印行方传世。上述著作对岭南医学的影响很大。清代，对全国有较大影响的医家何梦瑶，被誉为“南海明珠”；儋州罗汝兰著《鼠疫汇编》，丰富了对急性传染病的诊治经验；清末，西洋医学传入我国，岭南首当其冲，出现了朱沛文等主张中西汇通之医家。岭南医学的中医小儿科继续取得突出成就，在清代中期刊行了罗浮山人陈复正的《幼幼集成》后，清末又有程康甫著《儿科秘要》，由博返约，把儿科证候概括为八门（风热、急惊风、慢惊风、慢脾风、脾虚、疳积、燥火、咳嗽）；治法约以六字（平肝、补脾、泻心），举一反三，给人以极大的启发。民国时期儿科名医杨鹤龄继承程氏学说，著《儿科经验述要》。杨氏在育婴堂从 17 岁起独立主诊病婴，每天巡视、处理危重病婴数次，故育婴堂可称儿童医院之雏形。他积累了丰富的治疗危重病儿的经验，后来自己开业，日诊两三百人。西医张公让曾不断观察其诊证，亦深为佩服其医术之精也！

而广东草药在清代至民国时期也得到很好的整理，名作有何克谏的《生草药性备要》《增补食物本草备考》和萧步丹的《岭南采药录》等，为中药材增加不少岭南草药品种。

上述可见，岭南医学至清代挟其岭南之特色已达相当高的水平。光绪三十二年（1906）广州就有医学求益社之成立，相当于今天的医学会，以文会友，每月一次。被评得第一名者，发表论文于报端。上月头名即为下一届论文的主审员，无形中开展学术之竞争。后继者有广州医学卫生社。但岭南医学之发展达到高峰则是在民国时期后，主要是在医学教育培养人才方面成绩突出。民国时期，学校教育开始举办，著名的有广东中医药专门学校与广东光汉中医专门学校，均为岭南中医学界培养了许多人才。虽然民国时期受国民党政府消灭中医的压迫，但岭南医学学术仍然日益繁荣，影响至香港和东南亚一带。中医药为岭南人民健康事业立下了不朽的功勋。

回顾岭南医学发展的脉络，晋代中原移民带来的先进医术与岭南地区医药相结合；宋代以后，长江流域的医药学术带入岭南，又促进岭南医药学的发展，加上自身的成就，岭南医药学成为有浓郁的岭南特色的医药学派。历史同时也表明，医药事业与地区社会经济发展状况紧密相关。当代广东改革开放已先行多年，经济文化各方面都打下了厚实的基础，在有力的政策推动下，聚集人才。可以寄望今后，岭南中医药学必将产生飞跃式的发展，实现中医药强省的目标。

二

研究地方医药学，其实也是为中医药学事业整体做贡献。自 1977 年美国恩格尔教授提出医学模式理论以来，西方医学正在由“生物医学模式”向“生物—心理—社会”医学模式转变。其实我国传统医学一开始就重视心理因素、环境因素，中医药学研究还不能脱离地理环境、社会环境、个人体质、时间因素，故应该因时、因地、因人制宜地去研究疾病预防和治疗。

对于环境与人类社会的关系，古今中外都有过各种讨论。我国伟大的历史学家司马迁，在《史记》中分别论述了 4 个主要经济区域与人的性格和社会风俗的关系。西方的亚里士多德也将地理环境与政治制度相联系，认为地理位置、气候、土壤等影响个别民族特征与社会性质。德国哲学家黑格尔的《历史哲学》也将地理环境看作是精神的舞台，认为是历史的“主要的而且必要的基础”，不同的环境会有不同的历史进程。至于自然科学，虽然研究的是事物普遍的客观规律，但科学也具有社会性的一面，客观规律在实际应用中总是有着对特定时间、地点与人群的针对性，不同地区的客观条件也对科学实践与发展有不同程度的影响。

医学既属于自然科学，又具有很强的社会性。医学技术的基本规律是一致的，但其实际应用必须考虑到个体的特点。中医自古以来就深刻地认识到这一点，注意地理环境、气候与人的体质对疾病和医药的影响，提出了“因时制宜、因地制宜、因人制宜”的原则。唐代《千金要方》指出：“凡用药，皆随土地所宜，江南岭表，其地暑湿，其人肌肤薄脆，腠理开疏，用药轻省，关中河北，土地刚燥，其人皮肤坚硬，腠理闭塞，用药重复。”就是具体的例子。

我国幅员辽阔，由于地理环境的差异和历史上开发的先后，各个地区医学发展水平不一。而每一个地区医学水平的提高，往往也充实了中医药学理论的实际内涵。元代朱丹溪对南方人体质和疾病的认识，就很好地补充了此前以北方经验为主的医疗知识。明清时期江南瘟疫流行，又促使了温病学派的形成。岭南地区的气候、地理环境和疾病谱也有特殊性，药材资源又相当丰富，若加以认真研究，完全有可能产生创新性理论。每一个地区中医药特点的形成，必然是对传统医学理论的继承性与实际运用的创造性相结合的结果。小的突破，至少丰富了中医临床的风格，增加了地方性的应用经验；大的突破，有可能形成新学说，带来整体性的变革。所以，研究地方医药学，其意义同样是相当深远的。

三

现代中医药研究，必须坚持以临床为出发点。近代岭南有许多临床水平出众的名医，饮誉国内外。现代岭南中医药发展应继承这一良好传统，抓好临床学术的传承。建设中医药强省的文件中很重视对名医学术的整理和对基层中医的培训，是十分有远见的。本套《文库》也注重对当代名中医学术经验的整理，这种整理就是学术传承的一种方式，并可为更多临床中医提供参考。

另外，岭南中医药的发展也应加强理论的研究。岭南医学发展历程如果横向比较，有全国影响或有重大突破的中医学理论著作还是不多的。这也许与以前岭南远离北方的传统政治文化中心有关。但在学术交流频繁、信息渠道通畅的今天，要想中医药理论有大的发展，关键还是要加强研究，提高水平，要对临床经验进行凝练和升华，对中医药理论进行务实的思考。近年，我们提出的“五脏相关学说”就在全国引起较大的反响，并被纳入国家“973 计划”中医药理论基础研究专项。在处于思想解放前沿的广东，完全应该迈出更大的步伐，促进中医药理论的现代化。

现代中医药的研究，又完全可以应用最新科学技术。葛洪《肘后备急方》记载的青蒿治疗疟疾，经过多年的不断研究实践，目前已发展成为世界最先进的抗疟新药。中医药治疗艾滋病、SARS，在临床有效的基础上，对其机制的深入研究有助于阐明其科学原理。但这种研究必须坚持中医药学主体性和中医药理论的主导性。

同样，现代中医药的发展也离不开产业的支持。广东中药产业有着非常好的基础，中药的种植和中成药的生产销售成为许多地方的支柱产业之一。正像民国时期创立广东中医药专门学校的前辈所说："中国天然之药产，岁值万万（现在已远不止此数了），民生国课，多给于斯。"产业的发展既带动了地方经济，又为中医药的研究提供了良好的条件。研究中医药产业的发展策略，也是重要的课题。

《文库》囊括了前述各方面。这些学术、临床、科研及产业等的成果和经验得以系统整理出版，是岭南中医药界的盛事。岭南先贤梁启超先生诗云："世纪开新幕，风潮集远洋。"相信《文库》能以海纳百川的气魄，汇集新知，刊布精义，成为21世纪岭南中医药腾飞的基石！是为序。

邓铁涛

2008年4月

前　言

中华文明源远流长，中国传统医药学历史悠久。作为千百年来养护着中华各族人民身体健康的祖国医学，是中国文化宝库中的瑰宝。在人类历史的长河中，虽然经历了无数风浪和险阻，但是，中医药以自己无可辩驳的科学实践，几千年来为人类的繁衍和昌盛做出了非凡的贡献。中医药学又同时具有鲜明的特色，以其独立而完整的理论体系和丰富的实践经验，自立于世界医学之林。

岭南中医药自有记载以来，悠悠 1000 多年，它源于中原中医药文化又广泛撷取了各地的精华。尤其是岭南核心地域——广东，更是纳四海新风，运用南方道地药材，结合地方湿、热、毒等气候因素，遣方用药，自成体系。随着时代的推进，文化积淀丰厚，地理位置优势明显，广东中医药也在特色明显的岭南文化承载中不断发展。

中医医疗机构是中医医疗工作的主要基地，是传承中医药文化和体现岭南文化特色的场所，在保障人民群众身体健康、培养中医人才和临床科研工作中起着重要的作用。广东的中医医院经过新中国成立后60年的变迁、建设、发展、完善，已然今非昔比。中医医院从无到有，从新中国成立初期的1家到20世纪50、60年代数量排在全国同行的前列；医院规模有的从几十张病床发展到千多张，甚至超过2000张；年门诊人次有的从几万人次到几十万人次，个别的达数百万人次；中医医院的医疗设备有的从几万元增加至千万元，甚至超亿元……中医医院的成长壮大，让广东省近1/3的人民群众都享受到中医医院的医疗服务。真是：六十载薪火相传，半世纪妙手仁心。中医医院前进不停步，中医医院人更是创业不息！华夏文化蒸蒸日上，广东中医继创辉煌。

近几年，更让人欣喜地看到，广东已涌现了一批又一批省的和全国的示范中医医院，全国文明、先进中医医院，国家三级甲等中医医院。这些中医医院成了地方中医的龙头单位，起到良好的示范和楷模的作用。中医医院人牢记和坚持正确的办院宗旨，坚守救死扶伤、全心全意为社会服务的观念，以人为本、以病人为中心，突出中医优势和特色，在学习继承的基础上努力创新，不断提高医疗服务质量，依靠现代科学技术发展中医药。这些已在地方享有盛誉的中医医院正引领着全省的中医医疗机构昂首阔步奔向更灿烂的明天！

《岭南中医药文库》（以下简称《文库》）医疗系列所收载的也仅是众多中医医院中的一部分，这些中医医院或是全国（或全省）示范中医医院，或是国家三级甲等中医医院，均是全国名院单位或名院建设单位，在建设和发展中各有不同的特点和风格，更有各自宝贵的实践经验。每所中医医院单独系统整理成集，出版专书，对传承岭南中医药文化，建设中医药强省应该是十分有意义的。

《文库》的编辑、出版，是一项庞大的系统工程，对中医药行业来说是前所未有，史无前例的。由是，我有幸肩负组织、编写“医疗”和“医家”两大系列的重任，深感责任重大和职责所在，虽已逾耳顺之年亦不敢苟且偷闲。在广东省中医药局和广东科技出版社的重视关怀下，参与两大系列书稿资料的搜集、整理、撰写中更有数百人所付的心血；医院领导统筹兼顾，合理安排人力，审核资料，更是本套《文库》出版的保证。

有缘具体组织编写《文库》两大系列工作，幸甚！幸甚！是为此文。

2009 年 12 月

岭南中医药文库

目录

引　言

三国时代，庐山有位名医叫董奉。他医道高明，技术精湛，据传有起死回生之术。他看病有一个特点，就是从不收取病人的报酬，但是他对找他看病的病人有个要求：凡是重病治好了，要在他的园子里栽 5 棵杏树；小病被治好的则栽种 1 棵。一年年过去了，经他治愈的病人数不胜数，园子里的杏树也聚棵成林。每到杏子成熟的季节，远远望去，一片繁枝绿叶中，累累红杏挂满枝头。后来，董奉又告诉人们，凡是到他的杏林来买杏的人，不需要付钱，只要拿一些粮谷放在仓中，就可以去林中取杏。于是，每年董奉用杏换来的粮食堆满了仓库，他又拿这些粮食去救助贫民。董奉去世后，“杏林”的故事一直流传至今。现在，人们在称赞医德高尚、医术精湛的医生时，也喜欢用“杏林”一词。

这是湛江市第一中医医院（以下简称“第一中医院”）院长蔡柏在给新职工进行岗前培训时常讲的故事。他讲得那样热切、深刻、动情，使每个听者的心灵都受到巨大的震撼。深究这个故事的内涵，我们不难发现这样的精神特质：

一是以人为本——“从不收取病人的报酬”；发动被治好者种杏树，日久成杏林，用杏换来的粮食最终还是为了救助贫民。

二是只有拥有了“起死回生之术”，才能为民治好病，真正做到“以人为本”。

三是从故事的“良性循环”中，可以清楚地展现“以人为本”的精神世界里“和谐”的境界。

从“以人为本”出发，第一中医院致力于改变医疗环境和医疗条件，让病人更加方便地看病、治病。当你走进医院，呈现在你面前的不但是装修一新的院容院貌、优雅整洁的就医环境，而且最重要的是挚诚关爱病人、优质廉价的医疗服务，仁心仁术、值得信赖的医疗质量。医院从 2003 年开始分步实施改造计划：在硬件建设方面，先租下右邻隔壁原皇都酒家的大楼改建为门诊急诊的业务用房，再整体改造装修原病房，改造院内环境，安装电梯；门诊、病房与行政办公场所合理分开；设置中心供氧、电信传呼、信息网络等管理系统；各病区重新布局，病房与诊室设置合理，室内整洁美观。经过改造，就医环境发生了根本变化。与此同时，医院又先后投资 2000 多万元购进高新的医疗设备，如飞利浦双排螺旋 CT、德国数字化 X 光机、CE 彩超、奥林巴斯电子胃肠镜、椎间盘后路镜等，让病人享受到最先进的诊疗服务。

医院注重中医药特色，狠抓内涵建设，医疗技术水平不断提升。多年来，在湛江市医疗质量检查评比中一直名列前茅。胃肠病专科、脊柱病专科、糖尿病专科、针灸康复科、中医骨伤科被评为“广东省中医名科”。医院积极引进新疗法、新技术，不断扩展服务领域。如内科开展的心肌梗死静脉溶栓术、骨科开展的腰椎间盘微创术及全髋关节置换术、颅脑外科治疗脑血栓时运用的微创溶术、口腔科开展的种牙术等，都标志着医院业务水平上了一个新台阶。

“和谐”观念的不断普及提升，使“以病人为中心”的原则深入人心。全院医务人员努力构建和谐医患关系，积极树立卫生行业新风尚，近几年来推出了一系列优质服务措施，包括病人选择医生护士服务、病人投票评选最佳医生护士、给病人多一点关爱、星级护理和温馨服务等，得到社会的广泛好评。在医疗服务行风一度受阻、医患关系一度紧张的日子里，医院 2005 年在湛江市率先挂上“无红包医院”的牌子。

医院在廉价服务方面更是堪称典范，始终坚持医院的社会责任，为贫困民众排忧解难。2002 年 7 月，时任湛江市市长的徐少华到卫生部门调研时提出一个问题：十元钱究竟能不能医好感冒？在这一命题下，第一中医院积极尝试，在全市叫响“十元门诊”，开展以平价门诊、平价病房、平价药房为核心的“三平”医疗服务，先后推出了 11 项医疗援助措施，开设扶贫门诊和病房，对符合援助标准的门诊病人免收诊金，对符合援助标准的住院病人不同程度地减免住院费、检查费、治疗费等，对孤寡老人实行送医送药上门。2006 年 5 月，在抓好“三平”医疗服务的基础上，又开办了广东省首家地级市平价医院——爱周平价医院，推出比“三平”医疗服务更大的优惠措施。新华社记者对爱周平价医院进行了采访报道，中共中央政治局常委、全国人大常委会委员长、原广东省委书记张德江对此做了重要批示，时任副省长雷于蓝、省委原副书记朱明国、副省长林少春、省政协副主席姚志彬等领导同志亲临平价医院视察，给予了充分肯定。

医院充分发挥中医药特色和优势，医、教、研同步发展，各方面建设取得了丰硕成果。2005 年，医院先后被评为国家三级甲等中医医院、广东省百家文明医院并成为广州中医药大学附属医院；2007 年，医院被评为广东省中医名院建设单位；2008 年，医院被国家发改委、国家中医药管理局批准为国家重点中医医院建设单位；2009 年，医院被广东省人民政府授予“广东省中医名院”称号；2011 年，医院在 10 间公立医院行风评议中荣获第一名；2012 年，医院被国家中医药管理局评为全国中医药系统创先争优先进集体，糖尿病专科被定为国家中医重点专科建设项目，顺利通过国家三级甲等中医医院的复审。

2011 年 4 月，湛江市委书记刘小华同志率队来院调研，提出把医院整体搬迁到湛江中心人民医院现址的设想。王中丙市长非常关心医院的建设，多次亲临医院指导工作，为医院的建设与发展倾注了满腔的心血。

2012 年，湛江市委九届十三次会议提出：把湛江市第一中医医院等骨干医疗机构建设成粤西地区同类医院中最好的医院，提出打一场医疗卫生攻坚战，把医院整体搬迁到湛江中心人民医院现址，建设成为综合服务功能完善、中医药特色突出、专科优势明显的现代化综合性中医医院，粤西地区中医药事业发展龙头，湛江市中医医疗技术指导中心及临床教学基地。在国家、地方政府的支持下，一幅更新更美的第一中医院的蓝图已呈现在粤西人民的面前。

光阴荏苒，沧海桑田。第一中医院已经走过了 40 多年的历程，广大医务工作者精诚合作、悬壶济世，拯救了千千万万病人的生命。而今，在祖国大陆最南端的这块红土地上的杏树不但聚棵成林，而且漫山遍野，望不到边。

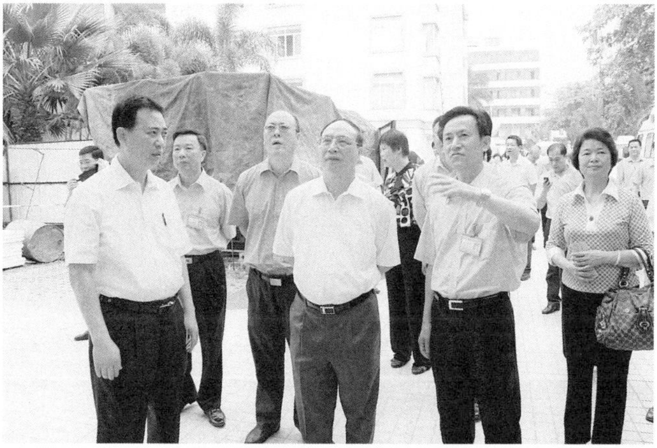

2011 年 4 月，市委书记刘小华带队到我院调研

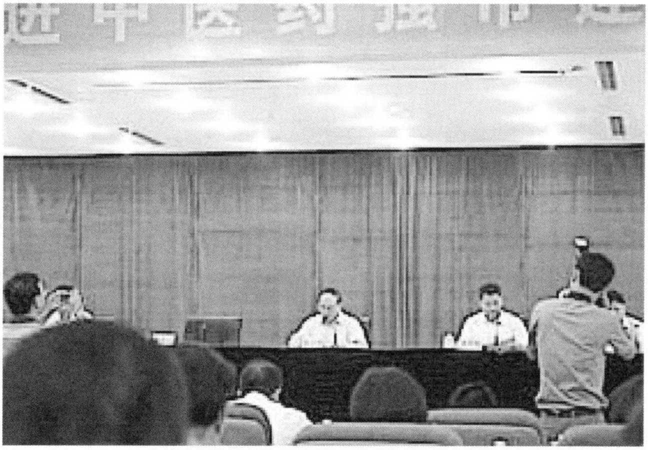

刘小华书记与王中丙市长在推进中医药强市大会上作重要讲话

回眸篇：历史的记忆

雷州半岛，又被称为瘴疠地。曾经的灾难成为记忆，也成为财富。先人在病痛和悲切忧伤中得到了中医的关爱。这里曾经上演了抗击瘴疫的恢宏经典！八十年“人瘟”灭绝，半世纪“麻风”消踪。湛江地域的中医小试“牛刀”，死亡的“风暴”、顽疾的“魔影”，渐渐烟消云散……然而杯水车薪，缺医少药，难疗民众之病。粤西乡村，病人黎明前呼救声声。

——题记

一、红土瘴疠

瘴雾，已弥漫了千万年，2000 多年来，为什么不肯散尽？

兴叹和悲吟总是无济于事的，唯盼猛烈的阳光和浩荡的大风……

古代统治者对华夏族以外各族的蔑称有“古代四夷”，即东夷、西戎、南蛮、北狄。此后，言及雷州半岛必称“南蛮之地”。

南蛮瘴疠地，是古人对雷州半岛的定义。瘴雾重重，疠气缭绕，百病藏匿。在古代，凡是从中原到南方来的人，都把来这里视为“千之千不还”的畏途。

雷州半岛的形成委实神奇。有地质文献记载，雷州半岛在古生代时期（距今 3.7 亿～5.7 亿年）曾是一片汪洋大海，无边无涯。到了中生代时期（距今 2.3 亿～8000 万年），地壳发生剧烈变动，雷州半岛由大海变成陆地。尔后，地壳不间断地升降浮沉，到了新生代第三、四纪时期（距今 700 万～1.5 万年），火山爆发、陆地升降，雷州半岛和海南岛发生断裂、沉降，自然分离，于是形成了 18 海里宽的琼州海峡。这样的地域必有许多与众不同的特点，它的荒凉沉寂持续了极漫长的岁月。

历代中华子民们并没有遗弃这块荒蛮而瘴气缭绕之地。秦汉以后，因种种需要，成千上万的人踏上了这块土地，亲近这块土地，借以消除它的孤寂。

西汉元鼎六年（公元前 111 年），汉武帝派遣黄门带来兵马商人，抵达雷州半岛的徐闻和现广西的合浦，并以此两地作为海上丝绸之路始发港。他们在徐闻组织庞大的船队，装载着特产丝绸，从三墩处开船南行，经北部湾驶向印度、阿拉伯等地，开创了世界历史上海上丝绸之路的新纪元。

海上丝绸之路的诞生，打破了雷州半岛的孤寂，并使之进入全球历代人们的视野。

然而，南蛮瘴疠地的恐惧仍未能在人们的心目中消除。

古代医药学者以不同方式关注着雷州半岛缭绕千万年的瘴雾。

对于“瘴”的解释，最早见于医僧释继洪的《岭南卫生方》。

释继洪，名继洪，出家为僧便姓释，号澹寮。金代汝州（今河南汝州市）人，生卒年大约是在1208—1289年。他天资聪慧，又勤奋好学，且有名师指导，25岁时便精通“五明”（其中有医方明）。1233年，他离开河南，云游四方，南到两广。此时南方，瘴疟盛行，虫蛊为患，严重缺医少药。南方的平民多信巫不信医。释继洪边为他们治病，边整理关于瘴疟的专著。他对当时的有关专著如李璆的《瘴疟论》、张致远的《瘴疟论》和《指迷方瘴疟论》、汪南容的《治冷热瘴疟脉证方论》、章杰的《岭表十说》等进行了广泛的研究和探索，形成更丰富的医药理论。他先后撰写了《卫生补遗回头瘴说》《指要方续论》《治瘴续说》《蛇虺螫诸方》《治瘴用药七说》等专著，并参考历代名医关于瘴疟的著作编辑成了重要的文献《岭南卫生方》。

《岭南卫生方》对南方瘴气疾病有生动的描述：“岭之南，不惟烟雾蒸湿，亦多毒蛇猛兽。前贤有诗云：雾锁琼崖路，烟笼柳象州，巴蛇成队走，山象着群游。”可见，在宋、元时期的南方，尤其是雷州半岛，瘴疟流行严重，且缺医少药。

那么，瘴疟到底是怎样形成的，有何危害？《岭南卫生方》作了详尽的分析研究。

释继洪认为，“瘴”有广义和狭义之分。狭义之瘴指邪在半表半里的寒热往来，发作定时，应是指现代的疟疾。广义之瘴指上热下寒或外热内寒、恶寒或发热的外感热病，以及丛林中易出现的中毒、疟疾、温病、沙虱热等一类流行性、传染性寒热疾病。《岭南卫生方》这样写道：“南方天气温暑，地气郁蒸，阴多闭固，阳多发泄，草木水泉，皆禀恶气，人生其间，元气不固，感而为病，是为之瘴。”

释继洪对“瘴”的不同证型与治疗，有独到的见解。他认为，“瘴”有热瘴、冷瘴和哑瘴：“轻者寒热往来正类疟，谓之冷瘴。重者蕴热沉沉，昼夜如卧炭火中，谓之热瘴。其尤重者，一病则失音，莫知其所以然，谓之哑瘴。冷瘴必不死，热瘴久而死，哑瘴无不死者。”对于治疗方法，释继洪也有详细的叙述。

释继洪在南游的日子，很注意瘴疟的产生与南方地理、气候、生活、饮食习惯的密切关系。他在《岭南卫生方》中写道：“岭南既号炎方，而又濒海，地卑而土薄。炎方土薄，故阳燠之气常泄，濒海地卑，故阴湿之气常盛。而二者相薄，此寒热之疾，所由以作也……人之一气，与天地通，天地之气既尔，则居其间者，宜其多寒热疾也。又阳燠既泄，则使人本气不坚。阳不下降，常浮而上，故病者多腰膝重疼，腿足寒厥。”用药主张多用温热药物或者寒温并用，而少用寒凉药物，防止寒凉伤阳，使下元更虚，加重内寒。

瘴疟后该怎样调养？释继洪说：“届途之际，宜服和解散、神术散之类，和脾胃，逐风邪。”对于从寒冻天气到达南方的人，为防瘴疟侵扰，“将及境之际，可早服正气散、养胃汤之类，绝旧瘴，御新寒。然此四药特筌蹄耳。其实在保躬调摄，酌序消洋为先，切不可以得出烟岚自生欣快”。

距今800多年前，就有众多关于瘴疟方面的医书，其中最重要的是释继洪的《岭南卫生方》三卷。古代医学对南方发生的疾病进行了考察、研究，并有防范和治疗的办法。古代医药学专家表现出的关爱人类生命健康的精神，成为宝贵的精神道德财富代代相传。

二、“流放”之爱

瘴气弥漫雷州半岛千年万年，疾病流行，百姓世代受害。中原来客、流放官宦，闻之惊恐；诗也，词也，悲切忧伤。然而在恶劣环境和病痛中，在共患难的时刻，大家彼此相互关爱、和谐相处的精神，却与诗词一同永存青史。

汉光武帝建武十六年（40年）春二月，交趾麊泠县征侧与其妹征贰造反，九真、日南、合浦一带土著蛮俚者都起戎响应，一时啸聚万众。在岭南一带打击官府，掳掠仓廪，在麊泠县建都称王，惊动朝廷。马援字文渊，扶风茂陵（今陕西兴平东北）人，奉命南下平叛。汉军进军交趾，因瘴蛮之气很重，兵士大多水土不服，病倒不少。马援发现此处的薏苡仁颗圆粒大，他知道薏苡仁有祛病健身的药用价值，便传令三军采摘，并颁传全军以薏苡仁掺入军粮，使将士身胜瘴气。马援行军至徐闻甘来乡泊寮村，正逢雷州半岛干旱，马渴难忍，以蹄刨出清泉，称“饮马泉”。将士用泉水煮薏苡仁治瘴气所致的疾病。马援爱将士，寻找治瘴偏方以救长途奔波的将士，此举成为历史的佳话。

这是雷州半岛较早治瘴气疾的事例记录。

1000 多年来，岭南这方水土因诸葛亮的《前出师表》之句“五月渡泸，深入不毛”而被后人认为是瘴疠荒蛮地。历代朝廷也因此将岭南尤其是雷州半岛作为惩罚持不同政见的“犯官”流放之地。特别是唐宋时期，流放官宦之风愈演愈烈。中原一批精英志士不得不怀着满腹惆恨忧伤，踯躅瘴疠之地。

846 年，即会昌六年，唐武宗死，唐宣宗继位。他将宰相李德裕贬出朝廷，先贬潮州，再贬海南，后来李德裕骑蹇驴跨越雷州半岛，悲切地吟道：

岭水争分路转迷，桄榔椰叶暗蛮溪。
愁冲毒雾逢蛇草，畏落沙虫避燕泥。
五月畲田收火米，三更津吏报潮鸡。
不堪肠断思乡处，红槿花中越鸟啼。

天圣元年（1023 年），在雷州罗湖岸边徘徊的 62 岁老人是宋朝宰相寇准。他主张抗击入侵的辽兵，但宋真宗昏庸、贪婪，在宫中过着奢靡的生活，主张求和，每年向辽国纳 20 万两银子、20 万匹绢。奸臣王钦若、丁谓对寇准下毒手，趁宋真宗病重，勾结刘皇后先发制人，将寇准罢了相，贬谪发配为道州司马，后贬雷州。寇准有诗写其得病的情景，诗云：“多病将经岁，逢迎故不能。书唯看药录，客只等医僧。”后来他病死在这瘴疠地。雷州万人送柩，灵车到库竹渡时，风雨大作，乡民怕发大水浸了灵柩，把手中执的竹杖插地护柩，场面惊天地，泣鬼神。插下的竹杖竟长成竹林，后来库竹渡改成寇竹渡，沿用至今。这段历史传说，体现了雷州半岛人对流放官员的关爱之心。中原和南方并非因环境不同而隔绝，人并不因官民的地位不同而绝情。

尔后，被流放到雷州、海南的官员都不同程度地受到雷州瘴气疾病的侵害。患难中的友爱关怀是很突出的，他们互答的诗文，反映了历史的真实。

苏轼生于宋仁宗景佑四年（1037 年），22 岁中进士。12 年后，他以《上神宗皇帝》《再上神宗皇帝》反对王安石新法，主张革除弊政，为民谋利益。就在这一年，王安石罢相后，御史李定等人从苏轼的诗文中罗织“诗讪朝政，讥切时政”的罪名，将其流放海南。胡铨也被发配海南，他在诗中叹道：“区区万里天涯意，野草若烟正断魂。”秦桧死后，他才得以解除贬谪，召回宫中委为兵部侍郎。

被流放到雷州半岛来的，还有北宋的李纲。他被贬海南万宁，南下时经雷州，在雷州暂住。

李纲在雷州半岛的 3 年时间里，也游过湖光、城月，对这一带的民情、风俗和恶劣的地理环境比较熟悉。他还为湖光岩写了“湖光岩”3 个大字。

综上所述，宋朝被流放到雷州半岛和海南岛的朝廷官宦共有宰相寇准，学士苏轼，侍郎苏辙，通判秦观，枢密王岩叟，正言任伯雨，丞相李纲、赵鼎，参政李光，编修胡铨 10 位名士。这些被流放的官宦学士在雷州半岛恶劣的环境中生活，一些人贫病交加，十分艰难，但他们体察民情。如苏辙的诗体现他对民瘼的关心：“绩麻缫茧，衣则可冀。药饵具前，病安得至。”他也从众民中得到关爱和体贴。雷州人民为纪念这些历史名士，建起了“十贤祠”，让世世代代的后人敬仰和纪念他们。

古往今来，南北的相连、依存、关爱以及人与人之间的和谐形成了优良的传统，见证了雷州半岛恶劣瘴雾中生命和希望的光明。从某种意义上说，宋朝分裂的恶劣政治环境和雷州半岛瘴雾重重的恶劣地理环境，恰恰孕育了人们彼此关爱和谐的人文环境，形成了中华民族独有的优良传统。

这种传统世代流传着。明朝万历十九年（1591 年）九月，著名剧作家汤显祖被冠以“假借国事，攻击元辅”的罪名发配到徐闻县。汤显祖在徐闻发现这里瘴气未减，百姓得病者多，且缺医少药。而且这里不少人轻生、自贱，不能尊重自己和他人的生存权利。于是，汤显祖创办了“贵生书院”招收学生读书，传播知识和文化，使老百姓懂得“天下之生皆当贵重”的道理。新中国成立后，戏剧家田汉于 1951 年赋诗赞曰：

万里投荒一邑丞，孱躯哪耐瘴云蒸。
忧时亦有江南梦，讲学如传海上灯。
就见缅茄初长日，曾登唐塔最高层。
贵生书院遗碑在，百代徐闻感义仍。

是的，在雷州半岛这样的恶劣环境里，人类的生命尤为珍贵。每一个生命，都要经历疾病和天灾人祸的磨难。在漫长的岁月里，人们祈求生命安全，渴望驱除百病，呵护生命。这里，需要特别记录白沙村关于医灵堂祀炎帝的感人史实。

雷州市白沙镇白沙村有一座历史悠久的“医灵堂”。

白沙村医灵堂位于雷州白沙镇白黎公路旁，据《海康县续志·庙坛卷》载：医灵宫在白沙村，即前之医灵堂。堂建于宋代，内祀炎帝神农氏。炎帝神农氏“奠农工之基础，开医药之先河”，由此成为中华民族始祖和中医药界的鼻祖。史载炎帝“生于厉乡”，“长于姜水”。后带领部落南迁，为民疗疾。神话中讲得最多的是炎帝对我国农业耕作的发明。《白虎通》说：“古之人民皆食禽兽肉，至于神农，人民众多，禽兽不足，于是神农教民农作。神而化之，使民宜之，故谓之神农也。”炎帝的另一项卓著功勋是发明了医药，据西汉初年的古书《淮南子》记载：“神农尝百草之滋味，一日而遇七十毒。”四川至今还有一个感人的神话传说，说神农氏为了给人们寻找治病的草药，尝尽了百草，有一天尝到一种剧毒的断肠草，终于他的肠子断烂，为人民牺牲了生命。在我国古代的传说中，神农氏引出许多经典，如《神农本草经》是现存最早的药物学专著，是我国早期临床用药经验的第一次系统总结，被誉为中药学经典著作。全书分三卷，载药365种（植物药252种，动物药67种，矿物药46种），分上、中、下三品，文字简练古朴，深得中药理论精髓。

书中对每一味药的产地、性质、采集时间、入药部位和主治病症都有详细记载。对各种药物怎样相互配合应用，以及简单的制剂，都做了概述。更可贵的是早在2000多年前，我们的祖先通过大量的治疗实践，已经发现了许多特效药物，如麻黄可以治疗哮喘、大黄可以泻火、常山可以治疗疟疾等等。这些都已用现代科学分析的方法得到证实。我国古代，大部分药物是植物药，所以“本草”成了它们的代名词，这部书也以“本草经”命名。汉代，人们特别尊古，为了提高这部书的地位，增强人们的信任感，它借用神农遍尝百草，发现药物这妇孺皆知的传说，将神农冠于书名之首，定名为《神农本草经》。俨然《黄帝内经》冠以黄帝一样，都是出于托名古代圣贤的意图。

白沙村的医灵堂建自宋代，年久崩塌，明万历二十年（1592年）知县秦懋义重建，现存重建碑，清乾隆、道光、同治年间先后进行重修。医灵堂占地面积435.6米^2，庙三进，分山门、拜亭、正殿。正殿硬山顶，面宽进深各三间，中间有四圆柱，穿斗与抬梁混合式梁架。

白沙村医灵堂影响极其深远，白沙村世代成千上万子民为能创建医灵堂而自豪。对神农氏尝百草以医救人的事迹，有口皆碑，家喻户晓，老幼皆知。由白沙村向外辐射数百里、由宋代向下延续近千年，数十万乃至数百万人，都先后慕名来此拜炎帝神农氏。灵医堂香火鼎盛，历久兴旺。1992 年 12 月，全国文物专家罗哲文、郑孝燮视察医灵堂，对祖国大陆最南部设有炎帝庙而且历史悠久，感到由衷的高兴。罗哲文欣然挥毫题词："为民造福，万世崇尊"，并为宋代雷州子民合力兴修水利的遗迹题写"扬功阁"三字门额。

至今，白沙村村民还有人珍藏着关于炎帝的书籍。他们对医灵堂的敬仰和爱护之情溢于言表："各地村民从四面八方来礼拜医灵堂，医灵堂成为连结彼此、团结有爱的纽带。"实际上，医灵堂是雷州人团结和谐之堂，是四方和合之堂。

宋代医灵堂、明代五海庙均在白沙村，都得到历代村民的精心保护。白沙村外出做生意或在雷州本地发展的老板们慷慨解囊，既出钱又出力，建起了文化楼，为保护医灵堂文化遗产和提高全村人的文化意识与文化素质做出了贡献，展现出一种凝聚力和向心力。

宋代白沙村医灵堂的创建，标志着雷州半岛终于树起了中华民族传统医学的伟大旗帜，向瘴疠地和百病顽疾发起进攻，数百年来，这种斗争绵延不断，艰苦卓绝。

三、灭病经典

（一）合力扑灭鼠疫

1. 死亡风暴

据广东省湛江鼠疫防治研究所和原广东省卫生防疫站的有关资料记载：我国南方沿海鼠疫最早在1866年（清同治五年）发生于当时属广东省的灵山县（现属广西），次年传入北海。

北部湾畔，一时有如魔鬼降临人间。村民惊慌逃遁，村落断了炊烟。人们闻鼠色变。

1872年，凶猛的鼠疫传入遂溪县黄略镇新村并开始流行。至1952年，持续流行81年，共流行77年次，全县原有13个区，有10个区127个乡1171个村发生过流行，从1872年至1952年全县共发病33 691人，死亡32 026人。其中在疫情控制阶段（1950年至1952年），《广东省鼠疫流行史》记载发病536人，死亡287人；经调查核对，实为发病648人，死亡205人（材料来源于顾善达的《湛江鼠疫流行史调查和历史疫情概况》，以下同）。毗邻遂溪的廉江，鼠疫流行始于1877年，疫情流行至1952年，持续流行75年，共流行67年次，在6个区27个乡284个村流行，共发病6049人，死亡5969人。该县安铺镇在新中国成立前疫情流行严重，1949年前病者无一生还，多户人家家破人亡，是广东省鼠疫流行的严重地区。

雷州市鼠疫流行始于1882年，持续流行71年，共流行62年次，在15个区82个乡341个村流行，全市发病10 408

人，死亡10 268人。吴川市鼠疫病在1890年至1891年，共发病死亡6700人；1944年病死3例，1946年病死1例，1948年病死30余例；据不完全统计，1890年至1948年共发病死亡6734例。徐闻县在新中国成立前曾有鼠疫流行，但缺乏文字记载。

至于湛江市辖区（含赤坎、霞山、坡头和麻章区），鼠疫流行始于1879年，至1949年，持续流行71年，共流行64年次，侵袭47个乡118个村（街），共发病21 439人，死亡21 119人。《广东省鼠疫流行史》记载疫情从1879年持续流行70年，经再调查历史资料，补充1949年在赤坎区病死20人，在麻章区及潮满区3个村共病死8人。

在史实前，我们还能说什么呢？古称瘴疠地的湛江地区，在新中国成立前果然瘟疫大流行。80多年里，这场“死亡风暴”反复横扫湛江地区的每个县，共发病77 377例，死亡75 786例，病死率达98%！

2. 迎来新生

1949年12月19日，湛江市解放，全民雀跃欢腾。

然而令人忧虑的是，湛江管辖的廉江、遂溪和海康县（现雷州市，下同），鼠疫仍在流行。也就是说，“死亡风暴”随时会肆意扑来，严重地威胁着人民的生命安全。

情况是严峻的。人们想起新中国成立前曾在雷州半岛与鼠疫决战过的勇士潘祖荫。

潘祖荫1938年在中山大学医学院毕业，在民国政府的医疗防疫队从事卫生防疫工作。1939年他任医疗防疫大队副大队长兼细菌检验队队长。当时第八医疗防疫大队驻在广州，大队长由当时广东省政府卫生处处长朱润深兼任，潘祖荫任副大队长，驻在湛江负责指挥南路各医疗防疫队和该大队细菌检验队（第八细菌检验队，驻湛江）的工作。

是年，雷州半岛鼠疫流行势头猛烈，各县告急。潘祖荫在辽阔荒凉的红土地上奔波，指挥雷州半岛民众进行鼠疫防治工作。

当时，专业技术力量不足，设备不全，药物奇缺，疫情难以估计。面对灭蚤药物缺乏的困难，潘祖荫培训医务人员，多想办法解决困难。他采用烧燎灭蚤与药物灭蚤结合的办法，开展大面积灭鼠灭蚤；不间断地培训基层防治人员，采取广泛开展预防注射、检诊检疫、对病者隔离治疗等综合防治措施，积极控制疫情。在艰苦的实践中，潘祖荫积累了丰富的鼠疫防治工作经验。

新诞生的中华人民共和国把关爱人民的生命放在第一位。湛江地区鼠疫流行的余波，立即引起党和政府的高度重视。1950 年 2 月，广东省卫生厅、广东军区卫生部联合临时防疫队 61 人和中央防疫大队 154 人先后来到湛江；3 月，第八军分区卫生训练班 46 人和广东省南路专员公署茂名卫生训练班 51 人，在湛江与中央防疫大队、广东省军政联合临时防疫队统一编队，分别到 3 个县疫区开展工作。合力消灭鼠疫，体现了团队精神，是雷州半岛千百年来“和”的精神特质的充分体现。广东省鼠疫防治所成立时，潘祖荫继续努力，在团队中积极运用自己多年积累的经验，参加扑灭疫情的工作。

在湛江的土地上，专家、医务工作者和广大民众团结一致，抗击鼠疫，取得节节胜利。1953 年，雷州半岛的人间鼠疫终于被消灭，湛江人民谱写了第一部消灭鼠疫的经典。

千万年来瘴雾弥漫的雷州半岛，即使在新中国成立以后，也常常提醒人们：人间鼠疫虽已消灭，但这种可怕的流行病还有复发的可能，必须全民合力预防到底。

茫茫雷州半岛，20 世纪 50 年代是艰难年代，治病防病，任重道远。

这块红土地，已灭的鼠疫阴魂尚未散尽。一方面，鼠疫防治人员不离岗，继续执行综合防治措施，广泛地开展灭鼠灭蚤和预防注射，防止鼠疫病死灰复燃；另一方面，广东省有计划地开展了对各县（市）的鼠疫流行历史调查。

中央和省十分重视湛江鼠疫的防治工作。1956 年，中央鼠疫防治工作参观组（含中央鼠疫防治所、内蒙古自治区鼠疫防治所和云南省鼠疫防治所领导人员）参观了湛江市属廉江、遂溪和海康县的鼠疫防治工作。同年，广东省鼠疫防治所写出当年进行鼠疫重点调查工作的总结。湛江的遂溪县、雷东县（现东海岛经济开发试验区范围）、海康县（现雷州市）及湛江市卫生防疫站（管辖现 4 个市辖区范围）等均写出鼠疫防治调查报告。1957 年，廉江县（现廉江市）也写出鼠疫防治调查报告。

这些报告再现了湛江地区鼠疫流行的实际情景，生动地记述了专家、领导和民众三合一防治、消灭鼠疫的壮观场面和生动典型的人物与故事，还总结了宝贵的经验，提出了存在的问题和进一步解决问题的措施、办法。这是 80 多年来，人们在抗击鼠疫这种非常危险的流行病的一线拼搏的气势磅礴的一首凯歌，是人类用自己的勇气和智慧团结、和谐、同心战胜凶恶流行病的一部经典。

3. 铭记历史

漫长的鼠疫“死亡风暴”，在湛江被扑灭之后，留给湛江的是什么？

一是留下了团结一致、坚忍不拔的战斗精神，留下了群策群力、众志成城这一消灭人间鼠疫的法宝；二是留下了极其丰富宝贵的历史经验和民众智慧。为此，从湛江市到广东省，都极其重视这笔医学遗产的总结。

1958 年，在广东省卫生防疫展览会鼠疫防治工作成就展览上，雷州半岛历史上鼠疫流行的详细情况展示出来了。人们看到了鼠疫流行时的悲惨情景和民众专家通力合作战胜疾病的壮烈场面，看到了新中国成立以后鼠疫防治的得力措施和消灭鼠蚤、抢救病人生命的感人场面。

俱往矣！鼠疫已在人间灰飞烟灭。湛江人不会忘记为消灭人间鼠疫而付出巨大劳动，献出智慧、才华的潘祖荫。湛江人间鼠疫消灭 7 年以后，1960 年广东省流行病防治研究所在广州成立，广东省鼠疫防治所并入广东省流行病防治研究所，改为广东省流行病防治研究所湛江鼠疫防治站，潘祖荫调到广州任广东省流行病防治研究所所长。

潘祖荫这位在湛江消灭人间鼠疫的勇士，不减当年勇，依然心系鼠疫防治工作。他把精力投放在整理广东省鼠疫流行病史和鼠疫防治工作经验资料总结上。他继续关心并具体指导湛江鼠疫防治站的工作，鼓励工作人员专心投入防治工作，认真进行鼠疫流行病史调查工作。

1961 年，《鼠疫资料汇编》面世。这是由广东省鼠疫防治所提供资料，广东省卫生厅卫生防疫局技术资料室编印的。

从 1964 年到 1973 年，《广东省鼠疫流行史》得以编辑出版。这是由广东省流行病防治所湛江鼠疫防治站和中国医学科学院流行病学微生物学研究所于 1964 年共同完稿、1973 年修印的史书，全面记载了广东全省各县（市）历史上的鼠疫流行情况。

记录从不停止。1996 年，《广东省鼠疫防治研究所资料汇编》出版。它是记载广东省 1960 年至 1995 年鼠疫防治大事和鼠疫防治研究的资料。该书由湛江鼠疫防治研究所副所长沈荣煊主编，广东省卫生厅疾病控制处和广东省湛江鼠疫防治研究所合编。

2005年6月，广东省卫生厅副厅长黄飞任名誉主编，广东省湛江鼠疫防治研究所副所长沈荣煊任主编，广东省疾病预防控制中心主任邓峰、广东省湛江鼠疫防治研究所所长刘铭泉和该所办公室主任麦海任副主编的《广东鼠疫》由广东科技出版社出版。该书由广东省政协副主席、广东省卫生厅厅长姚志彬写序。这本书系统地论述了广东鼠疫流行的历史，疫源地特点，鼠疫的宿主、媒介和病原学概况，以及鼠疫控制、监测和调查研究的经验和数据资料，是广东省1950年至2000年鼠疫防治研究工作的总结资料。

上述著作凝结了众多医学工作者和卫生防疫专家、卫生部门领导的心血和智慧，在湛江市和广东省多年来的鼠疫防治中发挥了很大的指导作用。

人们还记得广东省卫生防疫专家冼维逊反复搜集有关鼠疫、霍乱、天花3种烈性传染病的流行史料，于1988年编著的《鼠疫流行史》。此书分别记述了世界鼠疫流行史、中国鼠疫流行史和广东鼠疫流行史，也记载了湛江市辖县（市）鼠疫流行的历史概况。

这里，尤其要记录一个名字：顾善达。

顾善达是湛江市原卫生局局长。多年来，他重视湛江地区重大流行疾病史料的记录、分析和整理工作，有不少这类文章发表。他反复翻阅、考证、核实有关历史资料，务求准确、丰富、全面。《鼠疫流行史》所引用的史料，均参照他的文章。他还于1986年参与了《湛江市志·卫生分志》和《湛江市卫生志》的编修工作。他不辞劳苦，到湛江市档案馆和湛江所属县、市收集资料，查阅了广东省流行病防治研究所湛江鼠疫防治站和中国医学科学院流行病学微生物学研究所1964年完稿、1973年修印的《广东省鼠疫流行史》等鼠疫历史资料。编写中，顾善达十分认真负责，发现不同情况即多方寻找资料，务求历史资料准确无误。

对于新中国成立前后湛江地区的医疗情况，顾善达一直在跟踪了解。如关于民国时期湛江市的医疗卫生事业、民国时期湛江市医疗群众团体、第一中医院发展历程以及湛江防治麻风病情况等，他都做了艰苦的调查、搜集、整理工作，发表了不少很有价值的文章，可以说，他是一位医疗卫生战线的有心人和"活字典"。

（二）围剿麻风

1. 恶魔肆虐

顾善达的《湛江防治麻风病概况》一文，让人们看到了湛江地区与麻风病斗争40多年的艰苦历程。湛江，是个不畏顽疾的地方。鼠疫恶疾终于被征服了，人们又不禁回首新中国成立前麻风这种恶魔般的疾病在湛江地区肆虐的情景。

麻风病是由麻风杆菌引起的慢性接触性传染病。湛江地区地处亚热带沿海地区，这种自然气候适宜麻风病菌生长，因此有较长的麻风病流行历史（见顾善达的《湛江防治麻风病概况》，下同）。

20世纪40年代，麻风病已出现在湛江地区的乡村。民国时期，政府当局并未采取有效措施防治这一令人十分恐惧的恶疾。不少得病者被遗弃，沦为乞丐，四处流落。

1946年5月19日《大光报》报道说："有一麻风汉在大通街，尾随一女子，作讨乞态，吓得彼妹惊惶失色。"这则报道表明当时的医疗部门是无视麻风的传染流行的。

1949年5月29日又有报道：西营（现霞山）胜利长堤“不列号茅屋近来发现麻风少女”。

此类报道，时有见报。

法国租借广州湾时期，法国天主教会在1940年开办了“西营麻风院”，收治市区的麻风病病人。到1946年，这所麻风病院失修崩毁，麻风病人又到处流浪。

1949年9月12日《大光报》登消息说：“本市近来常有麻风乞丐踯躅街头，沿门求乞”，警局“重申禁令”，“倘发现疯人乞丐，即驱逐出境”，但“屡逐屡回，逐不胜逐，疯人依然频频出现市面”。可见，湛江在新中国成立前夕，麻风病是比较猖獗的。

湛江地区各县的情况一样糟糕，麻风病人大部分被逐出本土，逃往外地。有些聚居于深山或偏僻之地，草建麻风寮，生活和医疗条件都十分恶劣，如海康县（现雷州市）北和、调风、纪家、客路、英利、雷城等地均草建有麻风寮。麻风病人受尽了社会的歧视和疾病折磨，过着非人的生活，有些病人被活埋、火烧、枪杀或被迫自杀。

新中国成立后，人民政府建立健全了各级麻风病防治机构，湛江进入麻风病的主动防治阶段。

1955年12月，湛江专员公署成立了“湛江专署麻风病防治委员会”，次年设立麻风病管理组。1958年8月，湛江专区卫生防疫站成立，湛江专署麻风病管理组并入该站，设皮防科，负责湛江专区的皮肤病（主要是麻风病）的防治工作。

1969年初，湛江专区卫生防疫站被撤销。次年2月，湛江卫生防疫站恢复，设皮防组，负责麻风病的防治工作。

1978 年 12 月，湛江地区慢性病防治所成立，有工作人员 10 人，负责湛江地区所属市、县的麻风病防治工作。1983 年有工作人员 11 人，1984 年有工作人员 24 人，1990 年有工作人员 27 人，2000 年有工作人员 31 人，其中副主任医师 3 人，主治（主管）医师、护师 8 人，有较好的医疗设备。

2. **残酷决战**

与麻风的战斗是漫长而残酷的。

1956 年，湛江所属五县设立麻风病防治站，当年有工作人员 19 人。至 1966 年，工作人员达到 20 人。“文革”期间，人员调离，防治机构名存实亡。1978 年，五县慢性病防治站共有工作人员 41 人，1990 年增至 135 人，2000 年达 268 人，其中吴川 47 人，廉江 51 人，雷州 65 人，遂溪 58 人，徐闻 47 人，他们分别负责本县的麻风病防治工作。

即使如此，要战胜麻风病还是困难重重。回想法国租借广州湾时期，法租界政府创的西营“爱民医院”也相当艰难。这间医院在 1936 年曾收容流落市区的麻风病人 10 人。1940 年法国天主教会在湛江市西营海头圩（现湛江市第四中学所在地）创办“西营麻风院”，收治“爱民医院”迁来的病人和其他流落市区的病人。用药和病人生活仍由“爱民医院”管理，由医院派出 4 名姑娘管理病人，给病者送药、购买粮菜等。如此陆续收治了 30 ~ 60 名麻风病人。

这间医院年久失修崩毁后，至 1946 年民国湛江市政府成立时，“西营麻风院”已经破旧，且缺乏抗麻风药物，病人生活难以保障，又四散流落市区，在街头行乞。当年 5 月，湛江市临时参议会开会通过提案，将该院迁到“人迹罕到”之地，但未实施。

1950 年 5 月，湛江市人民政府派员将“西营麻风院”从法国天主教神父手中接收过来，当时该院仅有工作人员 5 人，设病床 65 张，收治病人 135 人，以后收住病人逐渐增多。

1956 年初，海康县调风镇官昌村筹建新院，6 月 28 日“西营麻风院”迁到新院，定名为“湛江市松树港医院”。当时有工作人员 14 人，病床增至 271 张，除收治市区病人外，也收住各县送来的病人。1963 年，湛江市郊龙头麻风村并入该院，工作人员增至 22 人。20 世纪 60 年代，这间医院收治病人最多，设病床 442 张，住院病人达 440 人。

70 年代以后，麻风病人治愈出院的信息不断传出。1971 年住院 345 人，治愈留院者 95 人。1978 年设病床 338 张，工作人员 21 人，收治病人 274 人，其中现症病人 105 人，治愈留院者 169 人。1981 年以后，设病床 250 张，住院者多为麻风病治愈留院的残老病人。1985 年有工作人员 18 人，住院病人 222 人，其中现症病人 31 人，治愈留院者 191 人。1988 年住院现症病人 22 人，经治疗，1988 年至 1998 年治愈 21 人，1998 年住院者中，只有麻风病现症病人 1 人。2000 年该院有工作人员 15 人。1988 年后，该院医疗工作重点转移到防治皮肤性病和对治愈留院麻风残疾病人的康复治疗上来。

湛江市属五县（市）在 1956 年以后陆续建立麻风村，收治本县（市）的麻风病人。1963 年五县（市）麻风村共有工作人员 21 人，1966 年共有 30 人，1978 年共有 48 人，1985 年共有 64 人。70 年代后，各县（市）把麻风村改为麻风（皮肤）病专科医院。到 1990 年，吴川县（现吴川市）土光医院、廉江县（现廉江市）皮肤医院、海康县辉塘医院、遂溪县皮肤病防治院和徐闻县海丰医院等五县麻风（皮肤）病医院共有工作人员 62 人。2000 年除徐闻县外，四县（市）麻风（皮肤）病医院共有工作人员 111 人，分别负责本县（市）的麻风（皮肤）病诊治工作。

新中国成立以后，对于麻风病这一顽疾的防治采取了强有力的措施。

“查、收、治、管、研、宣”6个字表达了措施的内容。普查是重要的。从1956年到1983年，湛江共普查16 733 642人，线索调查范围人口11 078 335人。1984年以后，对流行区重点人群进行专业性普查25 297人，线索调查61 778人，对于普查到的病人及时隔离，以防止麻风病的传播。

宣传教育和培训专业人才是另一重要措施。从1956年到1986年30年间先后培养防治人员112 719人，使防治人员的技能不断提高。广东省卫生厅和中国麻风中心也协助湛江进行专业人员培训，举办麻风病康复工作学习班。

1980年以前抗麻风药以砜类和硫脲药为主。从1982年开始，湛江全市推行以氨苯砜和利福平两种药物联合治疗。1985年，湛江推广氨苯砜、利福平和B663（氯苯吩嗪）3种药物联合化疗，治愈率达100%。

全市1956年至2001年累计共发现麻风病人11 343人，其中治愈9232人，死亡1758人，外迁88人，失访207人，全市仅有现症麻风病人58人。

40多年过去了，湛江市麻风病流行趋势已得到控制。由于“文化大革命”中麻风病防治工作受到严重干扰，全市总计发病率1970年高达14.19/万，为历年最高，1986年下降到1.12/万，2001年已下降到0.08/万。近5年平均发病率为0.39/10万，符合以县（市、区）为单位基本消灭麻风病的指标。

四、民国医疗

（一）“爱民”易名

湛江市在民国政府成立以前称广州湾，是法国于清末强行租借地。1922 年，法租界当局拨资创建了两间医院：西营（现霞山）“爱民医院”和赤坎“法国医院”（参照顾善达：《民国时期湛江市的医疗卫生事业》，下同）。

当时没有卫生行政机构，由“爱民医院”院长总负责卫生行政管理，“法国医院”院长辅助。这两间医院的院长由越南总督特派。此后，湛遂绅商于1941 年募捐筹建了“寸金桥公共医院”，作为地方慈善机构。

1945 年 8 月，中国政府收回广州湾，改设湛江市。9 月成立民国湛江市政筹备处，设置五科，由第二科兼掌理卫生事项，将西营“爱民医院”改为“湛江市卫生院”，赤坎的“法国医院”改为“赤坎卫生分院”。湛江市卫生院办理全市卫生行政及医疗、救护、保健等事务，卫生院院长参加市政筹备处的处务会议。

1946 年 1 月，民国湛江市政府成立，着手建立卫生行政和医疗预防机构，管理医疗卫生工作。1946 年 1 月 15 日湛江市政府成立，首任市长为郭寿华。湛江市卫生局同时成立，首任局长为张少卿。1948 年 1 月樊照接任局长。后市卫生局撤销，改设市政府第七科，樊照任科长。1949 年 1 月崔尧天接任科长。同年 7 月，市政府裁缩编制，撤销第七科，卫生工作并入第一科（民政）设股（仅 1 人）处理日常事务。

湛江市政府成立后，“湛江市卫生院”和“赤坎卫生分院”分别改为“湛江市立西营医院”和“湛江市赤坎医院”。西营医院由黄宁民任院长，有病床130张，工作人员39人，一年门诊病人23 000多人次，留医病人800多人。赤坎医院院长多由卫生局局长兼任，4年间先后任院长的有张少卿、张英麟、樊照和崔尧天，设病床70张，工作人员32人，一年门诊病人约20 000人次，留院病人500人左右。有一般的检验室和手术室。

原由湛遂绅商捐资在1941年开办的“寸金桥公共医院”，在1943年日军侵占寸金桥时已关闭，日军撤退、民国市政府成立后，由医院董事会接收医院。1946年7月恢复门诊，聘请张翼为医务主任，由医师公会成员轮流担任门诊医生，1947年12月辟儿科留医室，增设肺病调养室。这家医院由地方绅商捐资兴办，政府不参与管理。

民国时期，湛江的医院一般都较小，每间医院仅有一两个专职医师，医疗设备和技术力量严重不足，根本满足不了民众治病的需求。

（二）医疗运作

民国时期，湛江市医疗运作比较单纯。

开业的西医师，需由正式医学院毕业，并经省政府核准颁发执照才能开业。湛江市政府在1947年至1949年曾先后3次对开业西医师进行注册登记，登记人数逐次减少，1947年4月为13人，1948年年底为11人，1949年9月仅剩6人。

民国时期，湛江市社会医师的组织团体是医师公会。它受当地卫生主管官署的指挥监督。这个组织只限于从正式医学院毕业有医师执照的医师参加。民国政府公布的“医师法”规定：“医师非加入所在医师公会，不得开业。”湛江市医师公会于1945年9月成立，会员才18人。在每年9月或10月改选理事和监事，至1949年共选举过5届，第一届常务理事黄正波，第二届理事长黄正波，常务理事崔尧天、冼家齐，第三届理事长朱锦扶，第四届缺资料，第五届常务理事陈传璋。市医师公会曾协助政府办理开业医师登记和检验事务，执行防疫措施，协助办学，出刊物《医学月刊》。

中医师公会是本市领有中医师证书，或从中医学校毕业，或开展中医业务5年以上的中医师参加的医疗群众团体。中医师公会于1945年10月成立，曾办理过两次入会登记，有会员75人。成立时选出第一届常务理事方略，1946年11月选举的第二届理事长卢萼圆任职至1949年年底。中医师公会成立后曾进行赠医等公益事业。

民国时期湛江市没有专门的预防机构，靠的是上级派驻本市的常驻机构开展预防工作。1945年12月在广州成立了医疗防疫总队第卅一医防队（由原民国政府行政院善后救济总署第一医防大队第三医防队改编而成），队长余国赓。

1946年1月，这个医防队到达台山，2月奉命抵达湛江防治南路鼠疫。1947年3月进驻曾有鼠疫流行的廉江安铺镇。4月改编为卫生部医疗防疫总队第卅一医防队，同年12月再调往湛江，驻于寸金桥公共医院内。

此外，广东省卫生处有鼠疫防治所：1941年成立于安铺镇，称广东省卫生处粤南鼠疫防治所，林明霖任队长，1944年日军入侵安铺镇后停办。1948年5月，广东省卫生处派该处医防队队长张创泽兼任所长，调迁湛江，命名为广东省卫生处鼠疫防治所，驻在寸金桥公共医院里，以后曾先后改派崔镐、黄知萍担任所长。

民国时期，湛江一带常有疫情，以鼠疫、霍乱、天花等烈性传染病最为严重。疫症流行时，政府组织临时防疫委员会，发动清洁运动，施行预防注射。经济条件不济时，便组织募捐。然而，经费和医务人员严重缺乏，药品、疫苗不足，民众缺乏卫生常识，预防措施不力，疫症流行不断。

湛江市在民国时期没有专门的妇幼保健机构，两间市立医院设有产科和妇孺科，部分开业医师设有留产所，收治待产孕妇。郊区和广大农村多为产婆接生，无法处理难产，新生婴儿死亡率较高。对儿童保健措施不多，仅在儿童节组织一些儿童健康比赛活动。

在医学教育方面，湛江原没有医药卫生学校。1946 年 5 月，当时的市政府曾设法办护士职业学校但终未办成。1949 年 3 月，经市政府卫生科尽力置办设备，办了一间助产职业学校，设于赤坎医院内，由当时的卫生科长崔尧天兼任校长，招生一个班，学生 39 人，组织本市医师公会成员担负教学工作。

当时没有专门机构进行药政管理，药政由卫生行政机关派员分管。药品均由私人开业经营，主要是经营中药，西药品种不多。也有少量当地医生自制的中成药出售，如金盏银盆、呋喃唑酮、铁包金茶、心灵茶、犀牛皮膏等。经营者要接受卫生行政机关管理监督。

崛起篇：

毅 然 崛 起

艰难破土，有赖于“人和”的力量。

夹缝中求生存，不容易；生存后求发展，更不容易。开创、突进是唯一希望。

——题记

一、艰难破土

（一）因陋就简

千百年来，雷州半岛人在与疾病的斗争中，从不间断对中医的追求，他们渴望中医为民驱除疾病。然而，到民国时期，传统中医虽然开始得到挖掘，但却受阻于变幻的时局和破落的经济环境，无法抬头。

杏林在何处？只在子民思念间。

新中国成立以后，中医这棵杏苗开始艰难破土。培土、浇水的是人民政府、医务工作者和各方面人士，体现了“人和”的力量。

作为祖国医学宝库的中医药，很受湛江人的欢迎。湛江民众有常见病时多请中医诊治。

新中国成立初期，湛江中医组织联合诊所，打破了以前以个体开业行医为主的格局。

从20世纪60年代初开始，湛江市区和部分县陆续组建中医院。这些中医院或卫生院大多数原来是医生联合诊所，是集体所有制机构。

这时原属湛江专区管辖的北海市成立了全民所有制中医院。这是湛江专区唯一的全民所有制中医院，湛江市区由诊所大联合组建的湛江市中医院，是集体所有制性质的医院。

1965年，原属湛江专区管辖的北海市和合浦等四县划归广西壮族自治区管辖。

唯一的一间全民所有制中医院划离湛江了。湛江没有全民所有制中医院，有的是湛江市区和部分县开办的设备简陋的集体所有制中医院。

如何培养中医人才？怎样发展中医药事业？人们颇有忧虑。

为创造发展平台，发展湛江中医药事业，当时湛江专区人民医院（现湛江中心人民医院）中医人士和广州中医学院（现广州中医药大学）师生强烈要求湛江专区开办全民所有制的中医院。1966 年 2 月，湛江专员公署卫生局向广东省卫生厅报告，反映当时湛江专区没有一间全民所有制中医院，对湛江专区中医药的发展、培养中医接班人都带来很大困难。为了继承和发扬祖国医学遗产，建立培养中医接班人的基地，根据当时湛江地委负责同志的指示，坚持因陋就简、勤俭办事业的方针，以当时湛江专区人民医院中医科人员、设备为基础，逐步扩大规模，筹办湛江专区中医院。

经当时广东省卫生厅和湛江专员公署同意，湛江专员公署卫生局组成筹办专区中医院办公室，1967 年 1 月开始筹办。当时正值湛江军分区营房搬迁，由上级拨款，湛江军分区转让当时在赤坎民权路 58 号的旧营房（属新中国成立前湛江巨商许爱周家族的产业）作院址，抽调当时湛江专区人民医院秘书刘国元负责，在该院工作的广州中医学院第一届毕业生、中医师林树芳协助业务筹备工作。经过一年筹备，从湛江专区人民医院中医科抽调医务人员，购置必要的设备，1968 年 2 月 25 日，湛江专区中医院挂牌开诊。

湛江专区中医院开诊时，有工作人员 23 人，其中中医师 8 人、护士 4 人、检验师 1 人、药剂士 1 人、针灸员 1 人、中药工 4 人、行政人员 4 人。上述人员中，有出身中医世家、祖传八代行医的邓鉴清医师（后为湛江地区名老中医、湛江地区人民医院中医科主任），有广州中医医院第一届毕业生林树芳医师，第三届毕业生陈镜合医师、黎燕美医师，有工作经验丰富的检验师谭铭（后为湛江医学院附属医院检验科主任），他们都是当时湛江专区人民医院有关科室的业务骨干；还有富有经验的毕建民、黄流昌、彭远科、谢宗荫等医师，他们在群众中较有威望。医院开诊时仅设中医综合门诊，没有病床，属全民所有制机构。医务人员在房屋设备简陋的条件下，认真开展医疗工作，声誉较高，门诊病人比较多。

医院开诊时，正值“文化大革命”期间，医院开诊一个月后，即 1968 年 3 月，湛江专区军管会卫生小组主持召开湛江专区卫生工作会议，贯彻执行毛泽东主席对卫生工作的“六二六”指示，把医疗卫生工作的重点放到农村，要求市级以上医疗卫生机构裁员并精简，规划将城市医务人员在两三年内下放 50% 到农村安家落户。

湛江专区卫生工作会议后，卫生系统军管人员认为湛江专区中医院的开办，违背了毛主席“六二六”指示精神。1968 年 9 月，湛江专区中医院被迫停办。同年 12 月，湛江专区直属医疗卫生单位大批医务人员被下放到各县农村公社卫生院安家落户，湛江专员公署卫生局、湛江专区卫生防疫站、湛江鼠疫防治站、湛江专区药品检验所等单位人员下放至仅剩 3 ~6 人，湛江专区人民医院下放 120 人，湛江卫生学校教职工迁往阳江茶场干校参加劳动。就这样，湛江的医务人员被分散到全市各地去了。

1969 年 1 月，湛江专员公署卫生局、湛江卫生学校、湛江专区卫生防疫站、湛江鼠疫防治站、湛江专区药品检验所等单位也均被撤销。

湛江专区中医院停办后，房屋被占用，设备被拨给公社卫生院及其他单位，工作人员被调回湛江专区人民医院后，大部分医务人员也被下放到农村公社卫生院去。

正所谓举步之初多坎坷，在那一个不可理喻的荒唐时期，在“文化大革命”极“左”路线冲击下，仅开办7个月的湛江专区中医院便被遣散停办了。群众希望中医院存在和发展的美好愿望成了泡影。

破土的幼芽被“文化大革命”的潮水淹没了。人们在呼唤中医院，却没法看见它们的踪影……

（二）步履艰难

1969年7月，湛江专区卫生战线革命委员会成立。1970年10月，改称湛江地区卫生战线革命委员会，负责湛江地（专）区十一县二市卫生行政管理工作。1970年年底开始，在1968年年底被下放到农村公社卫生院的医务人员陆续被调回城区，1970年复办湛江地区卫生防疫站，并设鼠防组负责鼠疫防治工作；湛江卫生学校的教职工从阳江茶场干校调返湛江，在学校原址开展工作。1972年复办湛江地区药品检验所。湛江中医事业在这复燃的希望之火中看到了新生。

1972年2月，湛江地区卫生战线革命委员会（同月改为湛江地区卫生局）向湛江地区革命委员会生产组申请拨款3万元，由卫生事业费开支，购置必要的设备，筹备复办中医院。1972年5月，经湛江地区卫生局重新筹款购置必要的药品、器械、办公用具等设备，再抽调人员，调回原专区中医院负责人刘国元，中医师林树芳、陈镜合、毕建民、黄流昌、彭远科、谢宗荫和其他医务人员，抽调黄振图、李真真等经验丰富的医师，在民权路湛江专区中医院原址做复办工作；刘国元任医院革命委员会副主任，组成医院首届领导班子，在医院复办之初担负医院的管理和建设发展的使命。邓鉴清、刘国元、陈镜合等奉命到省里申请并领取了8万元作为买楼置业之用，加快了中医院建院工作进度。艰难起步中，他们团结一致，群策群力，不畏困难，为中医院的创建立下了汗马功劳。

医院复办时有工作人员37人，其中有中西医师7人、护士5人、中药人员11人、药剂士1人、检验士1人、其他初级卫生人员1人、行政管理人员7人、工勤人员4人。工作用房只有400多米^2，有200毫安X光机1台、心电图机1部，化验室只能开展血、尿、粪便三大常规和电解质检查，只设综合门诊和观察床11张，房屋和设备甚为简陋。

医院在1973年利用原址设住院部，设病床24张。随后医院被占用的房子逐渐退还，业务工作逐步开展。1975年医院床位增至41张，住院病人以内科病人为主。

1974年，医院调入内科医疗造诣较深的区国伟医师，充实了医院的技术力量。区国伟医师1948年在中山大学医学院毕业，1958年从广东省人民医院下放到湛江专区人民医院工作，先后任主治医师、内科副主任，1972年调到湛江地区慢性病防治院，1974年调入湛江地区中医院，先后任内科副主任、主任。他在1962年曾任中华医学会湛江分会（专区）内科学组组长；到湛江地区中医院后，1979年当选为湛江地区科学技术协会副主席，1981年当选为中华医学会湛江分会（地区）内科学会主任。1980年湛江地区首批晋升为主任医师的5人中，他是唯一一位内科专业主任医师（其他4人分别是外科、放射科和卫生专科），是湛江地区较有威望的内科主任医师。当时本院中医师林树芳也很有名气。他们在医院设备简陋的情况下，狠抓医疗质量，强化对住院医师的训练和培养，实行住院医师3个月在医技科室学习制度，健全科主任、主治医师、住院医师（士）三级负责制，健全病房管理制度，狠抓病历质量，坚持实施死亡病例、疑难病例和出院病人讨论制度，收治了不少急、危、重症病人，使医院能够在群众中享有较高的威望。

1976 年医院在综合门诊的基础上，先后设置内科、儿科、外科、妇科、五官科、针灸理疗科、预防保健科等分科门诊，并设胃肠病和儿科疳积病等专科门诊。同时，在内科门诊设急诊室，设置急诊留观床，全天 24 小时接诊急诊病人。当时医院门诊病人较多，1981—1984 年平均每年门诊总量达 21 万多人次，1983 年达 23.73 万人次。

1979 年医院调整住院部业务用房，床位增至 43 张，开始收治骨外科住院病人。装修了一间面积较小的手术室，开展外科手术业务。同年妇科、痔科亦开始收治住院病人，医疗业务逐渐扩大。

1980 年医院受湛江地区卫生局的委托，承办了一班晋升主治医师前的医师培训班，湛江地区各县（市）中医师 30 多人参加了培训学习。

医院在 1972 年复办后，全院工作人员在简陋的工作条件下，克服多方面困难，尽力做好本职工作，医疗业务工作逐步走上正轨，为医院继续发展打下了稳固的基础。

医院在民权路的用房是医院开办时湛江军分区转让的旧营房，是新中国成立前建造的一座砖木结构的二层楼房。它属许爱周家族的产业，占地面积 1000 米^2，建筑面积 1862 米^2。医院使用至 20 世纪 90 年代，楼房虽经多次修缮，但日渐破旧，出现漏水和局部崩塌。为适应医疗业务工作的需要，医院在该楼房破漏后向在香港的许爱周先生的嫡孙等家族成员提出将该楼房拆建，其家族成员热心支持医院建设，将该楼捐给了医院，并在1998年向医院捐款100万元港币。

许爱周先生家族成员的善举受到湛江人民的赞扬。在湛江医疗建设中，他们做出了不凡的贡献。

医院在1996年将该楼房拆建，1998年建成建筑面积2946米^{2}的三层楼房做门诊部，命名为第一中医院爱周门诊部。建成后爱周门诊部的门牌号为赤坎区民生路33号，1998年4月试业，1999年12月举行落成典礼，以舒适的环境为群众提供门诊医疗服务。

至1998年，医院有工作人员226人，床位160张，占地面积19 657米^2，总建筑面积20 904米^2，其中业务用房11 772米^2；设有一级临床科室10个，二级临床专业组6个，专科门诊11个，还有11个其他科室，医疗设备总值311万元。1998年经广东省中医药管理局审核，第一中医院被评为二级甲等中医医院。

1998年12月，医院在爱周门诊部三楼开设医疗健康中心，开设推拿、足浴、保健按摩、中药熏蒸、针灸、拔火罐等保健及治疗业务，为亚健康人群提供医疗和护理服务。

2000年12月，湛江市卫生局同意医院增加床位编制60张，增加床位编制后核定床位编制220张。

中医院这棵幼小的杏苗，在人们的千年期盼中，终于在湛江这块红土地上破土而出了。虽然几经风雨，但它百折不挠，带着人们的苦苦期盼绽开了新叶。从1968年到1991年，总的趋势是在不断发展壮大的，下面附表说明。

湛江市第一中医医院部分年份床位、人员情况表

年度	开放床位数（张）	人员数（人）				
		合计	卫生技术人员	其他技术人员	管理人员	工勤人员
1968	—	23	19	—	4	—
1972	11	37	26	—	7	4
1973	24	57	41	—	10	6
1974	31	75	59	—	11	5
1975	41	84	66	—	13	5
1976	41	96	76	—	17	3
1977	41	110	89	—	11	10
1978	41	122	95	1	18	8
1979	43	139	102	—	21	16
1980	43	145	110	—	11	24
1981	43	157	126	1	12	18
1982	43	161	117	2	12	30
1983	43	165	122	—	20	23
1984	135	185	138	—	14	33
1985	150	190	147	—	16	27
1986	150	201	156	—	16	29
1987	160	198	161	—	12	25
1988	160	212	173	—	15	24
1989	160	210	169	—	17	24
1990	160	210	167	—	18	25
1991	160	211	171	—	17	23

（三）开辟新址

医院开办后，历经被迫停办再复办的过程，至20世纪70年代末80年代初，各科临床业务逐步开展，在社会上享有一定的声望。但当时医院只在赤坎民权路湛江军分区转让的营房开办，布局不合理，远不能适应临床医学的需要。

为解决医院业务用房的严重不足，发展医院业务，医院领导积极寻找土地新建病房。他们积极向湛江地区和市领导反映当时医院用房不足的实际问题，要求给医院征地建设，开辟新院址。

1977年10月，医院和赤坎区卫东蔬菜大队签订《征用土地协议书》，征用该大队东园生产队的蔬菜田新建病房，并向湛江地区和湛江市革命委员会报告。

1977年11月，湛江市革命委员会批复如下：

> 经湛江地区革委会湛革办复〔1977〕51号文批复，同意你征用赤坎区卫东大队东园生产队的蔬菜田九亩八分作为搬迁新建病房、门诊部使用。请按照双方签订的协议和国家征地规定政策核减被征地单位公购粮任务。被征地党委应缴交补偿年限的农业税，补偿费应用于发展生产，壮大集体经济，不得作为收入进行分配。

医院征用东园生产队的蔬菜田后，安排该村10名青年到医院工作。所征用的土地位于赤坎海北路（当时称为海滨七路），交通方便，是湛江市赤坎区与霞山区的主要通道。医院以该地作为新院址，办理征地手续后，开始在新院址建设住院楼。

湛江实行市领导县体制后，1983 年 12 月，湛江地区中医院改称为湛江市第一中医医院。

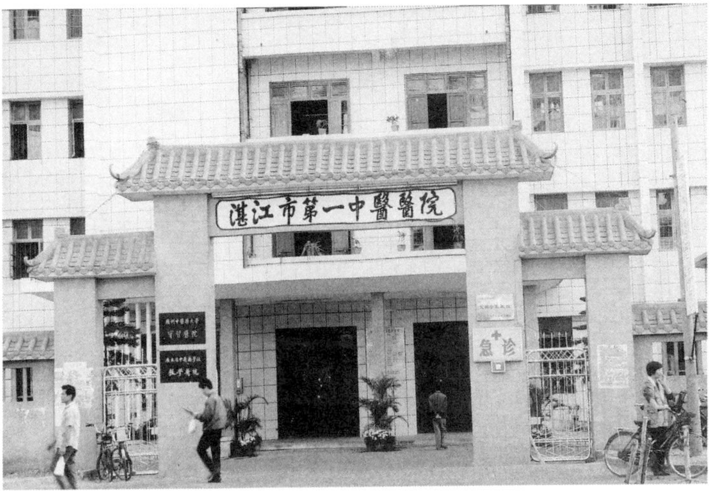

20 世纪 80 年代的医院大门口

1984 年 1 月，医院在海北路建设的住院楼落成，医院住院部搬到海北路新建的楼房。新住院楼病房宽敞，通风好，阳光充沛，在当时湛江的医院中可谓是较好的病房。医院在新住院楼设内科病区 2 个，骨外科病区 1 个。搬迁后医院床位从 1983 年的 43 张增加到 1984 年的 135 张，1985 年增至 150 张，1987 年后增至 160 张。民权路医院原址作为门诊部使用，医院工作用面积扩大到 7000 米^2。1987 年医院在住院部附近建设药剂楼，1988 年药剂楼竣工投入使用，满足了医院中药制剂业务发展的需要。

1990 年 4 月，医院将院部办公室从民权路门诊部搬到海北路住院部，在新院址设置办公室、医务科、财务科等职能科室，建立各科室的工作制度，建立健全医院管理体系。1990 年医院占地面积 18 840 米^2，建筑面积 14 208 米^2，其中

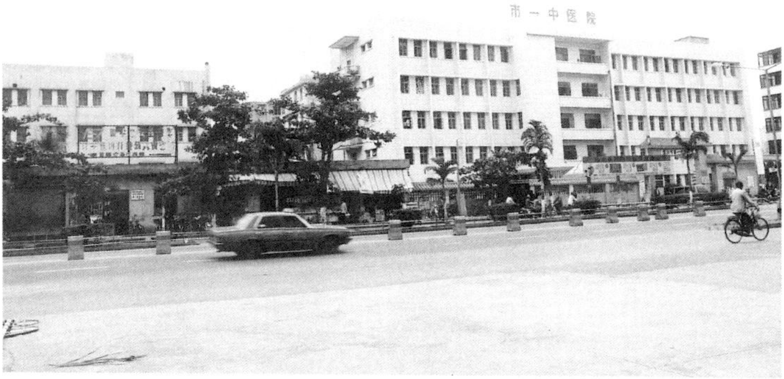

20 世纪 80 年代的医院综合楼

业务用房 8667 米^2。医院继续在新院址发展中医专科建设，购置先进的医疗设备，增设临床科室，发展医疗业务。

湛江市于 1993 年开始实施中医院分级管理体制。这是总结 40 余年中医院管理的经验教训，借鉴国内外先进经验建立起来的一种中医院宏观管理体制。

这种管理体制的实质是根据不同区域卫生服务要求赋予医院不同的级别，并对其规模、设置、功能、任务、人员配备、技术水平、服务质量、管理效应等方面提出不同要求的限定和目标管理。

通过中医院分级管理，有利于明确各级中医院的功能，合理利用中医药资源，充分发挥中医中药在医疗、预防、保健、康复等方面的作用。中医院分级管理的根本目的，是明确中医院办院方向和办院标准，促进中医事业的发展。

第一中医院领导认真学习、深刻领会中医院分级管理的指导思想，明确医院分级管理的目的要求，狠抓医院技术建设，力争医院上等达标。

分级管理中的第一中医院加快了基本建设的步伐，壮大了医院技术队伍，不断发展医院规模。1993 年先对医院的院部和病房进行装修，在院部外墙和病区贴瓷砖，改善院容院貌。1995 年 3 月医院被授予 1994 年度广东省文明中医医院称号。1996 年开始，医院将民权路医院原院址旧楼房拆除，改建为第一中医院爱周门诊部，以舒适的环境为门诊病人提供优雅的医疗服务。

1998 年是医院建院 30 周年，医院从 1968 年开始创办，曾被迫停办，1972 年复办，初办时仅是一间简陋的门诊部，至 1998 年医院已建设发展成为规模较大的现代化中医医院。医院在 1998 年设床位 160 张，全院职工 226 人，占地面积 19 657 $米^2$，总建筑面积 20 904 $米^2$，其中业务用房 11 772 $米^2$，临床设 10 个一级科室，6 个二级临床专业组，11 个专科门诊，还有 11 个其他科室，医疗设备总值 311 万元。医院有宽敞明亮的住院病房、整齐洁净的门诊部，有代表湛江中医学术最高水平的医务人员团队，不但能够运用传统中医中药为病人诊病治疗，还能利用现代医学科学诊疗设备和现代医学治疗手段为病人诊治疾病，某些学科更在一定程度上达到省内甚至国内先进水平。

1998 年 2 月，陈康远调任医院院长，当年陈院长在全院大会上提出：医院分级管理是使医院各项工作走上标准化、规范化、制度化，从而提高医院整体综合实力的必经之路，也是一条捷径。通过医院等级评审进行医院分级管理，已经成为当今绝大部分医院管理的主攻方向和目标。医院复办至今已 26 年，在这段时间，医院规模不断发展壮大，无论是软件还是硬件的建设，都已经具备了争取成为二级甲等医院的水平，期间医院获得的1994年度广东省文明中医医院荣誉称号，更是医院争取成为二级甲等医院的一剂强心剂。因此，医院要争取把二级甲等医院拿到手。

陈康远院长的讲话引起了医院领导班子和全院职工的共鸣，全院职工达成了共识，必须抓住时机，争取一次通过二级甲等医院的评审。随后，医院召开动员大会，统一思想，统一部署，统一行动，认真开展迎接二级甲等医院评审工作。

1998年6月，医院正式向湛江市卫生局递交了《中医二级甲等医院评审申请书》。

1998年9月23日至25日，湛江市卫生局组织湛江市中医医院分级管理评审委员会对医院进行评审。评审委员会认为，医院已经达到二级甲等中医医院水平，同意通过二级甲等中医医院的评审，并上报广东省中医药管理局，请省中医药管理局复审。

1998年11月18日，广东省中医药管理局复函："同意湛江市第一中医医院为二级甲等中医医院。"

医院成为二级甲等中医医院后，走上了分级管理的科学化、标准化、规范化、制度化的管理道路，提高了社会知名度，社会效益和经济效益得到了提高。

二、力创"三甲"

湛江市卫生部门在1993年开始实施中医院分级管理，第一中医院按照中医院分级管理的要求，把医院技术建设和提高医疗技术水平提上议事日程，努力做好，力争不断上等达标。简陋的医疗条件虽然可以生存下去，但是要向前发展一步还要全院医务人员一致努力。

5 年过去了，到 1998 年，经广东省中医药管理局复核，第一中医院被评为二级甲等中医医院。如何更上层楼，创建三级甲等中医医院？这是医院全体医务人员都在思考的问题。

2001 年 5 月，蔡柏调任第一中医院院长。

蔡柏，雷州市人，1956 年 11 月生，他是中医主任医师、教授、硕士生导师。20 世纪 80 年代初毕业于广州中医学院医疗专业，一直从事中医内科工作，1984 年起历任湛江市职工温泉疗养院院长、湛江市第二中医医院副院长。

到第一中医院任职后，这位被誉为“医界痴心人”的雷州半岛的儿子，深深地感到任重而道远。

看病难，看病贵，是病人的心声。他把自己的理念和心声向全体医务人员亮出来：“一切为了病人、服务病人是我们医者的天职，办人民满意的医院是我们的初衷和永远的追求。”

医院陈旧，用地狭窄，就医环境差。全院 60 多人，工作极其艰苦，经济十分困难。如何根据这些环境对医院进行改造？如何用少钱治好病？这是蔡柏上任后首先思考的问题。他提出“全面规划，分步实施，全面改造”的规划。

蔡柏对东汉末年的张仲景十分景仰。张仲景写了《伤寒杂病论》这部巨著，其中确定的六经辨证的治疗原则，受到历代医学家的推崇。蔡柏认识到，辩证法则在工作实践中也是十分重要的。

面对眼前的种种困难，蔡柏坚定地说：“在不利条件下创‘三甲’，必须确定这样的观点和理念：夹缝中求生存更要持续发展。生存和发展是相辅相成、互相依存、互相促进的两个方面；搞出好环境与坚持低消费两者并不矛盾，可以

‘共赢’；既保证医疗优质，又做到廉价收费，两者相得益彰；用最少钱，也能为老百姓治好病。”

在繁杂而艰巨的建设和诊疗工作中，这四方面的新理念和新观念，统一并引领着第一中医院所有医务人员的步伐。

在夹缝中，医院的领导班子拧成一股绳，迎难而上。他们把《广东省发展中医条例》作为依据和准则，寻求冲出夹缝的办法。他们决心加快医院建设步伐，不断扩展医院业务。1998 年 12 月，医院在民生路爱周门诊部三楼开设医疗健康中心，为亚健康人群提供医疗保健服务。2000 年 10 月，医院在和平路利用原医院职工住宅区开办护老院，为湛江市老年人提供医疗护理服务。

蔡柏把自己的理念应用到实践中去。他把上届领导未完成的工作接手过来后，发挥其出色的管理工作能力去做得更好。2001 年 3 月，蔡柏到任后第二个月，医院获得广东省“百家文明医院”荣誉。同年 5 月，他领导医院开展优质服务月活动，并改变以往只由医院职能科室对临床科室进行评议的做法，在湛江市卫生系统首先提出，在每月底由临床科室对职能科室进行评议，成功地解决了医院原来职能科室工作脱离临床工作的实际问题，使医院职能科室工作发生了质的改变。

蔡柏在征求临床各级医护人员的意见后，结合医院临床实际，提出医院应争取参与湛江市“120”急救中心急救站工作。他亲自指导、协调急救站建设的各项工作。2001 年 6 月 1 日，医院正式进入湛江市“120”急救中心急救站，成为湛江市第一个进入急救中心急救站的中医医院，赢得了良好的社会信誉。

信誉，是难以估量的动力。蔡柏说：“外有信誉、内有智慧才有希望。”他让大家一起出点子，集合大家的智慧办医院。

“必须重视医院专科的建设。”蔡柏根据专家们的意见，这样对医务人员说。于是医院开始加强中医专科建设，发展医疗业务，增强医院整体综合实力。医院内科原来只设胃肠专科，外科和骨科一起管理。2001 年 12 月，医院内科新开设了糖尿病专科和中医心血管专科，在原来外科基础上分设骨关节病专科，医院的中医特色专科逐步趋于齐全。

2002 年 4 月，医院通过广东省普通高等医学院校教学医院评审团的评审，成为广东省普通高等医学院校教学医院。同年 6 月，医院被授予 2000—2001 年度“广东省文明中医医院”称号。

2003 年医院开始对海北路医院院部楼房进行扩充和整体装修，将与医院一墙之隔的皇都酒家改建为在院部的医院门诊部；对住院楼进行整体装修改造，配备中心供氧、负压吸引和热水、空调等设备，并继续购置先进的医疗设备；将原药剂科制剂楼改建为医院综合楼，将医院行政办公室从住院楼搬到综合楼，增加了病区医疗用房，进一步扩大了医院规模。

蔡柏认为，中医院要发展，就要拼出强大的综合力量。一个手指、两个手指不行，要捏成一个坚硬的拳头。蔡柏这样想着并付诸实践。他着力抓紧各方面的工作，以体现本院的整体实力。

2004 年，在蔡柏院长的领导下，经 3 年励精图治，医院的规模、管理水平、教育科研、预防保健、医疗质量、服务水平等各项工作，都达到了一个新的高度，获得了不少荣誉。医院享誉湛江五县（市）和各市辖区，不少外市外省的病人慕名前来求医。

在荣誉面前，医院党政领导十分清醒，他们共同关注着分级管理的要求及结果。作为地级中医医院，只有达到三级甲等水平，才能与医院所具有的功能和所承担的任务相适应，才能提高医院的竞争和发展能力。蔡院长大胆地提出：本院近年来发展态势喜人，各项工作成绩出色有目共睹，无论是硬实力还是软实力都是医院有史以来未曾有过的水平，我们要趁势而上，加把力，鼓把劲，争取向三级甲等医院靠拢发展，使医院在管理、医疗、学术、服务等方面都能得到质的飞跃，更上一个新的台阶。

蔡柏的提法震撼了全院工作人员的心灵。医院在 1998 年通过二级甲等医院评审后仅 5 年，蔡柏上任工作又仅 3 年，就敢于提出创建三级甲等医院这样大胆的提议，这在院内引起了强烈的反响。

职工们看着领导的辛劳和朝气蓬勃，坚定了创“三甲”的信心，更觉得每个人都应该分担责任，在远道中承受每个人应承受的重任。医院党委切实关注职工们的积极性，以各种方式给予激励。医院上下，有一种你追我赶的良好局面。

“我为创‘三甲’做些什么?”医务人员这样问自己。“‘三甲’不是凭空得来的，‘三甲’是汗水和智慧的结晶。”这是医院领导班子的共识。

为做好创建三级甲等医院工作，迎接评审，医院很快就成立了三级甲等医院迎评领导小组，由医院领导和各科室的业务骨干组成。在全院职工的共同努力下，在吸取二级甲等医院评审经验的基础上，2004 年 12 月 18 日，医院完成了申报三级甲等医院评审的自查自纠工作，各项指标自查均已达到标准要求。时机已经成熟，蔡柏果断决定，在完成迎评后期相关工作后，向湛江市卫生局提出申报三级甲等医院评审。

2005 年 3 月，医院正式向湛江市卫生局提出申报，医院编制床位 408 张，实际开放床位 330 张，在职正式职工 250 人，占地面积 22 221 米^2，建筑面积 33 574 米^2，其中医疗用房 18 269 米^2，设置 13 个临床一级科室，30 多个二级专业组，30 多个专科专病门诊，有一个医疗保健中心和护老院；医院的胃肠专科和骨伤脊柱病专科被确定为广东省重点建设中医专科。医院拥有美国 CT、日本岛津 X 光机、美国 CE 彩超、阿洛卡 B 超、奥林巴斯电子镜、肠镜、腰椎间盘后路镜、全自动生化分析仪等现代先进医疗设备，医疗设备总值 1120 万元。

2005 年 8 月，由广东省和湛江市各级中医医院分级管理专家组成的专家组对第一中医院申报三级甲等医院进行评审。在评审过程中，一些曾参加过医院二级甲等医院评审的专家对医院成为二级甲等医院后短短 5 年的发展变化感到惊讶。整个评审过程，专家组成员对该院的发展变化都表现出了浓厚的兴趣，对医院的业务发展做出了肯定的意见，同时也提出了有益的建议。

2005 年 10 月 18 日，广东省中医药局下文通知："经审核，湛江市第一中医医院达到三级甲等中医医院的评审标准，现批准湛江市第一中医医院为三级甲等中医医院。" 10 月 18 日，医院举行三级甲等中医医院挂牌仪式，时任湛江市副市长黄晓涛、市卫生局局长吴明寿等领导出席了挂牌仪式。自此，医院进入了医院分级管理的领先阵营，成为医院分级管理的成功者之一。

战略篇：
百 姓 满 意

大爱盈门，才能让百姓满意。
和谐温馨，响彻病人的心灵。

——题记

一、大爱盈门

（一）服务文化

蔡柏院长的口头禅是："医疗工作者要努力实践党的宗旨，做到情为民所系，权为民所用，利为民所谋。我们的医院，应当做到大爱盈门。"

时间回到2000年前后，当时医药费用增长过快，人民群众医疗负担过重，特别是低收入群众难以承受较昂贵的医药费用。民众因病致贫、返贫现象较为突出，"看病难、看病贵"的问题已成为当时社会关注的焦点。许多矛头直指医院，认为医院是造成群众"看病难、看病贵"的主要原因，医院面临前所未有的压力。

党的十六届五中全会专门提出："认真研究，逐步解决群众看病难、看病贵的问题。"湛江市委市政府也明确提出医疗单位要立足于少花钱、治好病，切实减轻人民群众的医药费用负担。当时的第一中医院刚刚调整了领导班子，医院规模小，设施陈旧简陋，业务开展不理想，医院可谓处于内外交困的情况。医院发展何去何从？这是当时摆在医院领导面前的一大课题。以蔡柏为院长的医院领导班子，经过深入调查研究和分析后作了一项重要决策：把"优质服务、低廉收费"作为医院办院方针，办政府放心、群众满意的医院。

当问及蔡柏为何把"优质廉价"作为该院办院方针时，蔡柏说："病人是医院生存和发展的基础。而病人到医院就医最根本的需求是什么？无非就是两条：服务好，价格平。而二者本身就是一对不易调和的矛盾。如何在二者之间找到一个合理的平衡点，让病人满意，医院又有效益、得到发展，这才是长久之策。”

2002 年，湛江市市长徐少华提出“十元钱能否看好感冒病”的问题，市长的意思是倡导办“平价医院”。因为社会上有强烈的反映：平民阶层没有钱看病；医药贵，病不起，有人“卖牛看病”。2005 年湛江市政府工作报告中提出“倡导和推广平价医院、平价门诊和平价药房，为低收入群众提供廉价实惠的医疗服务，努力解决群众看病难、看病贵问题”。

蔡柏借此机会，开始在医院实施“民心工程”。他向全体医务人员提出“心倾中低收入人群”的倡议，乐意接受“穷人医院”“贫民医院”的“称号”。

“我们都听到有老百姓‘卖牛看病’的真事，”蔡柏在会上对医务人员说，“也就是说，患病的农民，没有钱到医院看病，只得把‘命根子’似的耕牛卖掉……我们决不能让农民兄弟失去自己赖以生存的耕牛……”他继续向大家呼吁说：“请大家手下留情，真正杜绝‘大处方、滥检查、多收费’的现象。”

他告诉大家：“以病人为中心”是新的医学模式的客观要求，也是本院发展优质服务的出发点和落脚点。我们一定要把“优质服务、低廉收费”作为办院方针，办政府、群众满意的医院。一方面不断改善服务态度，提高医疗技术水平，发展中医特色和优势；另一方面尽力控制医疗成本，降低医药费用，对低收入群体尽可能给予优惠。努力做到让政府放心，让群众满意。通过提供优质、高效、廉价的医疗保健服务，吸引更多病人前来就医，以此推动医院两个效益的提高，实现医院可持续发展。

那些日子，医院上下处在“临战”状态。我们让政府放心了吗？我们让群众满意了吗？医药费降低了吗？处处都可以听到医院职工们这样的自我质问。“优质、高效、廉价”是无声的命令，直抵医务工作者的心间。医院开展了声势浩大的“围剿战”：围剿大处方、滥检查、多收费，围剿拿提成、拿红包、吃回扣。医务人员的心灵里，树起了无形的旗帜：“以病人为中心”，“服务好与坏，病人说了算”。

从医院门口到医院的每个科室，每个关口都在“蜕变”着。

流程简化了——挂号、计价、收费一体化，增设服务窗口，增加名医专家出诊时间；开展病人选择医生服务，简化入院手续，开设导诊、分诊服务。

服务窗口敞开了——挂号、计价、收费、发药窗口全部改为开放式和一条龙服务。

工作效率提高了——临床各科室均有服务承诺，如医技科承诺：非特殊检查，当天发报告；急查病人的常规检查，20 分钟内做出报告。把任务指标下达到科室，着力缩短平均住院日。

急诊通道开通了——急诊，病人随到随诊；外出急救，接到 120 急救中心指令后，做到白天 5 分钟、晚上 10 分钟出车。医院的出车率居湛江全市医院前列，抢救成功率达 90%。

全天候应诊做到了——这是“无假日医院”，周六、周日和节假日各科室全天开诊，免收诊金。市民奔走相告，工薪一族喜笑颜开。

“服务没有最好，只有更好。”这是医院中流行的一句话。服务，并非只是医生的责任，也是所有员工的天职。服务，并非空谈，而是实实在在，到皮到肉到心。一个医院服务水平的高低，是由该医院领导、员工的素质高低所决定的。服务，应当是神圣责任，应当成为一个医院的品牌。

蔡柏说："我们一定要向社会亮出服务文化品牌。""服务文化"是第一中医院的一种创新，它包含的内容十分丰富，如《医务人员言语行为服务规范》《礼貌用语的基本要求》等。他们请来有关专家为员工上课，提高他们的素质与服务水平。全院推出"便民利民"服务措施21项，各科室结合实际做出优质服务承诺。每个季度让病人评选"服务之星"和"最好医生、护士、医技人员"，做到"服务好与坏，病人说了算"。

2004年5月，医院推出"温馨服务"的各项措施，其中有"迎送服务、关怀服务、微笑服务、追踪服务、舒心服务"等。关怀服务是这样的：病人住院后，第二天有一名医院领导到病床前慰问，并送上院长亲笔签名的公开信；如果病人住院期间生日，医院将送上生日贺卡，让病人感受到家庭般的关怀和温暖，充分体现该院以人为本、病人至上的服务理念。

2005年5月，第一中医院在全市医疗卫生单位率先开展"平价门诊、平价病房、平价药房"等"三平"服务活动。具体措施包括：专门成立平价医疗服务领导小组，由蔡柏院长任组长，下设办公室负责日常具体工作；严格执行国家物价政策，控制医疗成本开支，控制门诊人次费用和住院床天费用，两项费用务必控制在全市医疗单位平均水平以下，并较上年同期降低；严禁大处方、滥检查，严格掌握检查和用药指征，尽量使用国产药、廉价药，使用进口药物不得超过总药费的10%，门诊处方用药费用超过150元及大型设备检查如 CT、彩超等，要经科主任或医务科长批准，否则公布所涉医生姓名；医院所有药物都进行公开招标，尽量选取价格低廉、质量可靠的中标品种，力求将药物价格平均降低 30% 以上，让利于群众；制定平价药品参与目录，精选 150 种常见病、多发病治疗用药，所选用的药物均为价格低廉、质量可靠的药物，在临床较为常用的必需药品，招标后价格仍高的，医院主动将药物价格下调 10% ～15% 收入平价用药目录；医院门诊部开设 1 间平价门诊和 1 间十元诊室，指派 3 名主治以上医生负责专诊，免收诊金，尽量使用医院平价用药目录药物，充分运用“简、验、便、廉”的中医处方给低收入病人治病；每病区开设 2 间平价病房，床位费按 50% 计收，检查费、治疗费、手术费优惠 20%，CT、彩超等大型检查优惠 30%，对于危重贫困病人入院治疗，医院可免收救护车费用；居住在市区的瘫痪卧床的贫困病人及五保户等，打医院救助电话，医院可派医务人员送药上门服务。

2005 年 11 月的一天，医院收治了一位 19 岁的女孩。这位女孩来湛江旅游时被歹徒刺了 9 刀，休克了。蔡柏院长得知她身无分文时明确指示：“打开绿色通道，全力抢救病人。”经医务人员全力抢救，女孩转危为安。医院了解到她家庭经济比较困难，便按“三平”医院服务对象标准给予各种费用优惠 1000 元。蔡柏院长又建议工会向全体职工发出倡议书，发扬“一方有难，八方支援”的精神为女孩捐款。医院员工伸出关爱之手，捐款 3890 元，病人深受感动。出院后，女孩送来了“救死扶伤、助人为乐”的锦旗。

第一中医院的“三平”医疗服务，深入广大民众的心；“十元门诊”，让人们奔走相告。

湛江市的“三平”医疗服务和“十元门诊”工作现场会

也是在第一中医院召开的。市委书记来到病人床前慰问病人，病人对于“三平”和“十元门诊”给予高度评价。他们都在说一件令人感动的事：一位病人因一天须饮水50千克而就诊，这怪病被医院内二科的专家治好了。全院还给他捐助人民币3761元。《湛江日报》《湛江晚报》对此事做了报道，《羊城晚报》和《老人报》也转载了这一报道。

“三平”服务从2005年5月开始到2008年6月告一段落，“三平”服务期间，门诊量达13万人次，平均每个处方费用24.8元；住院232人次，人均床天费用为98.6元。“十元门诊”4452人次，平均处方费用8.20元，最低处方费用仅1.5元，共减免医药费用45万元。

湛江市卫生局发出通知：要求全市卫生系统推广学习第一中医院的做法和经验。院长蔡柏由于“三平”医疗服务工作成绩卓著而被评为湛江市十大新闻人物。医院收治“三无”人员达80多人次，病人欠费开支达80多万元。

2006年5月，第一中医院开办了湛江市爱周平价医院。

爱周平价医院设工作人员60人，开放病床60张，临床科室设置齐全，达到二级医院的规模和水平，隶属第一中医院领导和管理，市财政给予补贴。它的服务对象包括：农村五保户、城市特困户、收入低生活保障户、二级乙等伤残疾人员、在校贫困学生（由学校出具证明）、革命烈士直系亲属（凭烈士亲属证）、农村复员退伍特困军人（凭复员退伍军人证）七类困难群众以及其他一些需要医疗援助的贫困人员。

2006年5月1日，湛江市坡头区龙头官渡碑头村86岁的农村特困户冯大爷由于前列腺肥大引起的尿潴留而住院了。他每天住院床位费16元，日用药费40元左右，其余为治疗费和护理费等，一天合计 80 元左右，11 天仅花 960 多元。而其他大医院，如住 11 天，他这种病至少要 2000 多元。

“住院 11 天才用 960 多元，真是优质服务、低廉收费啊！”冯大爷十分激动。

几年来，爱周平价医院门诊病人达 30.2 万多人次，住院 500 多人次，共为群众减免医药费用 300 多万元。

新华社、《人民日报》《南方日报》《羊城晚报》、广东电视台以及湛江市各媒体都做了多次报道。

中共中央政治局常委、全国人大常委会委员长、时任广东省委书记张德江对于平价医疗服务的开展做出了重要批示，广东省原副省长雷于蓝，省政协副主席、卫生厅原厅长姚志彬到平价医院视察，给予充分肯定。

蔡柏在大小会议上强调：仅做到廉价还是不够的，还要做到优质服务。医院开展了一年一个月的“优质服务月”活动。“优质服务月”中，病人可以选最满意的医生。

为切实提高医院服务水平，构建和谐的医患关系，医院致力于打造医院服务文化品牌。《医务人员言语行为服务规范》《礼貌用语的基本要求》成为职工生活中的一面面镜子。

2002 年，医院便出台了“便民利民”服务措施 21 项，所有科室都发出相应的承诺。

2003 年，医院开展争先创优竞赛活动，职工的服务热情更加高涨了。

（二）拒绝红包

“无红包医院”是第一中医院另一张亮丽的标签。

在创建“医生医风示范医院”活动中，蔡柏带领院领导立下军令状：务必使医院成为湛江市乃至全省行风建设的先进典型。他们明确提出医院要实施规范化、制度化、科学化管理建设，实施行风建设承诺制，医院与科室、科室与个人签订行风责任书。

医院的大小规章制度共有200多项，包括《医生医风奖罚制度》《廉洁行医措施》等。

医德医风的考核结果与奖金、职称晋升聘任挂钩。这项制度让医院出现了崭新的气象，每位医务人员都无时不用良好的医德和医风对照检查自己。

当然，“医德医风示范医院”领导小组和行风督察组是必不可少的。行风督察组每天随时到各科室查岗，听取病人及家属的意见。在每个病区及门诊设有医德医风投诉箱和投诉电话；聘请社会监督员14名，参加监督员会议和参保单位领导会议，虚心听取各方面的意见。

另外，每周二、周三分别进行行政查房和医务质量查房；每月各病区召开一次病员及家属座谈会；每半年对门诊、住院病人依次进行满意度调查。

医院并非净土，不良的风气时常会侵袭医院。“大处方、滥检查、乱收费”让病人“哑仔吃黄连”；“红包症”让医生私欲渐生，在外面的歪风邪气的侵袭中迷失自己。“红包症”的危害尤其最大。“拿一个红包等于失去一个病人。”这是第一中医院里医务人员的共识。人们从不同的侧面，论述婉拒红包的重要性和迫切性。“拿红包，会失去对病人的挚爱情感。”“拿红包，损害了医生的形象。”“拿红包，会失去病人，更会失去美德和彼此的心灵。”

“不许贪，不想贪，不敢贪，不能贪”像警钟声声回响在医院所有医务人员的耳边。为了让“四不贪”得以落实，医院也有相应的措施和机制，规范各种医疗行为。医院明确规定：凡开大处方、滥检查的医生一律公布姓名；药品不得有促销行为，一经发现，均要进行严肃处理，情节严重的，要下岗自谋出路。

这些铁的手腕让医院正气得以树立，大处方、红包、回扣得到遏制，廉洁行医、优质服务蔚然成风。

一位颅脑外伤病人住院要进行手术，家人把300元红包塞给杜安民医生。他把钱退了回去，家人却又把钱送来。杜安民考虑到病人家属急于要医生把手术做好的心理，先把钱收下了。后来手术成功，病人和家属都认为这次送红包值得。到办出院手续时，病人和家属才知内情：杜安民医生把红包当作病人的按金交了住院费。病人和家属十分感动，给院里寄来了感谢信。

这样的事例是很多的，对于红包、回扣之类，医务人员和职工都能洁身自爱，主动拒绝。

第一中医院在全市率先挂上了“无红包医院”的牌子。这是庄严的承诺，它维护了医学圣洁，树立了白衣天使良好的形象。

“无红包医院”吸引了大量病人前来就医。2001年医院门诊量为285 132人次，住院病人8100人次，比2000年均增加110%，业务增幅居全市医疗单位前茅。

在门诊和住院病人连创新高的同时，医院的人均门诊和床天费用不断下降，收费为全市二级以上医疗单位最低水平。这便是医院所崇尚的把社会效益放在第一位的服务理念和宗旨。

（三）大爱无疆

拒绝红包，廉价治病，还要优质治病，全面为病人着想。

然而，在条件局限的20世纪70年代，是无法做到全面为病人着想的。

那时的第一中医院病床少，力量薄弱，既没有急诊专业医护人员，也没有急救室和抢救设备。那时除了附近老街区少数病人外，急诊病人较少，偶遇危重病人都让家属把病人转到上级医院。急诊也只是处理一般的感冒、发热、头痛、腹痛。周嘉洲、陈敏、陆磊、卢淑琼等一批高年资深医生及老护士长朱绍兰组成急诊室，实行24小时值班。随着医院周边住宅区的不断兴起，急诊急救病人不断增多，小规模的急诊室再也无法适应医疗需要，相对于医院的发展和建设越发显得滞后。

1992年5月2日，医院急诊科在住院部楼下正式挂牌成立，由院办公室主任曾坤全医生担任急诊科负责人，朱绍兰主管护师担任急诊科护士长，全科由医生5人、护理人员9人组成。设有20多米^{2}的抢救室，购置了简易呼吸机、心电图机、除颤机、吸痰机各1台，设有急诊室、注射室、留观室、换药室各1间，设有留观床位5张，占地面积约150多米^2。急诊科成立的当天就面临着严峻的考验和挑战。当天海田路建筑工地有一工人被高压电击中，送来医院时心跳呼吸停止，科主任曾坤全立即组织全科医护人员进行全力抢救，经及时抢救，该病人心跳呼吸恢复，3小时后清醒，转危为安。急诊科成立的第一天就成功地抢救了危重病人的生命，受到病人家属及社会各界的赞扬。次日又来了重症食物中毒病人5人，病人呕吐、腹泻、腹痛，其中3人病情严重，出现休克。经全科医护人员24小时的全力抢救，全部病人痊愈出院。连续两次严峻的考验增强了全科医护人员的信心。急诊科成立的当年，诊疗病人2000多人次，抢救危重病人40

多人次，抢救成功率达93.5%。

急诊科，生命的呵护神，大爱的前沿阵地。这里是病人生命的风险地，压力之大，负担之重，是常人难以想象的。“我们唯有团结，大爱为先，才能体现中医院的‘爱民第一’宗旨。”现任急诊科科主任林来胜说。

林来胜亲自到广东医学院附属医院呼吸内科进修，扎扎实实地学习。国家中医药局举办危重病治疗抢救学习班，他去学习；广州中医药大学举办中医急症治疗学习班，他去学习；卫生部在深圳举办危重治疗及心肺复苏师资培训学习班，他也去学习。学成回来，他便举行培训班，逐一培训本科医务人员。他对大家说：“不提高急诊急救的诊疗技术水平，就谈不上真爱大爱。疾病治不好，爱在何处?”

连续几年，这个科室先后派出林保、林文海、蔡凤丙、王耿介等医师到广州中医药大学第一附属医院、广东省人民医院急诊科进修学习。还派出周少林、卜海珠、吴凤、叶思燕等护理人员去培训，使科室的护理技术水平得到明显提高。

医院晋升为三级甲等中医院后，业务进一步扩展，急诊科迫切需要扩大规模以适应越来越多的急诊急救医疗需要。2004年年底，科室进行了搬迁和扩建，增设急诊室1间，主任室1间；抢救室扩建，设留观察室2间，隔离室2间，留观床位增至15张，注射输液室2间，设输液座椅60多张，还设有清创缝合室、腹泻门诊各1间，占地面积约360多米^2，比原来扩大一倍多，并更新添置了高档次的抢救医疗器械。急诊科现有多参数呼吸机1台、简易呼吸机1台、心电图机1台、全自动洗胃机2台、心电监护器2台、心电除颤器2台。配备有2台新型的可供急诊科使用的救护车，车上急救设备用品齐全。

林来胜面对这些新增添的设备，感到责任越来越大了。他要求自己：急病人之所急，以抢救生命为重中之重，随叫随到，风雨无阻。科里的医务人员都以他为榜样，把急诊病人当作自己的亲人来对待，倾尽心血去抢救、治疗。

急诊科总是做好临战准备，他们为此付出了巨大劳动。

2003年，急诊科被列为湛江市120指挥中心下属的120急救站，担负着所辖管区的社区救护和120救护的重任。全科医护人员把120工作当作神圣的职责，接到120指挥中心出车指令，做到3分钟内及时出车，风雨无阻。危重病人来到，有绿色通道，不延误分秒。许多生命在短时间内获得救治，转危为安。“给病人生命，才是真爱大爱！”这是全科人员的共识和追求。

2004年7月29日，调顺渔业公司冰库有一病人因脑血管瘤破裂昏迷了，濒临死亡。一接到120指挥中心的指令，急诊科医护人员立即赶到现场，给予吸氧、降低颅内压、使用呼吸兴奋剂等措施，并迅速将病人抬上车接回医院，进入颅脑外科手术室进行微创手术，及时吸出颅内大量溢血，使病人转危为安，受到病人家属及其单位的高度赞扬。

2007年4月20日，该科接到120指挥中心指令，前往官渡镇的公路边抢救一位车祸伤者，值班医护人员争分夺秒，及时出车赶到现场抢救。伤者肢体多处骨折，医护人员给予吸氧、静脉推注止血剂、使用代血浆抗休克后迅速将病人接回医院进行手术治疗，使病人转危为安，得到群众、交警的高度赞扬。后病人及其家属感激不已，再三表示衷心谢意。

急诊科所表现的大爱，渗透于每一项新的任务中。防疫取检，向上级部门通报疫情，配合上级防疫部门做预防、诊治工作，这是他们所担负的一项繁重任务。每年，他们都十分出色地完成和超额完成上级防疫部门布置的各项工作任务，受到上级的表彰。

2003 年年底至 2004 年年初，“非典”肆虐，令人忧心。这个科在防治“非典”中，担负着发热门诊的烦琐工作。对发热的疑似“非典”病例进行隔离、鉴别诊断；对疫情进行监测，对病人进行登记、上报等。急诊科的医护人员经常到车站码头、港口和社区接回高热疑似“非典”病人，进行隔离治疗，出色地完成了上级有关部门交来的各项任务。

湛江市人民政府授予该科“抗击非典先进集体”荣誉称号。科主任林来胜被广东省委、省政府授予“抗击非典先进个人”光荣称号。

大爱，并非空话，需要扎扎实实的医疗作风和医疗技术。林来胜在科里反复强调说：“没有好的医德医风，没有高超的技术，大爱就是一句空话。”他特别注重全科的科研教学工作。

每年，该科带教中医药院校见习生、实习生 60 多人次，多位医生多次被评为“优秀带教老师”。近 5 年来，该科医护人员在医学杂志发表论文 20 多篇，学科带头人林来胜主任发表论文 7 篇，先后发表在《急诊医学杂志》《新中医》《中外健康文摘》等权威医疗期刊上。其中，《导泻饮治安定类药物中毒昏迷的临床研究》《急性上消化道出血的辨治探讨》《清咽宣肺茶泡剂的临床应用研究》等多篇获奖。2007 年 4 月，科主任林来胜医生完成了市级科研项目“清咽宣肺茶泡剂的临床应用研究”课题，并通过了湛江市科技局的专家组验收鉴定。科副主任蔡风丙医生主持的“静脉内吸氧对一氧化碳中毒院前急救的临床观察”以及科主治医师王耿介主持的“冰珠散大椎穴外敷的临床疗效观察”获市级科研课题立项。科护士长周少林先后在《河北医学》《中国医学导刊》上发表了《急诊科护士在绿色通道中的管理作用》和《急诊科护理安全隐患的管理对策》两篇文章。

急诊科成立以来，各个时期都有明确的规章制度来规范科内全体医护人员的医疗行为。特别是近年来，更是注重规章制度的修订和落实，改变人为管理的观念，以规章制度来约束、管理全科的医护人员。在医疗方面，对就诊病人严格实行首诊负责制，对病人坚决杜绝冷、硬、推、顶、差现象的发生。对初诊病人一定要做好诊查及治疗记录，必要时做好联系转科或复诊等处理，使病人初诊能得到满意安全的服务。该科对危重病人、急症病人实行绿色通道服务制度，即到即诊，用药后再付款，以确保危急重症病人得到及时有效的治疗，避免医疗事故和医疗纠纷的发生。该科明确制定了急诊科工作制度和抢救室工作制度，并制定了手术室、注射室、留观室等室的工作制度，以及某些突发事件的应急条例。另外，抢救室的药物实行专人保管，麻醉药品专人保管，抢救室的贵重医疗器械实行专人保管制度及严格的操作规程，避免人为损害。临床再三修订一些常见危急重症的诊疗常规。在抢救室墙上悬挂起一些危重病的抢救流程图，如休克、心肌梗死、高血压危象、急性上消化道出血、急性左心衰竭、重症哮喘、急腹症等，使该类病人一进入抢救室就能得到明确、规范有效的治疗，大大提高了抢救的成功率，降低了危急重症的死亡率。

急诊科在不断提高诊疗水平的同时非常注重服务态度和质量，真正做到以人为本，全心全意为病人服务，急病人之所急，想病人之所想，一心为病人着想；对危重病人病情实行严密监测，及时处理，把医疗事故纠纷苗头及时化解。科领导经常提醒大家明确自己所处的窗口位置，要注重温馨微笑服务，积极响应医院提出的“给病人多一点关爱”服务理念。

近几年来，急诊科留观治疗30多个无身份证明（姓名和居住地）、无责任承担机构（或人员）、无抢救治疗经费的“三无”伤病者，特别对一些生活不能自理的“三无”病人，不但要给予治疗，护理人员还要经常为病人端水喂饭、取药喂药。

2003年，该科接到120指挥中心指令出车接回一昏迷在家的孤寡老人，全科医护人员像对待自己的亲人一样，给予精心的治疗护理，老人清醒后，护士立即给他喂水、喂药，端屎、端尿，天气炎热，还给他抹身洗衣服，30多天的医药费用1万多元也分文未收。2006年10月25日，该科按120指挥中心指令，接回一昏迷于路上的女精神病病人。该病人臀部有一深部脓肿，脓液外流，臭不堪闻，全科医护人员仍然为她每天清洗脓腔、换敷料、清洁身体、端水送饭，治疗20多天病情好转后，转精神病院治疗，医药费用6000多元也分文未能收回。该科的优质服务受到社会各界的赞扬，为医院取得了很好的社会和经济效益。

而今，第一中医院急诊科已拥有20人的医护队伍，有正、副高级医师各1名，主治医师2名，急诊医学硕士研究生1名，心血管专科硕士研究生1名，护理人员14名。有年富力强和已能熟练地应对急诊急救工作的医护队伍，并有基本完备的抢救医疗器械和先进的交通工具、通信设备，能担负起急诊急救、社区救护、120救护等繁重任务。近几年来每年平均诊病3万多人次，抢救危重病人200多人，危重病抢救成功率达96.5%。120出车每年600多人次，居湛江市直单位第二位。经济效益不断增长，每年收入已达400万元。危重病的抢救已增加至32个病种。

急病急治，大爱无疆。急诊科的医务工作者正以自己的行动践行着“大医精诚，悬壶济世”的诺言。

二、和谐温馨

（一）护理乐章

护理，是医院里复杂而重要的一个环节。许多感人的事迹蕴藏其间，护理服务需要更高的奉献精神。

建院初期，由于基础设施差，技术人员不足，医院的护理工作还谈不上规范化。直至1974年，医院尚未有护理管理工作的独立内设机构，只在当时的医务室设一张办公台，让一名护士负责日常护理管理工作。当时全院护士不足10名，没有规范的病区，只有4间综合病房，床位约40张，设1名护士长管理病区工作，护理工作只局限于打针、发药。

1984年1月，医院新院址落成并投入使用时，医院行政办公和门诊病房环境有了明显的改善，但护理管理人员仍在医务科办公，主要工作是病案统计，护理工作管理没有相关的规章制度，跟不上业务发展需要。护理工作若出现了问题只能通过召开会议解决，没有具体的质控管理规范和措施。当时全院护士有40多名，设有2个病区，即内科和骨外科。同年增设了内二科，每科约30张病床，6名护士，1名护士长，护理工作还是以打针、发药为主，很少做基础护理工作。

医院的管理模式在不断转变着。护理不只是打针、发药，对基础护理的要求越来越高。随着管理模式的转变，护理工作内容逐渐增多，医院开始吸收正规卫校的优等毕业生充实护理队伍，为临床增添了新生的技术力量。护理部门加强护理队伍建设，狠抓护理操作技术培训和理论学习，促进了护理服务质量和水平的提高。1985 年及 1988 年医院分别选派了优秀护士参加湛江市护理技术操作比赛，均获第二名。1988 年医院开始实行“责任制护理”。1989 年第一次有护理人员参加市级“责任制护理”论文交流。但在护理管理上仍然没有统一具体的工作制度，只是各科护士长根据本科的情况制定各科的护士职责及相应的制度。

1994 年医院设立了护理部，全院护理人员增至 50 多名，实行了总护士长—病区护士长二级管理体系。医院先后制定了《护理工作制度》《各级人员岗位职责》等，各项质控指标逐渐完善，并加强了护理质量的考核。1996 年 6 月，骨外科分科，护士长增加到 8 名，病房实行“整体护理”。1998 年，医院筹备上“二甲”，根据《广东省中医医院分级管理护理评审汇编》要求，逐渐健全了护理管理体制，设立了护理部主任，实行护理部主任—病区护士长二级管理体系，主要负责全院护理工作质量管理、物价收费、氧气供应、院内感染及全院各科室卫生保洁工作；制定了一系列护理质量评分标准、各项护理工作制度，建立了质量监控机制，每季度组织全院护士长进行全面质量检查，并将检查结果及时在护士长会议上反馈，以便及时整改，使护理质量逐渐提高。同年医院被评为二级甲等中医院。护理工作继续按照中医整体观念，运用辨证施护程序对病人实施全身心的护理，各科制定辨证施护病种，应用中医传统技术，充分发挥中医护理特色，解决临床护理问题。

1999 年，护理部人员逐渐配备齐全，有 1 名副院长兼护理部主任，增加1名护理部副主任，设干事1名兼医院感染办公室副主任。全院护理人员69名，其中中级职称15名，初级职称54名。2000年筹建护老院，医院派出了3名护理人员赴香港考察，同年10月20日护老院正式成立，有医护人员10名，负责老人的医疗及生活护理工作。到2002年收住长期住院老人近30名，护理人员对老人的精心护理、优质服务得到了社会各界的高度赞扬。

2001年，本着“病人第一、质量第一、信誉第一”的办院理念，医院新领导班子更加重视医院护理事业的发展。目前医院实际开放床位330张，设有13个护理单元，护士长14名，护理人员173名，其中高级职称11名，中级职称32名，护师29名，护士97名，助理护士12名。护理人员学历逐年提高，现有本科生5名，大专生60名，在读本科4名，在读大专48名，占人员总数65%以上。护理人员综合素质有了明显的提高。

护理部近几年来从管理上寻求新的突破，建立并完善护理质量评分标准及考核细则。2002年和2004年分别对《护理工作质量评分标准》进行了细化和完善，2008年结合近3年来的“医院管理年”督导检查要求又进行了再次修改，使护理工作更趋于标准化、制度化、科学化，加大了临床护理质量的管理力度，从而规范了护士的执业行为。

2005年护理部建立了护理部主任—科护士长—病区护士长三级管理体系，护理部在分管副院长的领导下工作，根据《护理工作质量评分标准》每周不定期抽查。护理部每月组织专项检查，发现问题现场反馈；每季度进行护理质量全面检查，注重环节质控和过程管理，建立各科护理工作考核本，对每项工作进行过程考核，发现缺陷及时纠正、补漏，防范于未然，并将检查中存在的问题及时在护士长会议上反馈，对质量缺陷进行分析，提出改进措施，有针对性地跟踪检查、督导，确保护理质量。

2005 年护理部根据本院护理工作实际，制定了《护理工作应急预案及流程》《护理差错事故防范措施》以及《护理职业防护》等 31 项工作流程，并将各项职责流程化，以便于护士掌握；配合质控办重新修订了 52 项护理工作制度；举办了护理安全防范知识讲座，增强了护理人员的法律意识和自我保护能力。

2005 年医院整体改造装修后，病房布局合理，环境整洁有序，病人生活设施齐备。为进一步规范病房管理，让病人拥有宾至如归的感觉，护理部在全院各病区开展了“示范病区”评选活动，由院领导、职能科、护士长参与打分，成绩优秀的科室给予奖励并挂牌，使护理管理工作学有榜样，在促进护理质量提高的同时满足了病人的需求。

为建立一支高素质、高效能、专业化的护理管理队伍，医院不断深化人事制度改革。2002 年 8 月率先在护理人员中试行管理人员竞争上岗，举行了护士长述职及新竞岗人员竞选演讲、述职、业务考核、答辩、民主测评、领导审核，选拔出 10 名思想品德好、组织管理能力强、业务水平高、工作积极的护理人员担任护理管理工作。

（二）良心服务

为全面提高护士在病人心目中的形象，2001 年“5·12”护士节，护理部组织了以“病人在我心中”为主题的演讲比赛，以提高护理人员的服务意识，使“以病人为中心”作为一条主线贯穿于整个护理服务过程。2002 年护理部举行了

"护理人员形象和礼仪""护患沟通技巧"等专题讲座，对全院护理人员进行了良心形象和礼仪形象培训。2004年护士节期间护理部举办了"护士礼仪"比赛，使护士们真正理解了塑造护理职业形象美的内涵，即只有良心美，才能形象美。同年医院又推出了更具人性化的服务——温馨服务，包括迎送服务等10项内容，变被动服务为主动服务，满足了病人多层次的需求，构建起和谐的护患关系。

2008年5月，为强化全体员工爱心服务意识，医院推出了"给病人多一点关爱"优质服务月活动。结合活动主题，护理部也推出了"病人最满意的护士"评选，在庆祝"5·12"国际护士节的大会上对当选护士给予表彰奖励。此次活动激发了护士的主动服务热情，保证了护理质量，受到了社会各界的好评。

几年来，护理部配合医院在取得经济效益的同时积极为社会献爱心，也取得了一定的社会效益，获得了诸多的荣誉。2001年护理部被湛江市妇联授予"港城女职工文明岗"称号；2003年外科护理单元被评为"湛江市优秀护理集体"，内二科被湛江市妇联授予"巾帼文明岗"称号。护老院先后获得湛江市"巾帼文明示范岗"、湛江市卫生系统文明示范窗口科室、湛江市"青年文明号"、湛江市"巾帼建功先进单位"等称号。几年来，医院多名护理人员荣获广东省优秀护士、湛江市"巾帼建功标兵"、湛江市"三八红旗手"、湛江市优秀护士、湛江市"十佳护士"及"抗非"先进个人等称号。

（三）精湛服务

随着医院医疗业务的迅速发展，护理队伍在逐年扩大，建设一支高素质、高水平、学习型团队已被提到议事日程，护理人员的在职教育和培训已成为护理部工作的重点。护理人员岗前培训、护理管理干部培训、带教老师培训、实习生岗前培训等资料已被制作成课件，并每年举行一次授课。医院积极鼓励和引导各级各类人员参加资格考试，2006 年以后护理人员职称结构逐渐趋于合理。近年来，医院领导高度重视护理专业人才的培养，从 2002 年至今先后派出了 22 名护士长及护理骨干到广东省人民医院、广东省中医院、中山大学附属第一医院、南方医院、佛山中医院等医院进修学习。

护理部每年都会组织护理骨干参加广东省及湛江市护理学会举办的各种学术会议。2000 年，护理部派出 3 名选手参加了湛江市护理学会举办的“消毒技术操作”比赛，获得了全市第三名的好成绩。2002 年护理部组织护士长到珠江三角洲地区几家大医院参观学习。同年，护理部为全院护理人员制定了在职培训计划、目标及培训方案，从“三基三严”入手，立足岗位，分阶段分层次培训和考核，每年护理部理论考核 2 次，技能操作抽考 4 次，使广大护理人员的临床技能水平有了较大的提高。2006 年和 2008 年护理部开展了 2 次全院护理技术大练兵，各科选派选手参加护理技能操作比赛，并对获奖的个人及团体给予奖励。护理部积极鼓励在职护士参加学历教育，目前，大专以上的护理人员（含在读）113 人，占人员总数的 65%。2002 年以来，护理部坚持组织全院护理人员业务学习新知识、新技术、专科护理新进展，对临床护理工作起到了很大的促进作用。

在临床工作中，护理部注重对护师以上人员进行科研、教学培养。2003 年至今全院有 56 篇护理论文发表于省级以上核心期刊，护理人员参与市级科研立项 12 项，开展护理新业务、新技术28项，每年带教中专实习生20余人。2006年开始接受广州中医药大学及广州医学院护理大专生毕业实习。

在医院领导的大力支持下，2006年护理部协调了与后勤、消毒供应室、中心药房的关系。据不完全统计，各病区每天上午护士取药、送标本、兑换消毒物品等外勤工作耗时约1.5个小时，降低了护士为病人护理的实效，增加了临床护士的工作量。经协调，医院对保洁及洗衣工作实行社会化管理，分别承包给湛江市霞山康乐家政服务公司、湛江市卫洁洗衣有限公司。湛江市霞山康乐家政服务公司除负责全院的卫生保洁工作外，还承担着检验标本的回收、各病区被服的收送更换等工作。中心药房设专人按需将药物下送，保证住院病人能够得到及时有效的治疗。原先手术室护士每天要负责运送部分手术器械、妇科小手术室器械，还要统一回收清洗、消毒。2007年以后，此项工作已归属供应室。通过尽量减少护士从事非护理工作的时间，真正把时间还给了护士，把护士还给了病人，保证了护理质量和护理安全。

（四）星级服务

2005年，为强化护理服务意识，努力提高护理服务质量，使服务档次由“优质”提升为“星级”，护理部在全院倡导“我是星级护士，是代表医院的一面旗帜”的理念，并制定了“星级”护士的考评标准，成立了“星级”护士评选领导小组，制定了医德医风、工作质量、护理业务技术、病人满意度、医护人员满意度等23项标准对护士进行量化考核评比。2005—2007年共评选出“五星”“四星”“三星”级护士56名，在全院护士大会上表彰，由医院领导给予授星，此后她们佩带星章上岗。

“一切为了病人。”护理部主任冯桂芳说，“这是我们的宗旨。满足病人的需求是我们的愿望。”

以前护理人员很少，只有60人，现在增至180多人，其中高级职称15人；以前病房的护理设备简陋，现在增加了应有的设备，如坐便器、吸痰器、治疗室、空调，并由大房改为小房。

“示范病区”和“病人最满意护士”的评选让护士们受到震撼和激励。这两项评选由病人来评，由病人来选，实实在在，自自然然，十分公道。蔡柏说：“评选活动的目的是要促进做到高效、优质服务。”

先前，护士不能到省里进修、学习，蔡柏说，每年都要安排护理人员到省里学习。回来以点带面，推广可行的护理经验。这样，护士们就可以走出湛江到广州见世面，在名医院里学到更多更好的经验和医德医风。

中医护理技能融入中医的理念，这是对每个护理人员的起码要求。一些在西医学校毕业的护士，尤其要学习、熟悉中医护理的经验，在护理中融入中医理念。

冯桂芳说起护理中的动人事迹，脸上呈现出激动和钦佩之情。

糖尿病病人截肢后的护理是很艰难的，病区护士长胡华娟带领的团队全心投入。每天，她们都同臭气打交道，病人从伤口溃烂到愈合，是一个较长的过程。她们不厌其烦地洗伤口、换药，认真，细心，无微不至。冯桂芳说：“护士长带着病友每周三做操，从不间断。防病、养生、保健，体现了中医护理特色。蔡柏院长是实干家，从医疗到护理步步抓紧，连小护士的工作、生活也细心过问，给予关心支持。”蔡柏说，她们的工作又脏又辛苦，做领导的，应当关心她们。

冯桂芳在护老院里当过5年主任。护理老人本身就是伟大而艰辛的工作，养老和治病结合在一起，在养老的同时有病治病，给予临终关怀，这需要护士付出艰巨的劳动。从早上7点到晚上8点，她们为老人喂饭、冲凉、洗衣服、打针。遇到痴呆老人，还得负责大小便。她们把老人当作亲人，喂饭、聊天、谈心，让老人开心。护士把住宿房安在老人居住的地方，这样照顾起来就方便多了。一次，一位患老年痴呆症的老人跑了出去，一位护士去找他，他反倒打了她一巴掌，并不停地骂她。她很理解老人，还笑呵呵地护送他回去。

每年老人节，蔡柏都给老人们送来一首歌，还亲自和护士一起把老人们带出去搞“湛江一日游”，让老人同美丽的大自然在一起，又能亲眼看见湛江环境的变化。

俗话说：三分治疗七分护理。护理在临床工作中占有重要地位，中医院如何在做好日常基本护理的基础上开展具有中医特色的护理服务，是发挥中医特色重要的一环。几年来，医院把中医辨证施护作为一项重要任务来抓。首先，抓好护理人员中医基础理论和传统技术操作培训。针对护理人员大多毕业于西医院校的情况，护理部制定了详细的中医护理培训计划，对所有毕业于西医院校的护理人员都进行系统的中医基础理论知识培训和传统技术操作训练，并进行严格考核，合格后才能上岗。第二，开展全程中医护理服务。从入院宣教、饮食调理、情志护理、专病护理、养生保健、出院知道等给予病人全程护理服务及指导。第三，开展中医专科特色护理。医院护理部制定了《专科特色护理推介》，包括使用科室、操作方法、使用范围、注意事项等，对临床科室开展中医专科特色护理具有很好的指导作用。如糖尿病专科的“八段锦操”“中药泡足治疗糖尿病”，脊椎病专科的“范氏操”“特异功能枕头”，胃肠病专科的“艾灸治胃病”“中药熨敷治胃脘痛”等都富有中医护理特色，深受病人的欢迎和好评。目前，医院开展的中医专科特色护理项目有30多项，服务病人3000多人次。第四，突出中医整体护理。每科每年都确立两个辨证施护病种，每年完成辨证施护病例300例，并开展中医护理会诊，加强对糖尿病足、褥疮等重点疾病的中医护理。如褥疮护理中，用中药制剂清洗液给创面清洗换药，收到良好效果，使带入褥疮治疗好转率达100%，院内褥疮发生率为零。

品牌篇：

品 牌 之 光

“三名”品牌，目标和声誉的亮点，汗水和智慧的象征。

——题记

一、品牌意识

（一）省级名院

2007年，是湛江第一中医医院打造“三名”品牌的重要一年。

是年8月，为贯彻《中共广东省委广东省人民政府关于建设中医药强省的决定》，湛江市提出了实施意见：努力把湛江市建设成为中医药强市，第一中医院要“力争2008年通过省中医名院验收”，“打造一批中医名科”，“积极培育‘名中医’和学科带头人”。

名院品牌是否能打造成功，将决定第一中医院的成败。

第一中医院前身是湛江地区中医院，原湛江地区管辖现湛江、茂名、阳江三市管辖范围，医院在原湛江地区有一定的声誉。1983年湛江撤消地区建制，实行市领导县体制，医院改为第一中医院。1984年搬迁到新院址后，医院规模和医疗业务不断发展。

1998年医院成为二级甲等中医医院后，走上了医院分级管理的规范化管理轨道，医院继续加快技术建设步伐，不断扩展医疗业务，发展医院规模。

2005年10月，经广东省中医药局审核，批准医院成为三级甲等中医医院，达到了中医院分级管理的领先水平。2006年1月，医院被认定为广州中医药大学非直属附属医院。2007年3月，医院成立了党委会。

医院十分重视中医名院建设工作，经医院领导班子多次研究，结合医院实际，以科学发展观为指导，聘请广东省医院协会、广东省现代化医院管理顾问有限公司制定《第一中医院中远期发展规划（2007—2010年）》，力争2010年前把医院建设成开放床位600张，员工700人，中医药特色和优势明显，为广大群众全面提供医疗、护理、预防、保健和康复服务的广东省中医名院，到2015年达到广东一流中医院的水平，成为粤西中医药服务的龙头单位。

2007年4月，医院由正科级升格为副处级事业单位。

2009年3月，医院被广东省人民政府定为“广东省中医名院”。

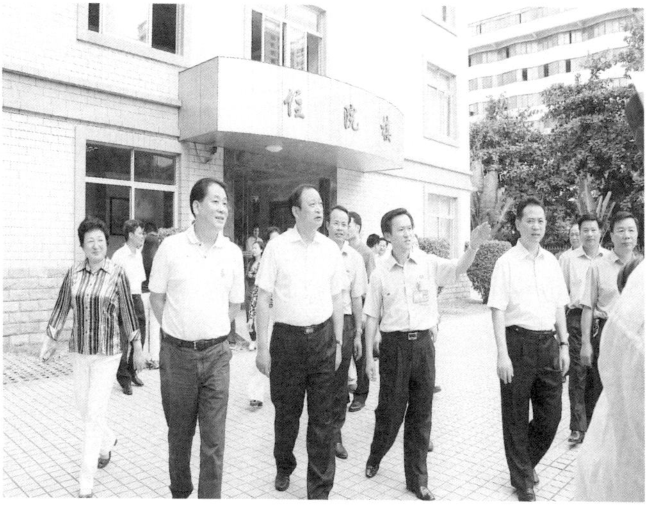

卫生部副部长王国强（左三）、广东省中医药局局长彭炜（左一）在时任湛江市市长阮日生（左二）陪同下视察医院国家重点项目住院综合楼建设

2012年6月，医院顺利通过国家三级甲等中医医院的复审，糖尿病专科被国家中医药管理局定为国家中医重点专科建设项目。

（二）重点名科

名科，就像璀璨的星星，闪烁着迷人的光芒。让我们看看湛江第一中医医院是怎样致力打造中医名科的。

2003 年，医院的胃肠病专科和骨伤脊椎病专科被确定为广东省重点中医专科建设单位。这一消息，给医院带来了机遇。在南方，肠胃病和骨伤脊椎病是常见病，尤其是在广大农村和乡镇，病人求医比较难。这是蔡柏他们在临床中体会到的。他们动员并鼓励这方面的专家努力攻关。专家们废寝忘食，精心治病，认真总结，百折不挠，终于攻破了一个个难题，两个专科捷报频传。

胃肠病专科引进高学历人才，配置电子胃镜，将西医诊断分型与中医辨证分型结合起来，以中医药为主治疗胃十二指肠溃疡及各种胃炎，疗效显著，方法简便，副作用少，深受广大病人欢迎。

骨伤脊椎病专科根据业务需要引进专业人才，加大先进设备投入，购进了 C 型臂 X 光机，充分发挥中医传统疗法的优势，运用中药熏蒸、推拿、牵引、针灸等结合手术治疗、椎间盘后路镜微创治疗等手段，疗效确切，副作用少，使门诊和住院病人有了较大的增长。

榜样树立起来了，各科室学有对象，赶有目标，憋着一股子气要创出更多的佳绩。

糖尿病专科充分发挥中药特色和优势，对早期糖尿病病人采用中医中药治疗等综合治疗方法，疗效显著。对糖尿病足的治疗，经多年临床观察和探索，积累了较丰富的临床经验，运用中医中药和中西医结合治疗方法，许多深度溃疡的糖尿病足都能愈合，保存了病人的病足，使病人重拾生活的信心。该科成为湛江市较有影响的专科。

康复科充实人才队伍，配置熏蒸机、牵引机、功能锻炼器材等一批设备，为病人提供多层次的康复服务，对有关病人开展肢体、语言等功能康复锻炼，促进病人功能康复。开展具有中医药特色的专科治疗，如针灸减肥，三伏天灸疗法治疗哮喘、慢性支气管炎、过敏性鼻炎，中药熏蒸治疗腰腿痛，运用新的治疗方法治疗中风及其后遗症等，效果较好，业务发展呈现良好势头。

中医心血管病专科积极探索中医治疗慢性心力衰竭的方法，运用自拟中药方治疗慢性心力衰竭，可适当减少西药的药量和副作用，有效地改善病人的症状，提高其生活质量。该科开展的中药足浴治疗高血压的临床研究，有一定的临床体会，取得了较好的效果，显示了中医药治疗心血管病的作用和特色。

肛肠病专科运用中药外用疗法治疗各种肛肠疾病，凸显了中医药的特色和优势，副作用少，疗效好，深受病人欢迎。

妇科运用中医辨证论治的理论，治疗不孕症取得良好疗效，被病人誉为“送子观音”。

急诊科根据急诊病人的病情，西医辨病，中医辨证施治，使用清开灵、参附针、参麦注射液、穿琥宁、莲必治、痰热清等针剂和相应的中药制剂抢救病人，取得了较好的疗效。同时运用针刺、艾灸等方法治疗急重症，充分发挥中医药在急诊治疗中的作用。医院急诊科实行急诊绿色通道，及时有效地抢救各种急重症病人，医务人员急病人之所急，不怕苦，不怕脏，热情为急诊病人服务，受到广大群众好评。

在医院的大力推进下，各专科建设发展势头良好。在2003 年医院的胃肠病专科和骨伤脊椎病专科被确定为广东省重点中医专科建设单位的基础上，经过几年努力，2007 年 6 月，医院的糖尿病专科、针灸康复科和中医骨伤科被评为湛江市中医名科，中医心血管专科、肛肠科和中医不孕症专科被评为湛江市中医特色专科。2008 年 12 月，医院的胃肠病专科、脊椎病专科和糖尿病专科被确认为广东省中医重点专科。2009 年 3 月，医院脊椎病专科和糖尿病专科被定为广东中医名科。2012 年 1 月，糖尿病专科被定为国家中医重点专科建设项目。

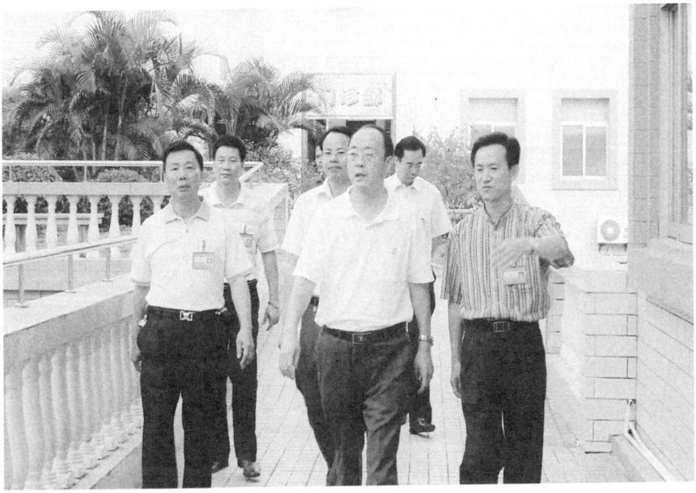

湛江市副市长梁志鹏（前排中）到医院调研重点专科建设工作

（三）杰出名医

杰出名医是医院极其重要的财富。原湛江地区中医院老一辈造诣较深的医师在湛江群众中有较高的声誉。

1983 年年底，医院改名为第一中医院后，坚持做好人才培训工作。1996 年，湛江市评选“湛江市名中医”10 人，本院副主任医师管其健、潘金辉（在 2004 年晋升为主任医师）入选。

2001 年，医院新的领导班子成立后，班子成员充分认识到高素质专业技术人才对医院发展的重要性，医院制定了跨世纪的人才培养和引进计划，培养和引进相结合，以培养为主，鼓励医护人员刻苦钻研业务技术，提高业务水平。通过在《健康报》和互联网上刊登招聘启事，或直接与有关高等院校联系，或亲自上门招聘人才等形式，有计划地引进吸收高学历人才。几年来，医院通过对技术人才的培养和引进，提高了医疗队伍人员的素质，填补了一些专业领域的空白，卫生专业技术人员的梯队建设更趋合理。医院充分发挥技术人员的专长和才能，鼓励他们不断提高技术水平，努力培养各中医专业的拔尖人才。

2001 年，广东省人民政府同意评选出一批省名中医，本院大内科主任潘金辉被评为“广东省名中医”。2006 年湛江市人民政府评选第二批“湛江市名中医”10 人，本院蔡柏院长、詹锐文主任和林来胜主任入选。2012 年，蔡柏院长又被省政府授予“广东省名中医”称号。2013 年，范纪钦、吕健被市政府授予“湛江市名中医”称号。

医院继续努力做好名中医人才培养工作，将具有高级和中级职称的政治思想良好、有良好敬业精神的中医师，列入名中医和名中医学术继承人指导老师备选名单，逐个进行考核，给予进修深造的机会。2006 年以来，先后选派 30 名中医师到省级医院进修学习，总结学术经验，提高技术专长，不断培养中医拔尖人才。医院还通过加强对名中医继承人的筛选和培养，重视对名中医学术经验的继承工作，不断打造名中医。

二、脾胃福音

第一中医院胃肠病专科是广东省重点中医专科。这是医院创办的第一个专科，它是1976年中国第一批中医学院第一届毕业生林树芳带着第一届工农兵大学毕业生周子来筹办的。

尔后，潘金辉来了。他是第一中医院大内科主任、广州中医药大学兼职教授、湛江市胃肠研究所所长，他到该科当主任。

广东省优秀中医医院院长、湛江市十大名中医、2009年被推荐为湛江市唯一一名广东省名中医候选人的蔡柏院长也在该科室。

这个科人才济济，久负盛名。胃肠病专科现有主任医师2名，副主任医师2名。

潘金辉主任医师1968年毕业于广州医学院，是广东省中西医脾胃消化专业委员、广东省医疗事故评审专家库成员、湛江市消化学会副主席。科主任万从容，副主任医师，1989年青海医学院毕业，是广州中医药大学副教授。科副主任黄坚，副主任医师，1989年广州中医药大学毕业。吴康奎主治医师是胃肠病研究所副所长。郭胜住院医师是2004年河南中医学院硕士研究生毕业。叶雨林住院医师是2006年成都中医药大学硕士研究生毕业。

在粤西地区，这些脾胃病专家是颇有影响力的。

1976年春，林树芳和师弟周子来来到胃肠病专科。“文革”后期，湛江市迫切需要改善医疗条件，需要更好的医务人员。林树芳、周子来的到来，受到医院的热烈欢迎。他们废寝忘食，努力工作，人民群众爱戴他们。

林树芳善于总结临床经验，他研制了胃肠宁1号、胃肠宁2号和胃肠宁3号，广泛应用于临床，收到很好的效果。这是胃肠病专科自己研制、使用并获广泛好评的胃肠药，它们为胃肠病专科的发展奠定了基础。

3年以后，即1979年，潘金辉来了。胃肠病专科的技术力量加强了。脾胃病患者从各方前来看病，络绎不绝。这一年，副霍乱大流行，湛江地区展开群众性的防范和治疗工作。医院进入了临战状态，立即加强了腹泻门诊的医务力量。潘金辉、林树芳等夜以继日地为病人治病，抢救陆续送来的病人。湛江市组织医疗队奔赴疫区。潘金辉等带领医务人员奔赴海康县人民医院，帮助抢救副霍乱病人1000多例，死亡率仅为2.7‰，受到病人和同事的高度赞誉。湛江市卫生局给他们以表扬和嘉奖，胃肠病专科名声远扬。

1985年，院领导派出潘金辉、潘奔前两位医生到三级医院进修消化专科及胃肠镜。次年，科里增设了纤维胃镜及结肠镜的检查，脾胃病的就诊率及住院率不断提高，原来65张病床的综合病区已经远远不能满足住院病人的实际需求。

1987年春，脾胃病区（内二区）正式独立开设病床50张，前来就诊和住院的病人与日俱增。该科的业务越来越多了，声誉也不断升高。

1990年，胃肠病专科与湖南中医研究院合作，加设结肠专科和乙肝专科。

1995年，胃肠病专科被医院正式定为重点专科，先后派出黄坚、万从容、吴康奎等骨干到广州中医药大学和南方医院等深造。2002年，这个科被广东省中医药局确定为重点建设专科。

“培土固本，胃肠救星。”人们这样赞美胃肠病专科。

《素问·灵兰秘典论》说："脾胃者，仓廪之官。"金元时代著名医家李东垣在其《脾胃论》中指出："内伤脾胃，百病由生。"可见，脾为后天之本，气血生化之源。《慎斋遗书》说："脾胃一伤，四脏皆无生气。"可见，后天之营养、水谷精微的消化吸收全赖于脾胃功能，脾胃对人的生、老、病、死都起着至关重要的作用。

在继承前人学术精髓的基础上，该科的医生们集百家之长，经过多年对脾胃病理论的研究与探索，根据"八纲辨证为指导、脾胃学说为枢纽"的整体论，并结合天、时、地、人整体观，形成了自己的独特见解和学术风格。在前人"脾宜升则健，胃宜降则和"的理论基础上，根据自己的实践体会，强调胃气和降是胃的主要生理特征。胃为水谷之海，主要功能是"传化物而不藏"，以通为用，以降为顺。胃气得降，则"五脏安定，血脉和利，精神乃居"。胃病的病机则是以种种原因造成的胃失和降为主要特点。气滞、血瘀、湿阻、食积、痰结、火郁、寒凝、劳倦等都可使胃气失其通降之职，并出现一系列病症。同时，胃为多气多血之腑，胃腑为病必然会出现气血的损伤。一般说来，初病多在气，病症以胀为主；久病伤血络，病症以痛为主。从病程的长短及症状特征可以初步区分胃病的性质。总的来说，其病机演变是从气滞到血瘀，然后发展为气血阴阳虚损这样一个过程。由于现代生活工作压力的增大，脾胃病病人日益增加，临床症状各异。

潘金辉、黄坚、黄文锋等为攻克功能性消化不良做了长期的努力。他们认为，功能性消化不良（又称非溃疡性消化不良），是一组以上腹部不适伴腹胀、早饱、嗳气、泛酸、嘈杂、恶心、呕吐为主的临床综合征。他们从 1997 年开始，利用自拟疏肝和胃汤加减治疗这种病，细心观察、反复试验了 172 例病人。这些病人均为 1997—1998 年在医院就诊及住院治疗的病人。

病人被随机分为治疗组及对照组。治疗组 122 例，其中男性 65 例，女性 57 例；年龄最小者 18 岁，最大者 65 岁；病程小于 1 年的 30 例，1 ~ 5 年的 76 例，大于 5 年的 16 例。对照组 50 例，其中男性 27 例，女性 23 例；年龄最小者 21 岁，最大者 61 岁；病程小于 1 年的 16 例，1 ~ 5 年的 29 例，大于 5 年的 5 例。治疗组中脾胃虚寒型 40 例，肝郁气滞型 43 例，脾胃湿热型 22 例，寒热错杂型 17 例；对照组中脾胃虚寒型 16 例，肝郁气滞型 18 例，脾胃湿热型 10 例，寒热错杂型 6 例。

潘金辉、黄坚、黄文锋将 1987 年芝加哥国际会议确定的目标作为诊断标准。治疗组与对照组的治疗方法有别。治疗组治以疏肝和胃汤：柴胡、白芍、砂仁各 8 克，法半夏 15 克，枳壳、藿香、厚朴、佛手、槟榔、莪术各 10 克，党参 20 克，白术 18 克，生姜 2 片。脾胃虚寒者去生姜加干姜、肉桂、高良姜、附子，气滞者加青皮、乌药，湿热盛者加黄连、茵陈，有瘀积者加延胡索、五灵脂，呕吐者加旋覆花、豆蔻。对照组用西药多潘立酮、谷维素、维生素 B_1 常规治疗。

治疗结果显示，治疗组的各种症状改善明显优于对照组，而对照组改善嗳气、恶心、呕吐效果尚可，但对其他症状改善不明显。治疗组总有效率和显效率都明显高于对照组。

半年后随访，治疗组随访 56 人，不同程度复发 21 人，占 38%；对照组随访 12 人，复发 10 人，占 83%。治疗组复发者仍按原法治疗，症状亦有不同程度的改善。

潘金辉、黄坚、黄文锋认为，功能性消化不良是病在胃而涉及肝脾两脏。脾胃乃后天之本，《黄帝内经》云：“饮入于胃，游溢精气，上输于脾，脾气散精，上归于肺，通调水道，下输膀胱，水精四布，五经并行。”所以脾升胃降，百脉通畅，使人体气机生生不息。但脾胃的升降运化，有赖肝的疏泄条达之功。如肝郁气结，则脾壅胃逆，腹胀、嗳气、纳差、恶心、呕吐等诸症丛生。所以疏肝和胃、运脾消痞、宣畅三焦为治疗本病的大法。疏肝和胃汤方中，柴胡疏肝和胃，白芍柔肝缓急，党参、白术扶脾阳以助升，藿香、砂仁醒脾化湿以助运，枳壳、法半夏助胃气以下降，厚朴、槟榔、莪术消积除满，佛手行气、调畅三焦气机。现代医学研究表明，柴胡、枳壳有增强胃肠排空的功能，白术能促进胃肠运动并随剂量的加大而作用增强。全方攻补兼施，疏利三焦，调适上下，宣通内外，和畅气机，使肝疏泄条达、脾升胃降的功能得复，腹胀、嗳气、恶心、呕吐、纳差、早饱等诸症自除。

此外，他们还进一步研究了免煎中药柴平舒胃颗粒合剂治疗功能性消化不良的效果。除潘金辉、黄坚、黄文锋外，宗林娜、林令高、陈康远、潘奔前等也加入了研究之列。他们以150例病人作为治疗、观察对象，其中100例应用柴平舒胃颗粒合剂治疗为观察组，50例应用多潘立酮治疗作为对照组。治疗结果显示，柴平舒胃颗粒合剂对症状的改善有明显的优势。观察组分型临床疗效比较，提示柴平舒胃颗粒合剂适宜于各证型的治疗；两组治疗前后胃动力参数比较，提示柴平舒胃颗粒合剂与多潘立酮均有良好的促胃动力作用，而柴平舒胃颗粒合剂效果更优；观察组的疗效指数如有效率、显效率、胃窦排空率、胃窦收缩幅度等均高于对照组，两组间的差异具有统计学意义。这说明柴平舒胃颗粒合剂治疗功能性消化不良疗效显著，具有促进胃排空、改善胃动力障碍的作用。

每次临床治疗此类病，他们都十分认真地作比较试验，以便从中找出最佳的治疗方法。该专科最清楚脾胃的重要性，注重培土固本，利用中医、中药在脾胃病治疗调养方面的优势，兼顾中西医结合，进一步深入研究慢性胃炎、慢性萎缩性胃炎、胃癌前病变、消化性溃疡、功能性消化不良、炎症性肠病、食道炎、肝炎、肝纤维化、肝硬化、急慢性胰腺炎、胆囊炎、胆石症等的中医预防和诊疗规范，优化防治方案，提高临床疗效。他们制定中医临床诊疗常规，重点病种包括胃脘痛、吐血、泄泻、便秘、呕吐等。

该科在治疗上注重发挥中医中药的优势，开展多元化的治疗，包括中药内服、外洗、熏蒸、灌肠、熨腹并配合针灸、埋线、穴位注射等方法。目前也积极开展现代先进的诊疗技术，如内镜下治疗，包括高频电凝电切息肉切除、镜下止血、镜下取异物等，取得了良好效果，社会影响力越来越大。就诊病人除了来自湛江、茂名外，还有深圳、广州、珠海及外省慕名而来的病人。

2005 年，来了一位女病人江某某，38 岁，既往体健，2 年前开始不明原因出现反复呕吐，呕吐食物残渣、清水痰涎或黄绿色液体，一日数次不等，伴有恶心、纳少、胸脘痞胀、胃脘隐痛、喜暖、畏寒肢冷、面色苍白、舌质淡胖、苔薄白、脉弱。劳累过度或饮食不慎即发。病人工作生活受到严重影响，只得停薪留职。她曾多次到医院诊治，均无好转，后转至第一中医院胃肠病专科。经该科医生的仔细诊查，诊断为脾胃虚，兼夹湿浊，属本虚标实证。方用理中丸合小半夏汤加减，结合中医外治法，针灸中脘、胃俞、足三里等穴，中药生姜、半夏等份炒热，布包熨胃脘、脐中等处。经2周治疗后病人病情明显好转，呕吐基本消失，已可回单位继续工作。病人感激不已，给该科送来一面锦旗。

2009年4月，曾有一例慢性胃病病人，36岁，胃痛反复发作10余年，有时剧痛难忍，有时隐痛绵绵，终无宁日，虽经多方治疗，未能取得效果。来诊时病人面黄体瘦，舌质暗红，苔微黄，脉涩。病人主诉胃痛午后及夜间为甚，有时剧痛难忍，纳少便结。经潘主任辨证属气滞血瘀，以瘀为主，宜理气降逆、活血化瘀，予中药6剂，服后胃痛基本消除，复诊2次，10多年重疾霍然痊愈。

还有一位病人，因患肠穿孔，手术后腹泻不止，少则一日五六次，多则一日10多次，多方求治，屡服中西药无效，多年未愈。经潘主任诊查，处以赤石脂禹余粮汤加砂仁、石榴皮，药仅4味，服6剂而泄止。学生问为何以速效，答曰："《伤寒论》有云：'利不止，医以理中与之，利益甚。理中者，理中焦，此利在下焦，赤石脂禹余粮汤主之。'病人腹泻得于手术后，是肠气不能固涩，正合利在下焦之候，故用赤石脂、禹余粮固涩肠气，加砂仁、石榴皮以助之。此先圣之成法，余别无新义。"

看着一个个被胃肠病折磨不得不来院诊治而今又能康复走出院门的病人，该专科的医生们无比欣慰。胃肠病专科每天门诊量达100余人次，有效率普遍达95%以上，收治病种及危重病人在不断扩增，如急性上消化道大出血、急性胆囊炎、重症胰腺炎、溃疡性结肠炎、肠梗阻等，业务收入也不断上升。

胃肠病专科的专家们在医疗工作第一线是不知疲倦的医生，把病人当作自己的亲人给予关爱，以精良的医术让病人康复。而在看病之外的点滴时间里，他们都在从事科研和教学。他们把研究摆在重要位置上，为医疗开路。

“临床和科研相得益彰。”他们说，“没有临床实践，科研就没有内容，没有平台，没有基础；没有科研，就不能提供最新的医疗技术，不能形成指导临床实践的理论。”

蔡柏院长与潘金辉主任是该科科研工作的领头羊，两位领导都是湛江市优秀科技工作者。蔡院长不但出版了医学专著，还先后主持省、市级科研课题10项；潘主任连年取得多项科研成果奖项。功夫不负苦心人，通过该科全体医务人员的不断努力、刻苦钻研、奋力攻关，近几年来，在沿用胃肠宁1号、2号、3号的基础上，又研制出治疗消化性溃疡的清肠泄热散，采用灌肠法治疗慢性结肠炎的疏肝理肠散、温中固肠散，治疗上消化道出血的花粉紫珠草素，临床有效率达80%以上，获得群众好评。该科围绕上消化道出血、溃疡性结肠炎、慢性胃炎等3种重点病种的诊疗规范，制定了质量控制标准及质量管理实施细则，正确应用专科特色的中医治疗（如中药灌肠、穴位注射、中药外敷、埋线、针灸等），广泛使用院内专科制剂，并认真按照“重点病种质控评定表”内的各项指标进行填写，定期总结疗效评价，最终制定出单病种优化诊疗方案，并待以后进一步优化、细化，以达到控制医疗费用、提高临床疗效的目的。

潘金辉对于慢性结肠炎的观察是专注而入微的。他自1990年以来对收治的380例慢性结肠炎病人进行疗效对比观察，获得了较有说服力的证据。他将病人分为治疗组和对照组。治疗组278例，其中男性153例，女性125例；对照组102例，其中男性58例，女性44例。两组观察的病例在性别、年龄、病程及中医辨证分型等方面基本相当，经统计学处理，两组无显著差异，具有可比性。

治疗组给予抑肝理脾导滞基本方：白芍 15 克，枳壳 10 克，防风 10 克，白术 12 克，黄连 5 克，木香 8 克，厚朴 10 克，泽泻 10 克，山楂 10 克，槟榔 10 克，陈皮 5 克，干姜 6 克。中虚脾弱加黄芪、党参、茯苓，阳虚湿盛加附子、肉桂、补骨脂，湿热积滞大便结加大黄、枳实、莱菔子、蒲公英，血瘀便血加槐花、地榆、三七，久泻不止加煨诃子、煨生姜、肉桂，疼痛甚加乳香、没药。每天 1 剂，30 天为 1 个疗程。口服效果不满意者加中药灌肠方治疗：败酱草 30 克，苦参 12 克，皂角刺 10 克，白芷 10 克，煎水 100 毫升保留灌肠，每天 1 次。对照组用结肠宁 5 克，加水稀释至 8 毫升灌肠，每天 1 次，30 天为 1 个疗程。

治疗结果显示，两组治疗对黏膜息肉无改变，对黏膜出血及糜烂效果显著，两组间无统计学差异，治疗组对黏膜充血、水肿及血管影模糊的改善程度则明显优于对照组。近期疗效比较，治疗组总有效率和治愈率都明显高于对照组，差异具有统计学意义。远期随访情况显示，痊愈病人停药 1 年内，治疗组不同程度复发者 21 例，对照组复发者 9 例，治疗组复发率较低，对复发者仍按原法治疗，症状亦有不同程度改善。

抑肝理脾法治疗慢性结肠炎到底有何理论根据？潘金辉进行了进一步研究。他掌握的资料显示，随着内镜的普及和病理活检的开展，慢性结肠炎的诊断率明显增加，本院肠镜检查 1100 余例，诊断慢性结肠炎者达 70%。慢性结肠炎是一种多因性或原因不明的炎症性肠病，主要累及直肠、乙状结肠、左半结肠，次为右半结肠、全结肠及末段回肠。

潘金辉根据临床研究作了如下的详尽分析：慢性结肠炎

在临床的表现为本虚标实，虚实相兼，寒热错杂。其病因多为饮食无度、宿食内停或喜食膏粱厚味而呆胃滞脾。此外情志失调、忧思恼怒、精神紧张，可致肝气郁结，失其疏泄。此病病理变化与肝、脾、肾密切相关，而关键在于肝。唐容川说："木之性主于疏泄，食气入胃，全赖肝木之气以疏泄之，而水谷乃化，设肝之清阳不升，则不能疏泄水谷，渗泻中满之证在所不免。"肝属木为风脏，肝气亢盛或郁结，每影响于脾胃，脾属阴而主燥湿运化，但需赖肝木之条达活泼、升散疏泄之情，脾胃之气才能升降如常，不致阴凝湿滞，从而纳食得以正常。《黄氏医书八种·厥阴风木篇》曰："风木者，五脏之贼，百病之长……木为水火之中气，病则土木郁迫，水火不交，外燥而内湿，下寒而上热。"肝木之强，乘侮脾土，脾阳受损，运化失司，谷反为滞，水反为湿，津液糟粕下趋，腹痛腹泻诸症丛生，故以抑肝理脾、消滞祛湿行气、疏导三焦气机为根本治疗大法。方中以白芍泻肝木，防风散肝疏脾，白术、泽泻理脾祛湿，枳壳、槟榔、山楂消积导滞，干姜温中化湿，黄连清解湿浊之火，陈皮、木香理气畅调三焦。全方取辛以行、苦以燥、淡以渗、温以化、热以清，寒热并调，补泻并用。此外，在临床上常加大黄、枳实、莱菔子等以加强消积导滞的力度，以去腐澄源，清除肠内病理性产物，终止病理反馈造成的恶性循环，改善肠内代谢，收到了良好的效果。至于久泻不止，除脾虚肠寒外，命门火衰、火不生土常为主因，治疗以培元补肾、收敛固涩，常加用煨乌梅、煨肉豆蔻、煨诃子、补骨脂、肉桂之类。

灌肠为一种简单实用的方法，可使药物直达病所，能收到较好的效果。治疗组治愈率和有效率都明显高于单一以结肠宁灌肠治疗的对照组，治疗组各证型之间的疗效无明显的差别，说明了临床辨证用药的优越性。使用本法未发现毒副作用，病人的依从性较佳，便于治疗观察。

潘金辉的抑肝理脾法治疗慢性结肠炎的论文已经刊登在权威刊物上，在临床上被广泛推广。

胃肠病专科在科研上硕果累累，先后在包括国家级医学刊物上发表论文40余篇，其中《疏肝理脾法治疗278例慢性结肠炎的观察》《242例急性上消化道出血的临床分析》《免煎加味柴平汤治疗功能性消化不良的临床研究》《123例功能性消化不良的超声胃动力观察》《紫珠草素治疗急性上消化道出血的疗效评价》《柴胡汤治疗胆汁反流性胃炎》《中药加灌肠治疗慢性结肠炎50例》《胆汁反流性胃炎的论治》《胃肠病从肝治心得》《加味柴平颗粒剂提取工艺研究》《加味柴平颗粒剂治疗糖尿病胃轻瘫75例疗效观察》《小柴胡汤加减治疗功能性消化不良的临床研究》《疏肝和胃汤治疗功能性消化不良122例临床观察》《加味柴平颗粒药效的研究》在《中医杂志》《中国全科医学杂志》《中华中西医结合杂志》《中国医药导报》《中国中医急症杂志》等权威医学杂志上发表。科研成果先后获得湛江市科研进步奖6项，其中二等奖2项，三等奖4项；科研课题立项2项，结题1项。“单味紫珠草治疗消化性溃疡出血的研究”获湛江市医药卫生科技进步三等奖，“123例功能性消化不良的超声胃动力观察”获得湛江市医药卫生科技进步三等奖，“柴平舒胃颗粒剂治疗功能性消化不良胃动力障碍的临床观察”获得湛江市医药卫生科技进步三等奖，“自制中药胃B超增效剂的临床应用研究”获得湛江市科技进步二等奖，“连贯清幽门螺杆菌感染相关性慢性胃炎的临床研究”获湛江市科研立项，“加味柴平颗粒剂治疗糖尿病胃轻瘫的研究”获湛江市科技进步二等奖。

该科致力于抓好科室内涵建设，全面提高人才素质，抓好管理，抓好医疗质量，为病人健康造福的同时为医院造就了一大批医疗技术骨干人才。该科每年派住院医师、主治医师参加一次省级专科学术交流，派副主任医师和主任医师参加省级或全国级专科学术交流会议，并多次参加湛江市举办的各种学术活动。还面向基层、面向社会培育人才，多次举办胃肠病学习班，接受外院进修人员和广州中医药大学、贵阳中医学院、广西中医学院、海南医学院、广东医学院、广东省湛江卫生学校、湛江中医学校等大专毕业实习学生现场施教，取得了良好效果。

三、脊柱圣手

走进脊柱病专科，就像走进了特色疗法的迷宫，用“五花八门”“繁花纷呈”去形容它并不过分。这个科室是个年轻的科室，2006 年 5 月 26 日才成立。环境优美，治疗设备先进，有 3 台 DXZ－6 中药熏蒸多功能治疗仪，3 台全日康电脑中频治疗仪。该科设病床 50 张。

要做到服务一流不容易，必须有较强的医疗技术力量。该科有 3 名副主任医师，1 名主治医师，3 名住院医师。他们以诚心、巧慧、毅力为病人治病，用虚心、勤奋、钻研得到临床经验和各方的医学经验。

几年里，从第一中医院走向各大医院学习的医生不少。这个科曾派出范纪钦、陈新、肖愫祺等医师到南方医科大学附属医院脊柱外科进修学习并参加广东省脊柱病中医特色治疗研讨会、第 28 届全国脊柱病高级研修班学习。时任科主任及学科带头人范纪钦副主任医师，是广州中医药大学副教授、广东省中西医结合普外专业委员、湛江市外科分会专业委员。他从事临床工作28年，多次到江苏、唐山、广州等大医院进修脊柱病中医特色治疗，对医疗技术精益求精，有良好的医德医风。还先后参加过国家和省级学术交流会，宣读论文10篇，并发表医学论文20多篇。曾荣获广东省及湛江市白求恩式先进工作者和市直单位优秀党员等称号。他擅长中西医结合治疗各种骨外科疾病、颈肩腰腿疼痛，如骨质增生症、骨关节病、骨质疏松症、腰椎间盘突出症、骨折、脱位、创伤急救、痛风及各种疑难杂症。先后自创功能垫伴牵引治疗各种颈椎、腰椎病，自拟内服、外敷、熏蒸制剂10余种，内外兼治，疗效显著，被誉为“脊柱圣手”。

（一）特色疗法

脊柱病专科吸取了传统中医的精髓，结合现代医学的最新技术，以中医为主、中西医结合综合治疗脊柱疾病。对各种脊柱疾病，如颈椎病、腰椎间盘突出症、椎管狭窄症、脊柱滑脱症、筋伤、骨折等采用中西医综合治疗。该科中医特色浓厚，如功能垫垫腹加人工牵引推骶手法治疗腰椎前滑脱，中医五步综合疗法治疗颈椎病，大推拿术治疗腰椎间盘突出症，旋转复位法治疗颈性眩晕、肩颈综合征，多体位床边牵引治疗腰椎间盘突出症，新针（如腹针、平衡针）治疗颈椎病、腰椎间盘突出症、腰椎管狭窄及急性腰扭伤，小针刀治疗慢性筋骨痛等。同时结合经验，研制出外科洗剂等治疗颈椎病和腰腿痛的专科制剂，临床应用，疗效甚佳。该专科还是医院颈、腰疼痛功能训练操基地，每周星期四下午都给病人授课。

1. **牵引复位法**

1991年，医院骨科、外科还没分开，叫大外科。其中骨科部分在住院部三楼，设备缺乏，不能开展脊柱病的手术治疗。为了解除病人的痛苦，该科总是想方设法，千方百计满足病人的治疗需求。一天下午，病区收来一个颈椎病的病人，只见他歪着脑袋，表情非常痛苦，根本不让别人摸他的颈。他说哪怕是轻轻地动一下就会右手麻痹和头晕，已经打针和吃药一周了，病情加重，考虑到该病人有颈椎钩椎关节错位，要进行颈椎牵引复位，但是没有牵引器，该怎么办？当时的科主任黄瑞平带领大家自制了一个坐位牵引器：找来两根木头，其中一根呈弧形的弯木，高约2米，做纵轴；另一根比较粗的短木，长约0.5米，做横轴；用布袋做了一个简单的兜型牵引带。病人忍住痛苦，牵引一周后症状好转，可以左右旋转颈椎了。再配合外敷中药，症状逐渐消失。为了更好地服务颈椎病病人，1992年该科成立了脊柱治疗小组。

2. **按摩推拿法**

随着颈椎、腰椎病人的逐渐增多，光靠牵引已不能满足病人的要求，于是该科开始研究按摩推拿法。经过总结，腰腿部放松推拿法主要有两种：一是经穴放松法。病人取俯卧位，沿督脉、夹脊穴及膀胱经进行轻柔的指揉、指按及指拨等手法，反复3遍，使脊椎小关节、韧带及背腰部肌肉放松，加速局部的血液循环，减轻痛性刺激。二是肌肉放松法。用拿法和膊运法沿骶棘肌的内外缘、背阔肌、腹外斜肌、臀大肌及大小腿肌肉后外侧肌群，反复操作3～5遍，以放松肌肉、解除粘连、减轻根性神经痛的刺激症状。

3. **腰部牵拉侧扳法**

按摩推拿手法只能起到缓解疼痛的作用，要想治愈腰椎间盘突出，还得使用复位手法。腰椎复位手法临床常见的有腰部牵拉侧扳法。

（1）握踝抖拉法。病人俯卧或仰卧，医者站于病人的脚端，助手固定病人躯干部，医者握住病人的小腿近踝关节处，用力牵拉病人下肢，使力量达于腰部，牵拉的同时进行抖动。这样可使病人的腰椎间隙增大，放松腰椎，使椎间关节形成负压，有利于突出物回纳。一侧操作完毕后再换另一侧，每侧牵拉 1 分钟；上述方法完毕后，双手同时握住病人双侧踝关节做双下肢的拉、抖及摇摆动作，反复 2 ~3 遍。

（2）腰椎侧扳法。病人侧卧，患侧在上，身体保持在一条直线上，健侧下肢伸直、患侧下肢屈曲 70° ~90°，医者站于病人胸前，一侧肘部抵住病人肩前部，另一肘部抵住病人臀部，将腰椎被动旋转到最大限度后，医者两肢同时用力，做相反方向扳动，此时常可听到腰椎滑动式清脆的弹响声。此法可纠正小关节错位，改变突出物与受压神经根的相对位置，松解神经根的粘连。

使用上述手法后，病人的治疗时间大为缩短，有些轻症病人甚至可以顷刻缓解症状，下地走路无妨碍。重症病人也可以缓解疼痛，夜间可以入睡。1994 年，该科的“俯卧式牵引合手法治疗腰椎间盘突出症的临床研究”获湛江市科研立项。

1996 年，脊柱病专科成立，设有 20 张病床。为了把脊柱病专科搞好、扩大，专科一方面派骨干到上级医院进修，另一方面总结几年来临床上使用的按摩推拿手法，并自己培训按摩推拿治疗师。

4. 熏蒸疗法

原科主任范纪钦把自己多年临床的效验方献给医院，做

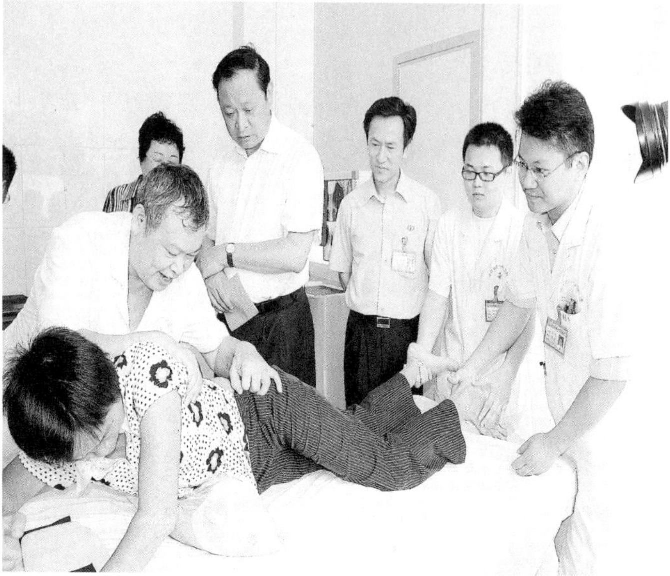

卫生部副部长王国强（右四）深入脊柱病专科病房调研

成院内制剂使用。其中外科洗剂经煮沸后，药物有效成分借水蒸气的热力蒸发，可直接作用于腰部、颈部或患处肌表，使患处皮肤毛孔的通透性增加，有利于驱邪外出、疏通气机、调理脏腑功能，同时通过熏蒸，可使局部经络通畅，疼痛减轻，医院称之为中药熏蒸治疗。这种疗法集温热效应、经络效应、中药局部直接渗透效应于一体，改变了病变局部的血液循环和营养状况，有活血化瘀、疏经通络、祛风除湿、消炎止痛的作用，治疗效果显著，无任何副作用。这种疗法的主治范围应用很广，包括急慢性软组织损伤、肌筋膜炎、骨折后期瘀肿、外伤性感染、骨关节病、骨质增生、腰椎间盘突出症、慢性腰背痛、坐骨神经痛、风湿或类风湿性关节炎、肩周炎、颈椎病、慢性盆腔炎、附件炎、痛经、肠梗阻、慢性结肠炎、痔疮、前列腺炎、脉管炎、静脉血栓形成、静脉曲张及各类皮肤病如湿疹、神经性皮炎、手癣和足癣等。

5. 天灸疗法

天灸疗法是在三伏、三九天采用辛温走窜且对皮肤有刺激性的药物贴敷于人体特定穴位或患处，使其局部皮肤自然充血、潮红或起疱的治疗方法。所贴药物由皮肤渗入穴位经络，通过经络气血直达病所，对相应的脏腑起到扶正祛邪、宣肺平喘、行气豁痰、温补脾肾的作用。故在每年炎热的三伏天和三九天进行天灸贴药，能增强机体的免疫功能，抑制机体的过敏状态，增强抗病能力，巩固治疗效果，从而预防和减少疾病的发生。天灸疗法具有服药打针都无法相比的调理体质、增强体质的作用。可采用天灸疗法的疾病有：过敏性的疾病如哮喘、反复呼吸道感染（如咽炎、扁桃体炎、支气管炎、支气管肺炎等）、老年慢性支气管炎、慢性咳嗽、小孩体虚容易感冒及与虚寒有关的疾病如胃炎、结肠炎、风湿性关节炎、肾虚引起的腰痛等。

6. 平衡整脊疗法

为了配合腰椎病治疗工作，该专科自制颈椎机牵引器 8 台和人工腰椎牵引床 3 张。1997 年 9 月的一天，科室来了一位特殊的腰椎间盘突出的病人，他不能俯卧位平躺，躺则疼痛难忍。因此不能使用腰腿部放松推拿手法和腰部牵拉侧扳法，该怎么办呢？可不可以试一试俯卧位把病人的双下肢提高牵引呢？范主任嘱病人在自制人工腰椎牵引床上俯卧位躺下，双手握住床头铁杆。病人痛得直叫，肖医师抓住病人的双足患部，提高约 30°进行人工牵引，这时病人突然不出声了。范主任问病人怎么了，病人说疼痛突然大减了，范主任又用轻手法推病人骶椎，然后压腰约 3 分钟，听到病人长长地舒了一口气。病人经过 1 周以上的治疗后可以俯卧平躺了。

于是该科总结这种推拿手法，并且运用到其他病人的身上，发现也可以取得不错的效果。他们称这种疗法为“平衡整脊疗法”（即病人卧位，双手握住床头铁杆，两位助手人工牵拉病人的双足踝部，医者推骶、压腰 2 ~3 分钟）。2002 年，招士富医师申报的“椎间盘退变性疾病颈腰椎间盘突出症的平衡整脊手法治疗与临床研究”获得立项。同年，研究成果“平行整脊法治疗脊柱病的临床研究”获得湛江市科技进步三等奖。

7. **功能垫枕疗法**

1998 年 3 月的一天，来了一位腰椎滑脱的老年病人，经拍片证实腰椎第四椎体前滑脱 50%。病人自诉害怕做手术，去了多家医院治了很长时间，一直没有医好，而且病情越来越严重。了解到病人的情况后，开始时运用“平衡整脊疗法”治疗，但是疗效不明显。是不是病人的滑脱太严重了？治疗 1 周后病人症状没有改善，大家的信心越来越不足了，甚至想到要放弃。每天看到病人期盼的眼神、痛苦的表情，大家有说不出的内疚。突然，范主任想到腰椎滑脱会造成腰椎生理曲度的改变，能不能找一个有弧度的枕头垫在腹部进行平衡整脊疗法呢？之后，便找来一大一小两个枕头，大枕头放在腹部对应第五腰椎处，小枕头放在腹部对应第四腰椎处，助手抓住病人的足踝部进行人工牵拉，范主任用巧劲轻推骶椎，听到咔啦一声，再持续用力 3 分钟，然后观察病人的腰椎，发现滑脱的腰椎回位了，病人说疼痛减轻了许多。手法结束后嘱病人平卧硬板床，用小枕垫臀部 1 ~2 小时。经过一个多月的治疗后，病人痊愈出院，至今未发作。对这个病人的治疗，收获很多，一是开始构思“功能垫”的工艺制备，二是继续探讨如何治疗腰椎滑脱症，为以后搞“功能垫垫腹加人工牵引推骶手法治疗腰椎前滑脱症”的科研打下了基础。

1999年6月，科里收了多个颈椎病病人，按照以往的经验该科都是使用自制坐位颈椎牵引器牵引。但是给这些病人使用后，发现部分病人的症状有改善，还有一部分病人的症状并不能改善，甚至有一个病人使用后出现头晕，再也不敢去牵引了，问题出在哪里呢？经过大家的讨论研究，发现这些病人的颈椎生理曲度改变并不是一样的，颈椎生理曲度变直（这样的病人最多）使用牵引的效果可以，但是颈椎过伸和反弓的效果就很差了，于是他们试着让这类病人平躺着牵引。一开始用普通的枕头垫着颈部做平仰卧位牵引，解决了这些病人的牵引问题。时间长了之后，发现枕头的放置不应该千篇一律，颈椎过伸的放置与颈椎反弓的位置应该是不同的，因为生理弯度改变不同。范主任这时想起有弧度的一大一小枕垫（后来称为“功能垫”）在治疗腰椎滑脱症中使用过，是用来矫正腰椎的生理曲度的，那么也应该可以用来矫正颈椎的生理曲度啊！于是根据颈椎的生理曲度改变来调整枕垫的放置，例如颈椎过伸的病人，小枕放在颈部，大枕放在后枕部；颈椎反弓的病人，大枕放在颈部，小枕放在后枕部，并且根据病人颈椎的恢复程度调整枕头的大小。经过这样调整，在临床使用一段时间后，颈椎病病人的牵引效果显著提高。因此他们对“功能枕”的研究制备更加感兴趣了，之后还对枕内容物做过研究和比较，也为以后搞“功能垫垫枕仰卧牵引配合颈椎提拉小旋转、快速旋转法治疗颈椎病”的科研打下了基础。

8. **快速回旋疗法**

为了提高颈椎病的临床疗效，该科也对手法复位作了研究，发现快速回旋法治疗颈椎间盘突出症效果不错。钟康华医师运用平衡整脊的原理自创手法治疗椎动脉型颈椎病，也取得了较好的效果。并且钟康华医师在2004年进行了“药物配合平衡整脊手法治疗椎动脉病的临床研究”的项目研究。另外，该科发现增加抗骨灵散外敷对缓解颈椎疼痛不适症状效果不错，于是他们在2005年进行了“快速回旋法治疗颈椎间盘突出的临床研究观察”以及“抗骨灵散外敷和牵引、推拿按摩治疗颈椎病的临床研究”等项目研究。

（二）功能训练

根据脊柱病的不同类型，脊柱病专科的医生们设计了不同的功能锻炼操。

1. **颈椎病功能锻炼操**

（1）左顾右盼：取站位或坐位，双手叉腰，头轮流向左右旋转。动作要缓慢，幅度要大，每当旋转至最大限度时，停顿3～5秒，使肌肉和韧带等组织受到充分的牵拉，左右各旋转8～12次。

（2）伸颈拔背：取站位或坐位，两肩放松下垂，同时颈部尽量向上伸，如以头顶球状，持续3～5秒，重复8～10次。

（3）环绕颈项：取站位或坐位，头颈放松，呼吸自然，缓慢地转动头部，幅度宜大，可顺时针方向与逆时针方向交替进行，各重复6～8次。

（4）擦颈按摩：取站位或坐位，两手轮流擦颈项各20～30次，然后用双手拇指或中指点有关穴位，如太阳、风池、肩井、曲池、手三里、内关、合谷等穴。

2. **腰椎病功能锻炼操**

（1）腰椎间盘突出症康复训练方法。

1）飞燕式。病人俯卧床上挺腹塌腰，头上抬，双臂用力背伸，双腿后抬如燕飞式，持续数秒或更长时间，做8～12次，量力而行。

2）拱桥式。仰卧位，双侧屈肘、屈髋、屈膝。以头、双肘、双足五点支撑，做挺腹伸腰的动作呈拱桥状，持续数秒或更长时间，做10～20次，量力而行。

3）太空车。即蹬空增力，仰卧位，双手垫在腰间保护腰部，双下肢蹬空做踩单车状，时间逐渐增加。

（2）腰椎滑脱症康复训练方法。

1）滚球式。仰卧位，屈膝至胸前，双手抱膝，左右来回呈半球形滚动，做1个来回为1次，做8～12次。

2）撞墙式。取站位，先靠墙站好，然后左脚向前迈进两步，再后退两步，以臀部撞墙；接着右脚向前迈进两步，再后退两步，以臀部撞墙。整个动作做8～12次。

根据长期的临床经验，脊柱病专科确定了3个重点研究病种：腰椎间盘突出症、颈椎病、腰椎滑脱症。然后开始进行重点病种的临床、科研和教学工作。同时，他们一方面不断地派人外出进修和学习交流，另一方面不断总结经验用于临床教学，接受基层人员进修，并加紧进行科研立项申报工作。

（三）操作分解

脊柱病专科中医特色浓厚，研制出治疗颈椎病和腰腿痛的专科制剂，他们对各种脊柱疾病采用中西医结合治疗，疗效显著。如用特异功能垫配合特色手法治疗脊柱病，包括功能垫垫枕仰卧牵引配合颈椎提拉小旋转、快速旋转法治疗颈椎病和多体位床边牵引配合平衡整脊、腰椎侧扳法治疗腰椎间盘突出症，以及功能垫垫腹加人工牵引推骶手法治疗腰椎前滑脱症。

1. **功能垫的制备**

第一步要设置大、中、小 3 个圆柱形枕垫，规格（半径×高）分别为 6 厘米 ×50 厘米、5 厘米 ×45 厘米、4 厘米 ×40 厘米，用海绵作为内容物。第二步是根据病人的体格及脊椎曲度的大小从大枕、中枕、小枕中任选两个用线缝合成母子垫，这种母子垫就叫功能垫。功能垫是根据脊椎正常生理曲度和病理解剖变形结构设计的，具有一定的弧度，应用于颈椎曲度改变以及腰椎曲度改变（包括腰椎滑脱），能调整脊椎曲度，使变形的脊椎曲度恢复到正常的生理曲度，达到治疗目的。

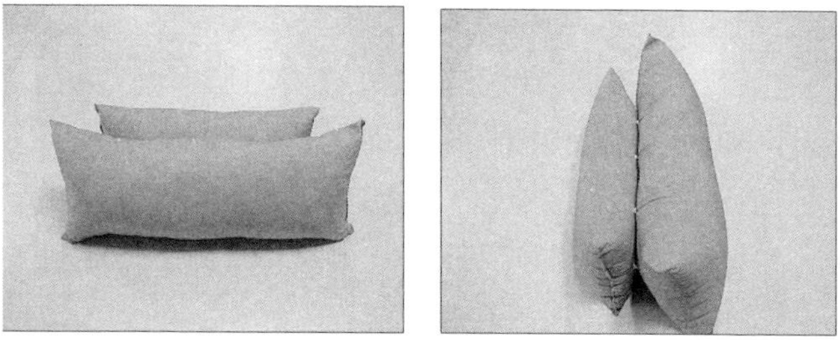

两款功能垫

2. **功能垫垫枕仰卧位牵引配合颈椎提拉小旋转、快速旋转法治疗颈椎病**

功能垫垫枕仰卧位牵引用于治疗颈椎病。颈椎牵引的力量、时间、角度等可在很大程度上影响其生理效应，因此设计牵引疗法时对功能枕的放置以及牵引的角度要根据颈椎曲度的变形情况（过伸、变直和反弓）有不同的操作要求。

如果颈曲过伸，则选择大枕和小枕用线缝合成母子垫，大枕放于枕部，小枕放于颈部，然后颈椎后伸10°牵引。如果颈曲变直，则选择大枕和中枕（或中枕和小枕）用线缝合成母子垫，中枕放于枕部，大枕放于颈部，然后颈椎平位0°牵引。如果颈曲反弓，则选择大枕和小枕用线缝合成母子垫，小枕放于枕部，大枕放于颈部，颈椎前屈10°牵引。另外牵引的力量和时间要根据病人的病情和身体状况以及牵引过程中病人的反应决定。

颈椎提拉小旋转、快速旋转法临床操作过程如下：

（1）病人坐位，医者先行对颈部理筋松筋。

（2）病人坐位，最大限度低头并向左侧旋转，医者左手越过病人的颌部抱对侧头部，右手拇指按压病椎，使病人头部屈曲与病椎对应之弧度，然后快速180°旋转（即可听到颈部“咯”声）并迅速回正位，不要松手，保持轻提姿势10秒钟再慢慢轻放。

（3）病人坐位，最大限度低头并向右侧旋转，医者右手兜住病人颌部，左手拇指按压病椎，当病人不能再向右旋转时，医者轻轻兜颌旋转向上（即可听到颈部“咯”声），然后迅速回正位。

功能垫垫枕仰卧位牵引配合颈椎提拉小旋转、快速旋转法治疗颈椎病（本院首创），实施中先将变形颈椎弧度调整为正常生理曲度，再实行颈椎提拉小旋转、快速旋转法复位颈椎小关节错位，操作安全，至今未发生一例不良事件。

3. **功能垫垫腹配合人工牵引推骶手法治疗腰椎前滑脱症的临床操作**

（1）病人取俯卧位，用功能垫垫滑脱对应腹部处；助手牵引双踝部，并向下拔伸牵引；医者站在病人左侧，双掌压推病人骶部；医者与助手用力要互相配合，力度柔和，忌用暴力；有时可听到咔啦声，此时应持续用力3～5分钟。

（2）病人取左侧卧位，双手抱膝做弯腰；医者抱肩颈压膝3～5次，观察滑脱复位情况；然后助手牵拉右腿与医者同时推压病人右骶髂关节变异位置。

（3）病人取右侧卧位，操作方法同左侧卧位。

（4）拿掉功能垫，再施步骤（1）手法，持续3～5分钟。术后嘱病人平卧硬板床，用小枕垫臀部1～2小时。

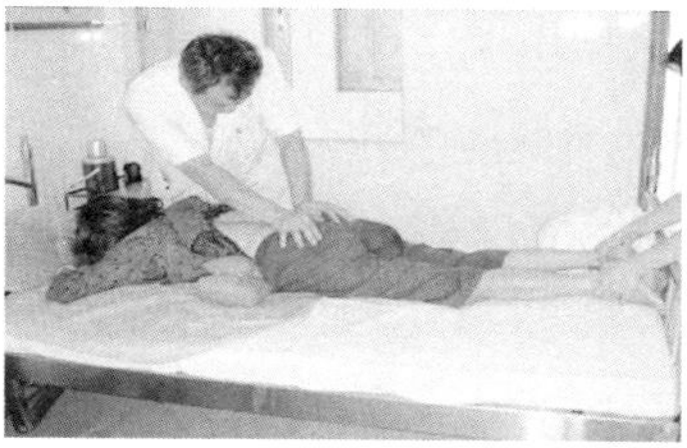

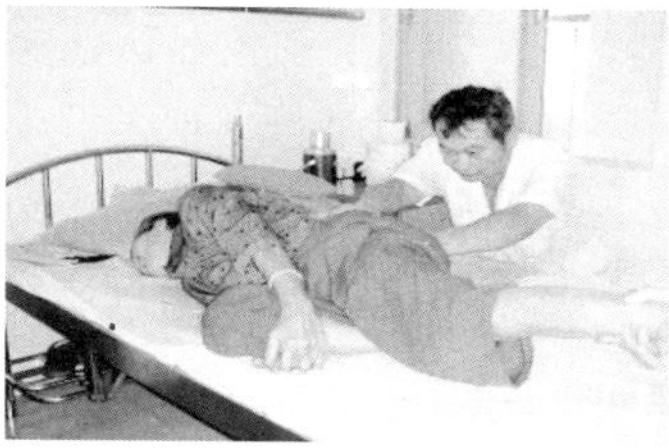

功能垫垫腹配合人工牵引推骶手法

功能垫垫腹配合人工牵引推骶手法应用于腰椎前滑脱的治疗（本院首创），不使用机器牵引而使用人工牵引，能灵活掌握力度，可以减少滑脱椎体周围的韧带松弛。临床操作中采取侧卧位抱肩颈压膝法，双侧交替进行，可以调节滑脱椎体周围的小关节功能紊乱。

4. 多体位床边牵引配合平衡整脊、腰椎侧扳法治疗腰椎间盘突出症

为增强牵引疗法的治疗效果，根据腰椎间盘突出的部位、方向、程度，以及椎孔的大小、脊髓受压迫的程度等，常在二维牵引的基础上进行三维、四维的牵引即多体位床边牵引，临床上只要严格掌握好其适应证，选择好牵引的方式和牵引的重量，一般都能取得理想效果。

在治疗前，先进行腰腿部推拿放松，采用前述的经穴放松法和肌肉放松法。进行平衡整脊操作时，病人俯卧位，双手握住床头铁杆，两位助手人工牵引病人的双足踝部，医者推骶、压腰2～3分钟。腰部牵拉侧扳采用前述的握踝抖拉法和腰椎侧扳法。

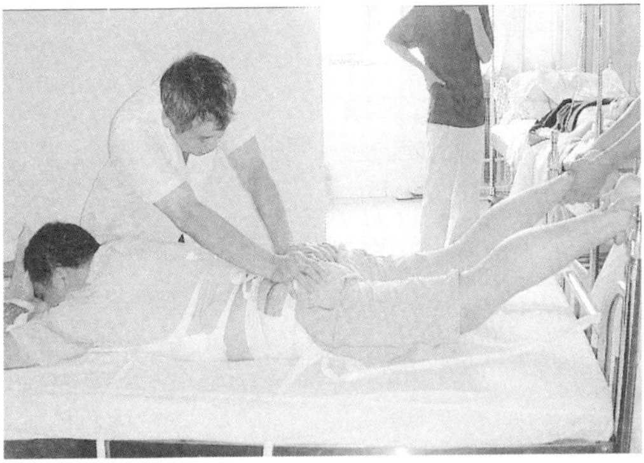

多体位床边牵引配合平衡整脊、腰椎侧扳法治疗腰椎间盘突出症

5. **颈椎、腰椎功能训练操**

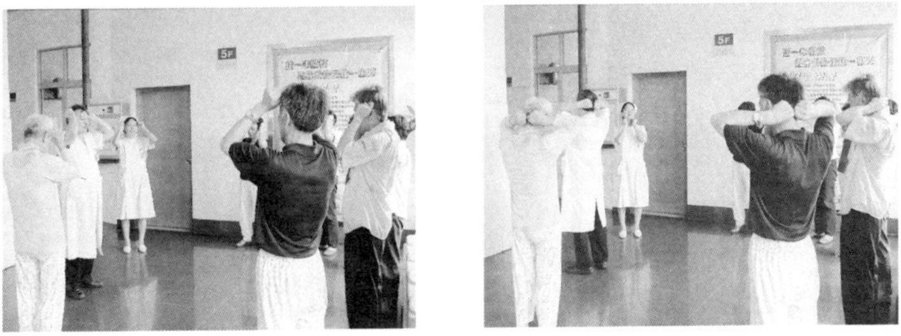

颈椎病病人在做功能锻炼

（1）头部穴位按摩。取直立位，双手握拳并拢，用第一掌指关节从睛明穴开始沿眉弓按到太阳穴，然后从耳前绕过按向风池穴，再沿颈椎脊柱两边向下推（此时双足配合足尖点地，足跟翘起），整个动作为1回，每天可做100～200回。

这个动作适用于所有类型的颈椎病病人。

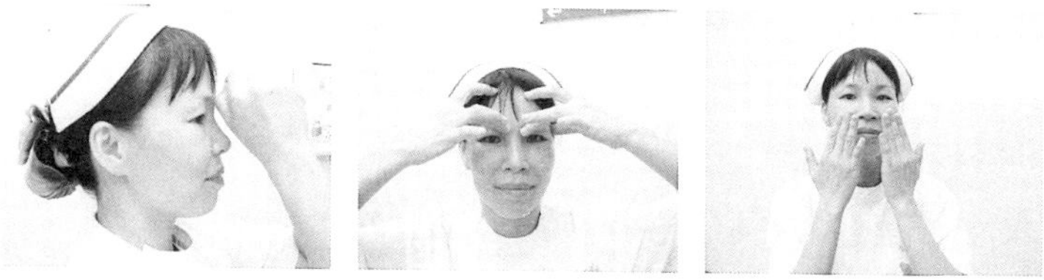

头部穴位按摩

（2）颈部旋转动作。取直立位，双手放在胸前，右手在上，左手在下；颈椎向前伸至最大限度（外观看起来像“乌龟探头”），连续做 3 次，动作要慢，做完回正位。然后颈椎先向左、后向右旋转至最大限度，连续 2 次，做完回正位；然后低头至最大限度，先向左 180°旋转，回正位至最大限度，再向右 180°旋转，连续 2 次。整个动作为 1 回，每天可做 10 回。这个动作适用于颈椎生理曲度过伸的病人。

（3）点头动作。取直立位，双手五指合掌在胸前（呈拜佛式），然后左手上移，拇指顶住下颌，右手不动。然后低头，连颈、肩、背部做点头动作，再回直立位。整个动作为 1 回，每天可做 100 回。这个动作适用于颈椎生理曲度过伸的病人。

（4）上肢动作。

1）直立位，双手握拳，抬手平肩，肘关节屈曲呈 120°，肩关节做圆形旋转，方向循序为上、前、下、后（肩关节向上旋转时，足跟随着节律翘起、落下，落地时停顿 3 秒钟）；做 1 个圆形旋转为 1 回。做到第三回时，双手及肘伸直向上举，同时头向后仰至最大限度（外观看起来像“吊单杠”），停 3 秒，然后双手对指合掌回胸前（外观看起来像“拜佛”），再分开向两侧伸直，同时腕关节向后伸至最大限度，停3秒，再结束动作回直立位。这个动作适用于颈椎生理曲度变直和反弓的病人。

2）直立位，双手及肘伸直平行向上举，掌心向内，同时头向后仰至最大限度；双手腕关节同时向内旋转180°，再同时向外旋转180°，整个动作为1回，连续做5回。接着双臂平行伸直于胸前，掌心向内，然后双手腕关节同时向内旋转180°，再同时向外旋转180°，整个动作为1回，连续做5回。这个动作适用于颈椎生理曲度变直和反弓的病人。

6. 腰椎间盘突出症病人康复训练方法

（1）飞燕式。病人俯卧床上，挺腹塌腰，头上抬，双臂用力背伸，双腿后抬如飞燕，持续秒数或更长时间，做8～12次，量力而行。

（2）拱桥式。病人仰卧床上，双侧屈肘、屈髋、屈膝。以头、双肘、双足五点支撑，做挺腹伸腰的动作呈拱桥状，持续数秒或更长时间，做10～20次，量力而行。

（3）太空车。即蹬空增力，病人仰卧床上，用手垫在腰间保护腰部，双下肢蹬空做踩单车状，时间逐渐增加。

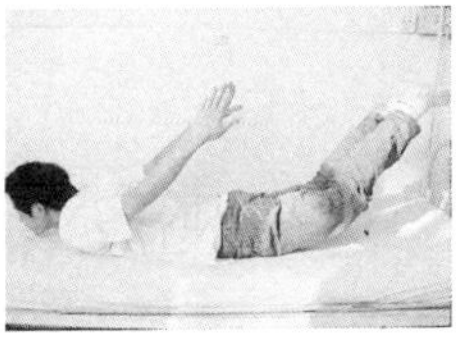

飞燕式

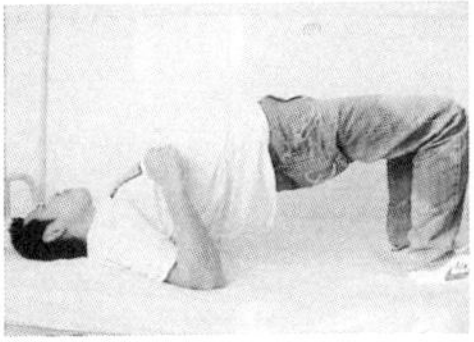

拱桥式

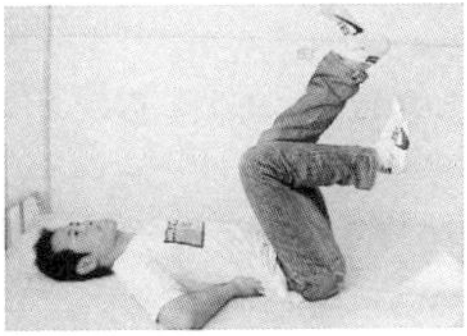

太空车

7. 腰椎滑脱症的康复训练方法

（1）滚球式。取仰卧位，屈膝至胸前，双手抱膝，左右来回呈半球形滚动，做1个来回为1次，做8～12次。

（2）撞墙式。取站位，先靠墙站好，然后左脚向前迈两步，再后退两步，以臀部撞墙；接着右脚向前迈两步，再后退两步，以臀部撞墙。整个动作做 8 ~ 12 次。

脊柱病专科在脊椎的护理康复中设计了不同的功能训练操，可以矫正脊椎的畸形，防止脊椎病的发生和病情的发展，受到病人的普遍欢迎和好评。每周四下午在脊柱病康复训练基地的免费培训课受到当地百姓的青睐，该科还计划将训练操印成小册子，送给老百姓，为医院创造更多的社会效益。脊柱病专科在脊椎病的中医药治疗方面的优势明显，体现在这些疗法的简、便、验、廉，该科研究决定将这些治疗方法进行系统化管理，形成按病种分类的系列诊疗常规，然后将这些疗法发展成为医院的特色和品牌，沿专科化、品牌的发展之路逐步推进，协调发展，逐步实现医、教、研一体化。2009 年 1 月，脊柱病专科课题“功能垫垫枕配合快速回旋法调颈曲治疗颈椎病的临床研究”通过了广东省中医药局的科研立项申请。

四、遏止糖尿病

第一中医院糖尿病专科是国家中医重点专科建设项目、广东省重点中医专科，黄文锋任科主任，苏嫱任护士长。该科技术力量雄厚，诊疗设备先进，设有病床 50 张。该科以“保持和发扬中医传统特色，融汇古今，走中西合璧的现代新医学道路”为宗旨，始终坚持“以人为本，以病人至上为中心，倾我所有，尽我所能，以高质量的服务态度为病人服务”的理念。该科中西医结合，屡创佳绩，全年门诊病人量、病床使用率、住院病人总数、出院病人平均住院天数、病人治愈好转率、入院三日确诊率、入出院诊断符合率均完成或超过医院下达的指标，连续多年获得医院“年度先进科室”称号，有“星级”护士6名，护理集体曾获“广东省巾帼文明岗”“湛江市巾帼文明岗”“湛江市女职工示范文明岗”等光荣称号。

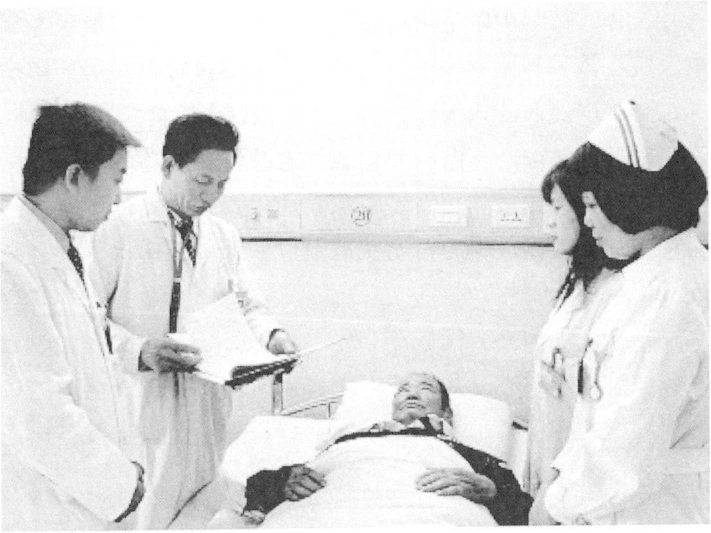

糖尿病专科名誉主任詹锐文（左二）在查房

糖尿病专科的前身为内二科。内二科成立于1984年，首任科主任为湛江著名老中医林树芳副主任中医师。林老是广州中医学院（现为广州中医药大学）首届毕业生，也是医院创办人之一，曾任湛江市中医药学会主任委员、湛江市政协委员。他承前启后，勤求古训，继承前人学术精华，博取今人技术之长，突出中医特色，立足创新中医，其文化功底深厚，勤奋好学，刻苦钻研，博览群书，精通中医典籍，造诣颇深。他崇尚脾胃学说和伤寒杂病论，擅长中医内科，尤其对胃肠病有独到见解，也是医院胃肠病专科创始人和学科带头人。几十年来，林老积累了丰富的临床经验，培养了一批医疗技术骨干和学科带头人，为医院事业做出了重大贡献。

1992 年，内二科进一步发展，共开放床位 40 张，胃肠病研究也趋成熟和壮大。由广东省名中医、主任医师潘金辉任科主任，梁朝辉任护士长，詹锐文任区长，并开展糖尿病诊疗工作，第一中医院由此成为湛江地区最早成立糖尿专科的医院。该科利用中医中药优势，发挥中医特色，辨证辨病相结合，中药西药相配合。同时特别强调中医食疗、惜精神、常运动、推拿按摩、内病外治等综合疗法，以达到调整阴阳失调、纠正气血紊乱、恢复脏腑功能虚损，从而标本兼治的目的，让病人以最少的付出获取最好的疗效，博得了社会与广大民众的称赞。

根据发展需要，医院于 2001 年 11 月 7 日正式成立内二科糖尿病防治中心，并依托河北省中医药研究院高血压糖尿病研究所的专科技术，使糖尿病诊疗得到长足进步及迅速发展，不少省内外病人慕名而来就诊。

（一）手段丰富

糖尿病专科越办越有特色，在粤西地区堪称技术力量雄厚、诊疗设备先进的科室。科名誉主任詹锐文主任医师曾被评为“湛江市十大名中医”，还是湛江市中西医糖尿病专业委员会主任委员。其他医生、护士也都经过专科进修和培训，专业技术娴熟。该科现有主任医师 1 名，副主任医师 3 名，主治医师 1 名，住院医师 3 名，主任护师 1 名，主管护师 1 名。科室先后配备了 9 台胰岛素泵，多参数心电、血氧、血压、呼吸监护仪，全自动除颤仪，床边心电图机，血氧检测仪，糖尿病治疗仪，输液泵，注射用微泵。能开展包括 C 肽、胰岛素、胰岛素抗体、糖尿病基因分型、尿微量白蛋白等在内的多种内分泌检查及糖尿病、甲状腺病、代谢综合征等内分泌疾病及老年性心脑血管病的诊治工作。针对糖尿病防治的复杂性，该科建立了以未病先防既病防变、科学确诊治疗、合理运动饮食、糖尿病教育、情志调理、监测回访为主要内容的糖尿病“六位一体”先进服务管理方式，系统采用糖尿病教育、针灸、按摩、足浴、穴位敷贴、糖尿病治疗仪治疗等进行中西医结合治疗，治疗手段丰富，中医特色鲜明，医疗服务质量较高，治愈好转率提高较快，并坚持对病人实施个性化医疗、个性化服务。

该科已建成粤西最大的糖尿病防治中心。中心设糖尿病研究所，负责开展糖尿病科研工作，进一步丰富糖尿病治疗方法。几年来，该科成功救治了大批糖尿病急危重病人及有慢性并发症和患其他疑难杂病者，尤其对糖尿病肾病、糖尿病足、糖尿病心脑血管病、尿崩症等疗效显著，不仅受到市内病人的赞誉和欢迎，而且吸引了广东省内其他地市乃至广西、香港、日本的病人。

2007 年 4 月 13 日深夜，一阵急促的电话铃声把詹锐文主任叫醒，原来科室来了一个危重病人。詹主任得知后马上组织副主任黄文锋、护士长胡华娟等医护人员回院抢救病人。经了解，该病人是一名从某县医院转来的糖尿病病人。病人平时注射胰岛素治疗，当天晚饭后 2 小时突然不省人事、大汗淋漓、四肢抽搐，送到当地医院查血糖 1.8 毫摩/升，经治疗效果不明显，遂急送第一中医院抢救。病人到院后呈昏迷状态，间断四肢抽搐。詹主任立即指示应用激素、纳洛酮并给予吸氧，同时急查头颅 CT，显示右丘脑、左基底节区多发性脑梗死。根据临床资料明确为严重低血糖诱发多发性脑梗死，并及时加强脱水剂、脑细胞保护剂、抗感染药物等的应用，治疗后病人清醒，抽搐停止，血糖回升到9.0毫摩/升。但病人仍大汗淋漓，精神极度疲乏，右侧肢体无力。詹主任和黄文锋副主任分析讨论后，认为治疗必须用回阳救逆法，否则，病人将有亡阳的危险，便急用附子、肉桂煎汤喂服，尔后病人大汗淋漓症状消失，精神好转。再配合针灸、穴位敷贴、胰岛素平稳控制血糖等治疗15天后，病人肌力恢复正常，病愈出院。2007年，该科被评为“湛江市中医名科”。

（二）特色护理

护理工作是糖尿病治疗的重要组成部分。该科护士长带领全科护理人员突出中医特色，发挥中医优势，结合现代医学特点和手段，完善整体护理。

1. **中医辨证施护**

糖尿病足的换药和护理在糖尿病的治疗中有着举足轻重的作用，直接影响到整体治疗效果。糖尿病护理小组改变了以往传统单一的换药方法，除了重视局部清创、抗炎等措施外，还通过中医辨证，采用中药外敷、泡脚以活血消肿，灵活应用玉红膏、生肌膏等药物以拔毒、祛腐、生肌，结合创面高流量吸氧等方法，缩短糖尿病足愈合时间，提高治愈率，取得了良好的疗效。另外，对于蛇串疮引起的神经疼痛症状，结合古方和临床实际，采用蛇油外涂的方法取得了明显的效果，减轻了病人的痛苦。

2. **重视健康教育**

糖尿病教育是治疗的基础，在这一方面，护理小组承担了重要责任，护士长带领全体护士，以科学态度开拓创新，多形式、多方位进行宣教。首先在糖尿病病人入院时进行阴虚燥热体质、阳虚体质、气血亏虚体质、阴阳两虚体质分类，进行辨证施护施膳。同时开展穴位按摩、十八段锦健康体操等运动治疗，使病人得到全面调理，并通过一对一宣教、定期随访等措施，加深病人对糖尿病的认识，加强其治疗的依从性。

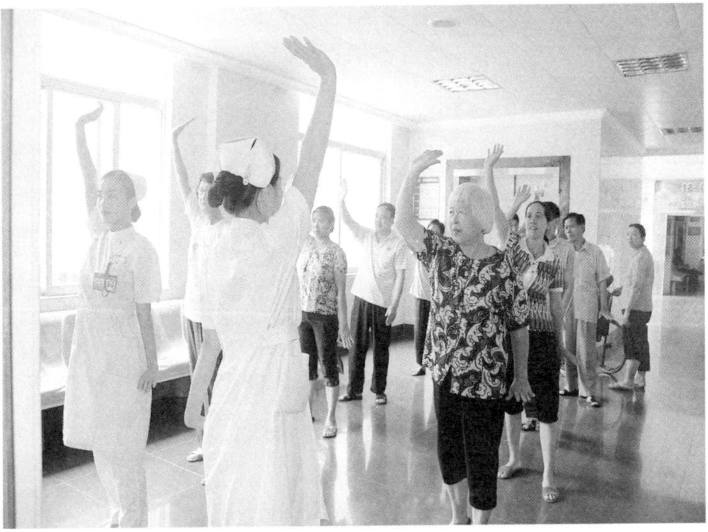

护士在带领病人做十八段锦健康体操

3. **提高服务质量**

该科规范了护理服务行为，使服务内涵得到升华，从“文明服务”上升到“礼仪服务、理解服务”，把“以人为本”的服务理念融入实际工作中，并制定了服务承诺：微笑多一点、沟通多一点、行动快一点、效率高一点、工作细一点、服务热诚一点，营造优质舒适的就医氛围。

通过全科护理人员的共同努力，该科护理工作屡创佳绩，多次得到院领导嘉奖。在医院“星级护士”评选中，有6名护士荣获“星级护士”称号；2006年获“湛江市巾帼文明岗”称号，2007年获“湛江市女职工文明示范岗”，2012年获“广东省巾帼文明岗”称号。

（三）特色教育

为减少糖尿病并发症，让病人健康长寿，减轻病人家庭经济负担，该科建立了粤西地区最大的糖尿病教育中心，采取多种形式、多方位进行糖尿病教育。一是定于每月最后一个星期三进行糖尿病知识大讲座，传授糖尿病防治知识，并进行免费血糖检测、病情评估、解答疑难问题。群众反应热烈，每期参加学员多达百余人。二是定于每周星期三下午开展糖尿病教育小课堂，传授诺和笔、血糖检测仪等器械使用保管方法，教授胰岛素注射、糖尿病健康保健操、糖尿病穴位按摩及穴位敷贴等新技术和新方法。三是每周一、三、五上午应用 VCD 进行糖尿病电视教育。四是编写糖尿病健康手册，内容包括糖尿病基础知识、健康饮食、运动疗法、口服药物治疗、胰岛素治疗、并发症防治、糖尿病自我管理，并免费发放给病人。五是在科室走廊设置各种糖尿病宣传栏、海报，介绍糖尿病诊断、胰岛素泵、糖尿病足防治知识。六是设立糖尿病之友联谊会，定期下乡宣传教育、义诊，定期回访交流，巩固糖尿病教育成果，让广大群众得到实惠和教育。

（四）中西合璧

千百年来，历代医家在与糖尿病做斗争的过程中积累了丰富经验。历史发展到今天，实践在反复证明一个真理，中医药防治糖尿病及其并发症具有显著优势，糖尿病专科的医务人员达成了这样的共识。他们一起学习治疗糖尿病的传统医术。

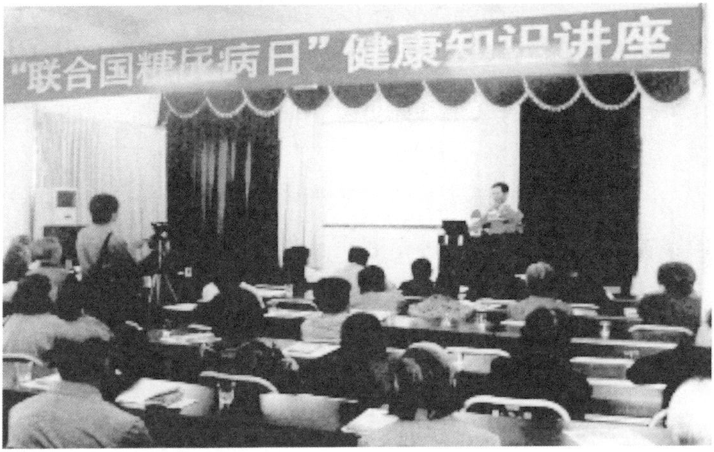

詹锐文在“联合国糖尿病日”健康知识讲座上为病人讲课

我国是对糖尿病认识最早的国家之一，传统医籍中虽然没有糖尿病这一病名，但是现存最古老的经典《黄帝内经》中就有脾瘅、消渴、消瘅等与糖尿病有关的名称。

《素问·奇病论》有“……此肥美之所发也，此人必数食甘美而多肥也，肥者令人内热，甘者令人中满，故其气上溢，转为消渴，治之以兰，除陈气也……五脏皆柔弱者，善病消瘅”的论述，最早提出糖尿病的病因、病机和治疗方法。隋代甄立言在《古今录验方》中明确指出糖尿病的症状：“消渴病有三，一渴而饮水多，小便数，无脂似麸片甜者，皆是消渴病也……”

孙思邈则是最先提出糖尿病饮食疗法、运动疗法、精神疗法、教育疗法的先驱。他指出：“为医者，当须洞晓病源，知其所犯，以食治之，食疗不愈，后乃用药可……不知食宜者，不足以生存也。”其饮食疗法比西方国家早千余年。在糖尿病教育方面，孙氏倡议“家家自学，人人知晓”，并说：

“凡医治病……须使有病者知之为要。”提倡教育病人防病治病知识，做到医患结合，共同防病治病。在古代有这种意识，在世界医疗史上实在是难能可贵。他还指出精神治疗的重要性：“养生有五难：名利不去，为一难；喜怒不除，为二难……神虑精散，为五难。”现代医学研究证明，在糖尿病的发生和发展中，精神因素起重要作用。在动态方面，孙氏主张“养性之道，常欲小劳，但莫大疲及强所不能堪耳……流水不腐，户枢不蠹，以其运动故也”等体育运动疗法，这是我国最早提出的糖尿病健康教育和运动疗法，也是当今防治糖尿病的有效方法之一。

糖尿病专科的专家们认为，中医药在防治糖尿病方面具有极大优势。

1. **预防优势**

中医强调“未病先防，既病防变”“不治已病治未病”，也正如《金匮要略》所言：“见肝之病，知肝传脾，当先实脾。”对于已经患有糖尿病的人，要做到既病防变，从观念、心力上去帮助他们，使他们认真接受治疗，防治并发症。所以，糖尿病专科现在应用的重要预防方法是对糖尿病前期病人进行预防，目前正在临床试验阶段，有望成为防治糖尿病的重要手段之一，造福于社会。

2. **治疗优势**

中医药治疗糖尿病历史悠久，无论是在减轻症状、体征或提高病人的生存质量方面，还是在改善某些实验室指标方面，都有明显疗效和优势。治疗糖尿病，血糖控制是关键。但临床上有不少病人经服西药血糖下降后，仍有很多明显症状，甚至个别血糖降低后，症状反而增多，出现头晕、心悸、心烦、汗出、口干苦、疲倦乏力、纳呆等全身不适症状，如纯粹使用西药治疗，有时很难达到满意疗效。美国第61届糖尿病学会年会提出，治疗糖尿病不能只单纯控制血糖，必须全面治疗，以改善病人症状。临床实践也证明，在服用西药降血糖的同时，加用中医药辨证治疗，既可明显改善症状，又易控制血糖，实属治疗糖尿病的最佳方法。

3. **整体调节优势**

中医药治疗糖尿病是从整体观出发，实施辨证论治，强调平衡阴阳，采取综合调节措施，从而达到治疗目的。整体调节即是根据个体的不同，视其正气与病邪双方的强弱进退与机体气血阴阳及脏腑功能状态，进行整体调治，补五脏、调六腑、益气血、平阴阳，祛邪扶正，标本同治，使邪去正复，体内的阴阳失调、气血脏腑功能紊乱恢复正常，最终达到治愈的目的，这是西医药不能比拟的优势。

4. **防治糖尿病并发症**

糖尿病并发症的出现，预示着病情的加重，尤其是糖尿病心脑血管病、糖尿病肾病、糖尿病周围神经病变、糖尿病足、糖尿病视网膜病变等并发症是病人早亡、早残、早盲的主要原因。为此，早期控制并发症的发展是预防早亡、早残、早盲的治疗关键。对于这些并发症，中医药更显特色和优势。如中药治疗糖尿病肾病，可显著减少早期蛋白尿、临床期蛋白尿、水肿的发生，降低尿素氮、肌酐的排泄，延缓肾功能不全的进展，疗效优于洛丁新等西药。又如在糖尿病视网膜病变的中、晚期，中医药治疗能及时改善微循环，促进眼底出血和渗出的吸收，有效保护视力，降低致盲率。应用中医药多方综合治疗能明显减轻糖尿病周围神经病变病人的手足麻木疼痛，使糖尿病足病人免于截肢致残之苦。所以说中医药防治糖尿病并发症相比西医具有绝对优势。

5. **中药的降血糖、降血脂、降血黏作用**

中药降血糖的作用虽不及西药快捷见效，但临床实践及现代药理研究证明，确实有部分中药有明显的降血糖、降血脂、降血黏作用，起码能使部分病人的血糖、血脂、血黏保持稳定，使糖化血红蛋白长期维持在正常水平。目前证实具有降血糖作用的中药有 70 多种，包括人参、葛根、天花粉等。其降糖有效成分按化学结构分有黄酮类（葛根等）、多糖类（人参等）等 8 类。其作用机制可能是：促进胰岛素 B 细胞分泌胰岛素，抑制胰高血糖素分泌；提高胰岛素受体结合力和数目，改善胰岛素受体后效应；抑制糖异生，促进葡萄糖利用，延缓肠道葡萄糖的吸收；减轻胰岛素抵抗，降低血黏度，改善微循环，调节脂代谢，提高机体清除体内自由基的能力。同时中药还有降血压、改善血液流变学、降低尿素氮水平及防治血管内皮细胞损伤的作用。

现代医学对糖尿病微血管病变的高凝状态进行了深入研究，认为预防和改善高凝状态对于防治糖尿病有着极其重要的意义，并建议采用降血糖、降血脂、纠正血小板功能异常、改善血液流变学的异常、扩张血管、改善微循环等方法。而中医则采用活血化瘀等法，通过改善微循环障碍始发的各个环节，改善或减轻糖尿病的高凝状态，并结合降血糖、降血脂、降血压，阻止由代谢紊乱引发的病理改变以防止糖尿病并发症，安全有效，毒副作用小，值得推广使用。

6. **综合治疗优势**

中医防治糖尿病除辨证选药外，还可结合其他疗法进行综合治疗，以提高疗效。

（1）膳食疗法。如用芡实、薏苡仁炖猪胰，用苦瓜、枸杞炖猪胰等。

（2）穴位敷贴法。如用丁香、肉桂等药自制敷贴膏，敷贴肾俞、脾俞、气海等穴。

（3）针灸、按摩、气功疗法。针灸治疗糖尿病并发症具有一定疗效，但前提是必须选好适应证，还要辨证施针。针灸、按摩是我们祖先在长期的生活实践中创造出来的有效方法，通过刺激人体的经络、腧穴及运动病人的四肢关节以疏通经络，使气血流通、阴阳调和，从而达到治疗目的。气功兼有体育疗法与身心疗法的双重作用，是通过呼吸和姿势的锻炼，发挥人的主观能动性，调动人体的潜力，调整身体内部的功能，增强体质，提高抵抗疾病的能力，从而治疗糖尿病并发症。

以上种种疗法简单、易行、有效，尤其在治疗糖尿病药费居高不下的情况下，更显出中医药的优势和贡献。

辉煌数千年的中医药给后人留下了取之不竭、用之不尽的丰厚的医学遗产。专科要有专长，就必须发挥中医的特色和优势。詹锐文主任积极发掘祖国医学遗产，通过数十年对糖尿病的观察研究，研制出早肾颗粒。早肾颗粒遵中医学既病防变观点，以益气养阴、健脾化湿、滋补肝肾、固摄精微为治则，佐以祛瘀化湿浊之法组方。早肾颗粒与卡利多普治疗早期糖尿病肾病，有中西结合、标本兼治、祛邪扶正、疗效显著的优势。通过对 106 例病人的观察，总有效率达 91.5%，研究成果获 2007 年度湛江市科技成果三等奖。黄文锋副主任根据自己的研究，结合国内研究经验，研制出麻痛合剂联合糖尿病治疗仪治疗糖尿病周围神经病变新技术。麻痛合剂是沿用中医独特的理论研制出来的新型合剂，糖尿病治疗仪根据经络和电脉冲生物波原理，产生综合调节作用。两者联合，标本兼治、科学、速效、价廉、效优。通过对 60

例病人的观察，总有效率达92%。该专科总结的“九环一体”糖尿病足康复技术治疗糖尿病足坏疽具有价廉高效的特点，结合辨证分型内服方和足浴方，取得了显著的效果。

为了保持全体医护人员良好的工作热情和丰富大家的文娱生活，多年来，该科坚持每季度组织一次民主生活会，在学术、工作、生活问题上鼓励大家多交流、多反馈，并经常组织大家唱歌、跳舞。各种形式的活动，大大增强了科室的凝聚力。

专科对未来有何预期？名誉主任詹锐文很坚定地说：“努力打造全省一流的糖尿病防治中心。”詹锐文主任从医40多年，他一步一个脚印，从赤脚医生干到主治医师再到主任医师、教授，全心全意为人民造福，医德高尚、医技精湛，口碑极佳。他擅长治疗内科疾病和疑难杂症，是医院糖尿病专科的带头人。

他经过长期实践、摸索，总结了一套中医药和中西医结合对糖尿病及其并发症的防治方法。他以自己的心血和智慧写出了一篇篇学术论文，每一篇里都闪烁着他理论的光辉。詹锐文用临床验证和理论向糖尿病挑战，显示了一位医疗工作者的勇气、毅力和智慧。

他和胡华娟合作的论文《治未病与糖尿病预防》刊登在《辽宁中医杂志》2008年第35卷第9期上。论文高度评价祖国医学对“治未病”的伟大贡献，提醒人们要“从未病阶段，在未形成阶段，在非器质病变阶段，及早发现、预防、截获、防微杜渐，使它消失于无形之中”。论文告诉人们，糖尿病危害性重大，不可等闲视之，但此病可以预防，可以调控、干预。

詹锐文主任还发表了《糖尿病肾病析义》《糖尿病肾病

的中医分型辨证浅析》（与李敬合作）、《糖尿病肾病 100 条处方药物分析》（与陈文华合作）等论文。他对防治糖尿病已经并将继续做出巨大的贡献。

五、心血韵律

据统计，在中国每年约有 260 万人死于心脑血管疾病，每天约有 7000 人死于心脑血管疾病，也就是说每 12 秒，就有 1 人死于心脑血管疾病，数据令人震惊。

从死神的手中夺回生命——这是第一中医院心血管病专科医生们的心愿。在他们的眼里，心脑血管疾病并不是可怕的、难以治好的病。

让我们看一个事例吧。1996 年 8 月初的一个晚上，急诊科收进一位 71 岁的老年女性，因剧烈胸痛 18 小时伴头痛 2 小时住院，病人无高血压病史，入院时血压 200/100 毫米汞柱，心率 110 次/分，双肺满是中小水泡音，心电图提示急性前壁心肌梗死，诊断考虑为：急性前壁心肌梗死，泵功能 3 级；高血压 3 级，极高危组。当时指挥抢救的吕健主治医师考虑到，没有心电监护设备，也没有静脉溶栓的药物，病人发病时间又可能超过了 12 小时的最佳溶栓时间窗，加上过高的血压也不适合静脉溶栓治疗，因此首先要解决的是急性肺水肿和高血压这一对主要矛盾。在静脉注射呋塞米和静脉滴注硝酸甘油 10 分钟后，病人肺水肿症状消失，但血压持续在 190/100 毫米汞柱，5 分钟过后病人肺部啰音再次出现，如果不能有效控制血压，急性肺水肿就很难有效控制！在多次反复使用呋塞米的同时逐渐加大硝酸甘油的用量是治疗的关键，最后硝酸甘油的剂量加大到 400 微克/分，经过 10 分钟的持续治疗后，病人血压开始慢慢下降至160/80毫米汞柱，此后硝酸甘油以100～200微克/分的速度维持，4小时后病人病情逐渐稳定。在这一整夜的抢救过程中，所有参加抢救的医护人员始终没有离开病人，就靠人工每3～10分钟测一次心率、血压，随时调整硝酸甘油的剂量，使病人得到了有效的治疗。医护人员的辛勤劳动也得到了回报，病人生活基本自理后出院。在没有现代心电监护设备的情况下，该科用最先进的诊疗理念，加上最原始的人工实时监护来换取最佳的治疗效果，深受广大病人赞誉。

奇迹出现在这个科，并不奇怪。

这个科室是具有实力的。这是一支知识结构、年龄结构、职称结构合理的团队。这个专科建立于1996年，经过10多年努力，现已经具备精湛的诊疗技术，配备有较完善的现代医疗设备，是集医疗、科研、教学于一体的现代化一级科室。该科现有医护人员20人，其中高级称职3人，中级称职3人，本科以上学历住院医师3人（中西医结合心血管病专业研究生2人），大专以上学历护理人员4人。设有心血管专科门诊2个，门诊量约30人次/天。现任科主任吕健副主任中医师、副教授，是广东省中医药学会心血管专业委员会第一届委员会委员、广东省中西医结合学会心血管专业委员会委员、湛江市中医药学会第五届理事会理事、湛江市医学会心血管病学会第一届委员、湛江市科研成果鉴定委员会专家库专家。撰有《辨证分型治疗冠心病心绞痛170例》《艾灸大椎穴治疗输液反应60例》《芪地蛭蝎汤联合降纤酶治疗急性脑梗死36例疗效观察》《环磷腺苷葡甲胺治疗重度充血性心力衰竭的临床研究》《益气化瘀汤治疗病毒性心肌炎58例临床研究》《参松养心胶囊冠心病心律失常的临床观察》等医学论文10多篇，先后在《湖南中医杂志》《新中医》《河北中医》《四川中医》《现代中西医结合杂志》《中西医结合心脑血管杂志》《心脑血管实践与进展》《中国热带医学》《湖北中医杂志》等近10家核心医学杂志发表。其中，《艾灸大椎穴治疗输液反应60例》一文1994年3月获中国中医研究院“首届医圣杯国际中医药学术著作与论文奖”二等奖。吕健主任主持完成的广东省中医药局科研课题“益气化瘀汤治疗病毒性心肌炎58例临床研究”、湛江市科技计划项目“益气化瘀颗粒剂治疗病毒性心肌炎的临床研究”已经取得初步成果。他擅长中西医结合治疗冠心病、高血压、血脂紊乱、高黏血症、各种心律失常、肺心病、中风等心脑血管疾病和老年病，在湛江市有较高的声誉，在广东省中西医结合界、中医界也颇有名气。

（一）医术精湛

1996年，在医院发展心血管特色专科的早期，心内科是和神经内科、肾病内科合为一体的综合病区，开放床位55张。当时的心内科只有专科主治医师、住院医师各1名，除心电图机外没有任何监护设备及其他诊疗设备，只局限于单纯中西医结合药物治疗如冠心病、高血压、慢性心力衰竭、血脂异常等一般心血管病。

1995年，医院先后派出3名医生和5名护士到中山医科大学附属第一医院心内科冠心病监护单元、广东医学院附属医院、广东省人民医院进修学习，有计划地逐步打造心血管病专科的学术梯队，也逐步购进必要的相关设备。1997年6月，医院通过集资的方式购进了一台惠普78352－C型多参数心电监护仪，同年12月又购进了一台惠普心电监护除颤仪，为今后开展急性心肌梗死静脉溶栓打下了基础。经过近半年的准备和等待，1998 年 1 月 4 日，该科迎来了第一例适合静脉溶栓的畸形心肌梗死的病人。这是一位 56 岁的男性病人，因持续胸痛 6 小时，伴气短急诊住院，有慢性支气管炎、肺气肿病史 5 年，入院时血压 100/70 毫米汞柱，心率 55 次/分，呼吸 18 次/分，体温 36.3℃；心电图示：窦性心动过缓；急性下壁心肌梗死。血检试管法凝血实验正常。病人住院 20 分钟后，静脉溶栓治疗按事前准备的顺序有条不紊地展开，尿激酶 150 万单位静脉滴注 2 小时后，病人的临床症状改善、心电图改变达标，但出现一过性显著窦缓和偶发室早，经过事前预备好的药物及时治疗后很快得到控制。

该科与时俱进，不断开发新技术、新疗法。1999 年，吕健主任传承中医“水为阴邪，温药化之”的理论，研制出壮肾灵颗粒剂，从肾论治慢性充血性心力衰竭。该药以真武汤、苓桂术甘汤等为方底，以温阳利水为治则，在治疗心包积液、心力衰竭所致胸腔积液方面效果显著，能大大地缩短积液吸收时间，有效地改善顽固性心力衰竭病人的症状并大大提高其生存率和生活质量。

2006 年 4 月 11 日，一名已经完全丧失治疗信心，做好了临终寿衣的病人来住院。病人 75 岁，为退休医务人员，因劳力性气促，全身浮肿 6 个月、加重 1 个月住院。病人于 2005 年 11 月始无明显诱因出现劳力性气促，全身浮肿，伴胸闷心悸、尿少，无发热咳嗽。多次在外院住院诊治，均诊断为“高血压性心脏病，心功能Ⅳ级，继发性肾病综合征，高血压病”。经多次住院抗心衰、利尿、降压、降蛋白尿、护肾等治疗，病情未见好转。气喘、浮肿进行性加重，近 1 个月症状明显加重，欲寻求中医治疗住院。病人有既往高血压病史20多年，最高血压220/120毫米汞柱，平素服用各类降压药治疗，但血压一直偏高；有慢性支气管炎病史近20年。病人入院时短气喘促不得息，不能平卧，动则尤甚，头面、四肢高度浮肿，面色晦滞，口唇紫暗，四肢欠温，纳呆腹胀，尿少，舌质淡暗，苔白，脉沉濡弱；体温37.0℃，心率76次/分，呼吸26次/分，血压210/100毫米汞柱，神倦，慢性重病容，强迫端坐位，头面、双眼睑中度压陷性水肿，口唇轻度紫绀，颈静脉怒张，呼吸困难，肺气肿征，左中下肺叩诊呈浊音，呼吸音消失，右下肺闻及中小水泡音，心浊音界向左右两侧扩大，心律不齐，各瓣膜听诊区未闻及病理性杂音及心包摩擦音；腹稍胀，肝肋下约2厘米可摸及，边钝质中，肝静脉回流征阳性，肝区叩击痛阳性，腹部叩诊移动性浊音阳性，髋部以下及双下肢重度压陷性浮肿；心电图示窦性心律不齐，电轴轻度左偏，偶发房性过早搏动，交界性逸搏，心肌劳损；X线胸后前位片示双侧肺纹理增粗，心影向两侧增大，左侧胸腔积液（中量）。入院中医诊断：喘证（心肾阳衰），水肿（脾肾阳衰）。西医诊断：慢性充血性心力衰竭，心功能Ⅳ级；继发性肾病综合征；动脉硬化性肾病；3级高血压病，极高危组；高血压性心脏病；慢性肺源性心脏病；慢性支气管炎并阻塞性肺气肿。住院期间，中医辨证为心肾阳气虚衰，以益气温阳、纳肾平喘、利水消肿为法，方拟该科经验方壮肾灵汤剂，每天1剂，水煎服，配合西药常规用异山梨酯、洛丁新、氨体舒通、双嘧达莫及百令胶囊，静脉滴注新利尿合剂（呋塞米、多巴胺、酚妥拉明）。治疗7天后病人气喘改善，全身水肿明显消退，小便正常，可平卧及下床平地活动。B超探查未见胸、腹腔积液。根据病人的情况，上方去葶苈子、大枣、桑白皮、大腹皮等泄水之药，并停用新利尿合剂。经过7天调治，病人一般活动无气喘，水肿完全消失，精神好转，胃纳基本正常，血压稳定在135/70毫米汞柱左右，复查心脏彩超示心功能未见异常。继服上药4天，病人病情稳定后出院。病人及其家属万分感激，送来一面写有“妙手回春药到病除，华佗再世医术高明”的锦旗。

鉴于心包穿刺的安全性问题，2001年在吕健主任的指导下，该科使用改良静脉鞘管心包穿刺技术，该方法易操作，安全系数及稳定性极高，心包穿刺成功率达100%，经过30多例次操作未出现过心脏损伤、心搏骤停、心律失常、心包填塞等并发症。

（二）设备先进

据吕健主任介绍，每年的冬、春、秋季都是心脑血管疾病的多发季节，尤其是换季的时间段更是高发时段。每到这个时候，高血压、冠心病、心肌梗死发病率远远高于其他时间。由于天气较冷，皮肤和皮下组织血管收缩，周围血管阻力增大，导致血压升高。寒冷还会引起冠状动脉痉挛，直接影响心脏血液供应，诱发心绞痛或心肌梗死。因此，心血管病人要坚持服药，坚持进行力所能及的体育锻炼，积极防治感冒等，以避免诱发或加重心血管疾病。

吕健主任说，心脑血管病人人数呈上升趋势，据有关调查报告称，心脑血管疾病是威胁人类健康与生命的头号杀手。在第一中医院，经常会有这类病人被从死亡线上拉回来。为了救治心血管危重病人，心血管专科设有4张重症监护病床，每个床位均配置了原装进口多功能监护设备，大大提高了抢救的成功率。

该科现有住院病床45张，诊疗设备先进。2006年初，医院引进了湛江地区唯一的美国博适干式心力衰竭、心肌梗死传变快速诊断仪，为心力衰竭、心肌梗死病人快速确诊提供了保证，为心力衰竭、心肌梗死病人抢救治疗争取了时间，提高了临床抢救率。同年，医院购买了美国ZOLL系列自动心电监护除颤仪，使心血管危重病人突发室颤可在监护条件下自动除颤，或按需自动起搏，减少了心血管病人心源性猝死的发生率。医院还为该科购买了美国的惠普多功能心电监护系统、美高仪8通道光心电遥测监护中心、MP多功能心电监护仪、心脏彩色超声诊断仪、24小时动态心电图监测仪、24小时动态血压监测仪、体表心电图仪、电动人工呼吸机、血氧/心率快速检测仪、床边血糖监测仪、输液泵、微量注射泵等先进的诊断治疗设备。

（三）合作救治

科间的边缘问题是临床上很难解决的问题，处理好这些难题不但要有过硬的技术，还要有很高的应用艺术。1997年9月，一名来湛江探亲的四川籍女性病人，因贫血、水肿、咳嗽、呼吸困难2个月，加重1周在肾内科住院，诊断为慢性肾功能不全（尿毒症早期）合并心力衰竭，住院治疗1周后症状加重，病人频频咳嗽咯血，血压明显升高至210/110毫米汞柱，心率110次/分，双肺满是大、中、小水泡音，经静脉注射、静脉滴注利尿剂等无效，在肾内科的邀请下心内科派出医生联合抢救，在硝酸甘油等药物的控制下，进行紧急血液透析治疗，经过两个科的技术骨干联合抢救，病人转危为安，好转出院。

2002年7月的一天夜里，急诊科从官渡镇接回一名因车祸昏迷抽搐的病人，CT报告示颅内大量积血，在急诊科紧急清除血肿，但病人在手术室里反复出现室上性心动过速、室性心动过速等严重心律失常，生命危笃。吕健主任被邀会诊，认为病人的心律失常主要还是颅内血肿压迫引起，必须在药物控制心律失常的同时，紧急开颅清除血肿，经过神经外科、心内科、手术室的联合抢救，手术成功，病人康复出院。目前，到边缘学科和相关科室参加大型抢救或会诊已经成为该科每天的工作，为医院的进一步发展做出了重要的贡献。

（四）科研硕果

在学科带头人吕健主任的带领下，心血管专科成为全医院学术氛围最浓的科室之一。“和谐、严谨、求精、务实”是该科科室文化的宗旨。该科利用查房、病例讨论、小专题讨论、小专题上课等形式，使科内的学术成果和学术新进展得到了充分的利用与发挥。与此同时还积极派人参加市内、省内的心血管病专题学术活动，把最新的学术动态带回科室。该科现承担省、市立项科研课题2项，并取得了预期效果。

1999年，课题“壮肾灵颗粒剂治疗充血性心力衰竭临床研究”通过广东省中医药管理局科研课题立项。2007年，课题“益气化瘀颗粒剂治疗病毒性心肌炎临床研究”通过湛江市科技计划项目立项。全科在《中国热带医学》《湖南中医》《新中医》《河北中医》《四川中医》《现代中西医结合杂志》《心脑血管实践与进展》《河南中医》《湖北中医》《中西医结合心脑血管病杂志》等省级以上医学期刊发表论文多篇。2007年，吴乐文主任开发研制的益气化瘀颗粒剂从瘀论治病毒性心肌炎，观点独特，疗效确切，有效率达到90%以上，有效地改善了病人症状，提高了病人的生活质量。同年，该科开展了中药浴足降压疗法，从整体上调整人体气血阴阳，疏通经络气血，使高血压病人重新恢复阴平阳秘、气血畅通的正常状态，方法简单，疗效确切，安全无副作用，开辟了有效预防和治疗高血压病的新途径。医院作为广州中医药大学的附属医院和广西中医学院的教学医院，心血管专科承担着本科生、专科生、进修医师带教任务和中医内科学、西医内科学心血管病症的相关临床实习教学工作，每年接受实习、进修学生 80 余人。

第一中医院心血管专科是广东省中医药学会心血管病专业委员会第一届委员单位、广东省中西医结合学会心血管病专业委员会委员单位、湛江市医学会心血管病学会第一届委员单位、湛江市中医心血管病特色专科。

谈及今后的打算，吕健主任说："心脑血管疾病防治工作任重道远。今后专科建设仍将以中西医结合治疗为主，继续派出医护人员到上级医院深造学习，发展中医药治疗康复特色；引进运动试验平板，增加动态血压、血氧等监测设备，开展心脏运动功能测试、心电生理检查等。短期内将开设心脏康复病房，开设有中医特色的双心医院门诊；沟通医患关系，开办中医心血管病专科保健学校；不断与现代医院接轨，争取在 3 ~5 年内开展心脏介入诊断治疗，但最重要的还是医者的仁心仁术。治病救人，从心开始。"

六、正骨奇迹

第一中医院骨科以其特色的治疗、特殊的功效以及"一传十，十传百"的口碑效应，在全市树立起了一座不朽的丰碑！

医院骨科创建于 20 世纪 60 年代末期，经过几代人的不懈努力，现已发展成为技术力量雄厚，集医疗、教学、科研、预防于一体的临床基地。它既是湛江市中医名科，也是广东省中医药局确定的省中医重点专科。目前，该科拥有病床46张，门诊量约50人次/天，年完成手术250台次左右；有医师8人，护士12人，其中高级职称（副教授、主任医师、副主任医师、副主任护师）7人，主治医师2人，住院医师5人，硕士研究生1人，形成了结构合理的三级人才梯队。科主任和学科带头人为张炜副教授、副主任医师。张炜主任从事骨科专业20年，先后在省级以上医学杂志发表论文20多篇。该科能开展骨科各类手术，如全髋关节置换术、腰部疾患手术、复杂骨折手术、腰椎间盘突出症后路镜微创手术等。对骨科常见病、多发病的诊治有丰富的临床经验，特别是运用中西医结合的方法治疗颈肩腰腿痛及骨性关节炎有显著的疗效。

（一）特色治疗

骨科成立初期对骨伤病人的治疗以中医为主，特别是用手法整复加小夹板固定，中药膏散外敷以及中药内服等岭南传统正骨技术治疗骨折、脱位疗效显著，受到广大病人的喜爱，这也是当时骨科专业骨折、脱位的主要治疗手段。该科用自制研发的十一方酒、五方散、生肌膏等纯中药外敷治疗骨伤、筋伤、创疡、褥疮等临床验证效果满意。该科在继承中医手法以治疗各种骨折的基础上，配合中药外敷内服，运用“筋骨并重，动静结合”的理念、AO或BO骨折处理原则，配合先进器械，先后成功地开展了多项创伤治疗项目。在颈肩腰腿方面，开展了“三龙通痹汤”内服加手法按摩等治疗椎间盘突出症、退变性疾病及相关疾病，在临床上取得了一定的效果。特别是以脊椎定点定向的小角度旋转复位，轻巧牵引推顶，灵活推扳按压等整脊手法治疗颈椎病、腰椎病、椎间盘突出症等相关疾患取得了较好的效果。随着医院的发展，骨科专业也随之发展，逐渐发展建立了骨科床位，当时属于大外科系统；专科医师也逐年增多，骨科业务、技术不断提高扩大。在以中医为主的诊治过程中，随着业务量的加大，调入了西医骨科医生，开展了一些骨科手术及中医诊治骨科疾病的方法，如简单骨折切开复位内固定术、手法复位石膏托外用固定术、开放伤口清创缝合术等，为今后骨科开科奠定了基础。

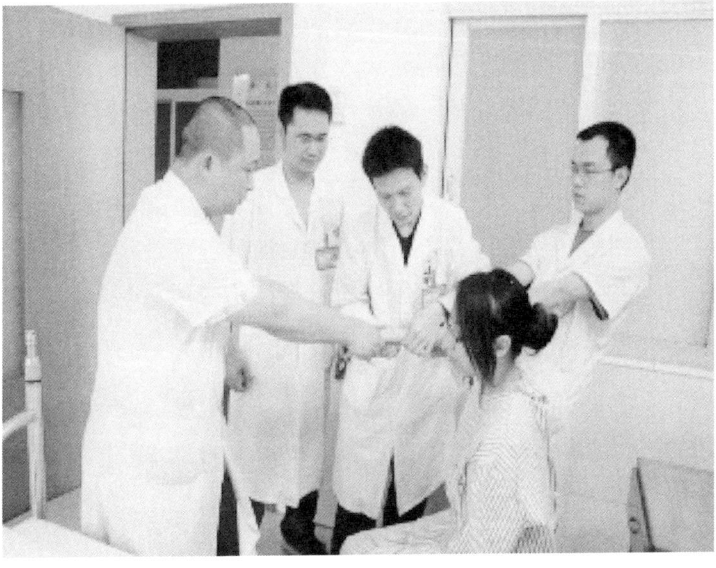

骨伤专科副主任钟康华（右二）为病人进行骨折手法复位

1996 年，骨科由大外科单独分出，病床 40 张。其中设有空调干部床位 12 张、整复观察治疗床 1 张、普通病床 27 张，有自制机械骨科牵引治疗床 1 张、颈椎机械牵引器 2 台、腰部自动电子牵引治疗床 2 张、移动 C 型 X 光机（30 毫安）和微型手提 X 光透视机 1 台、骨折治疗仪及频谱治疗仪一批，为骨科业务量的扩大创造了条件。在人才培养上采取走出去与请进来相结合的方法，培养和提高医务人员的业务能力与技术水平。一方面安排科带头人与业务骨干参加国内外学术培训，学习新知识、新技术，指导解决医疗技术上的难题，另一方面该科还采取对新进本科医师实行一年带教制和自己培养的方法。下级医师主动向上级医师学习，上级医师热心向下级医师传授他们的丰富临床经验，很好地起到了传、帮、带的作用。该科不断提高整体医疗技术水平，以中西医结合、中西医并重的新概念拓展科室技术，形成了本院骨科自己的特色，并使之发展壮大。许多新开展的技术、项目符合临床的需要，也获得了满意疗效。如穿针复位外固定支架治疗四肢开放性不稳定骨折、关节内骨折、骨不连、陈旧性骨折畸形愈合等，手法整复、夹板超关节固定或牵引治疗老年股骨粗隆间粉碎性骨折，手法整复加压螺纹针经皮内固定治疗股骨颈骨折，穿针复位外固定支架治疗股骨髁间、肱骨髁间粉碎性骨折等。

（二）特殊功效

2005 年 4 月，该科收治了一位外伤致左股骨颈骨折的 12 岁男童，经手法复位、克氏针穿针内固定术后一年骨折愈合，髋关节恢复良好，无股骨头坏死及髋关节受限等影响。2007 年 6 月，该科收治了一位外伤致右股骨颈骨折的 60 岁老年女性病人，给予切开复位空心加螺纹钉内固定，术后配合中药外敷，7 个月后骨折愈合，髋关节恢复良好，无股骨头缺血坏死及髋关节功能受限的影响，病人对此非常满意。在治疗

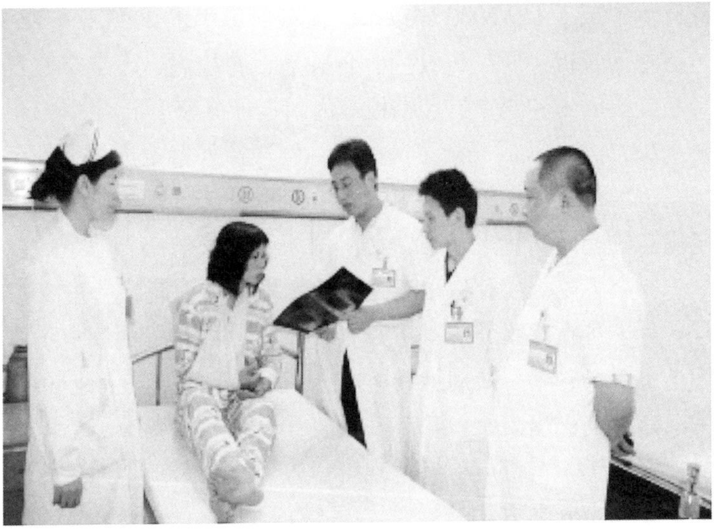

副主任医师、骨伤科主任张炜（右三）带领医务人员查房

老年退行性疾患中，该科充分运用中西医结合的方法也取得了可喜的成绩，如运用膝关节周边注药（局封）加关节腔注药配合中药五方散外敷治疗老年性膝关节骨关节炎，整脊手法配合骶管注药加腰椎牵引治疗腰椎间盘突出症及老年性腰椎管狭窄症，颈前筋膜注药配合颈部牵引、整脊治疗颈椎病等，使颈肩腰腿痛及骨关节炎这一骨科多发病、常见病有了一种中西医结合、疗效显著和系统的治疗方法。

大胆改革、自主创新是时代对医疗事业发展的要求。21世纪初期，随着经济改革的深入，如何推动医药卫生体制的创新，是摆在每位医务工作者面前的难题。正是在这个时期，医院领导班子大胆改革，引进人才，投入设备，使骨科上了一个新台阶，骨科先后引进了2名高级职称的骨科医生，先后购买了腰椎间盘后路镜系统设备、动式C型X光机等一批设备，使骨科开展的新技术、新项目不断增加并能开展较多骨科大中型手术。2000 年以来，该科开展手术 2000 余台次，包括外伤骨折、脱位、骨病、骨肿瘤、脊柱病、人工全髋及半髋置换手术和交锁钉、钢板等内固定骨折等手术。

2007 年，该科开展了医院第一例脊柱外科难度较大的手术——椎弓根固定板等内固定加椎间植骨治疗腰椎滑脱取得了满意的疗效。病人郑某，女，48 岁，因腰骶痛伴双下肢麻痛 2 年余入院。入院后诊断为第四腰椎椎体滑脱症，于 2007 年 6 月 1 日在硬膜外麻醉下行椎板减压，椎弓根内固定加椎间植骨手术，术后 2 周拆线，1 个月后带腰部护具下地行走，术前症状消失出院，1 年后 X 线复诊椎间植骨愈合，出院后复诊至今无不良反应。病人现可做轻微体力劳动，对手术的效果感到十分满意。

2008 年，该科又开展了医院首例第二腰椎椎体爆裂骨折并脊髓损伤不全瘫行手术椎板减压、椎体复位 RSS 椎弓根钉棒系统内固定术，取得良好效果。病人张某某，男，36 岁，因从 3 楼摔下致腰部疼痛、活动受限，大小便失禁，双下肢肌力减退、感觉麻木而急诊入院。入院诊断为第二腰椎椎体爆裂骨折并脊髓损伤不全瘫，于 2008 年 12 月 6 日在硬膜外麻醉下行手术椎板减压、椎体复位 RSS 椎弓根钉棒系统内固定术，术后 2 周拆线，术后脊髓损伤功能恢复良好，X 线复查椎体复位满意出院。出院后半年随访，病人大小便功能恢复，双下肢肌力恢复正常，偶感双下肢轻微麻木，现病人恢复正常人生活，家庭幸福美满，病人及家属还送来感谢信。

（三）与时俱进

与时俱进，就是要与世界先进的诊疗技术同步。21 世纪是“微创”的世纪，微创技术在医疗临床中的应用层出不穷。微创技术具有对人体创伤小、易被病人接受的特色，特别是在骨科腰椎间盘突出症的治疗方面体现出无与伦比的精致，保护了病人的劳动能力，最大限度地体现了人文关怀。在这一理念的感召下，该科 2004 年先后派出 4 人次参加在西安举办的全国腰椎间盘突出症微创技术培训班，之后把这一项新技术运用于临床，先后开展后路镜技术治疗腰椎间盘突出症 30 余例，并开展了颈前筋膜扩张术治疗颈椎病、骶管注药治疗腰椎间盘突出症及相关疾患，取了较好的疗效。颈肩腰腿痛及骨关节炎病是一种退行性疾病，患病人数较多，有进一步年轻化的趋势，而且大部分病人处在亚健康状态。针对此类现象，该科开办了数期颈肩腰腿痛及骨关节炎知识培训班，免费以科普知识的形式为大家讲授相关的解剖、生理病理、疾病诊治的方法及预防保健知识，受到社会好评。

三分治疗，七分护理。在护理上，该科紧跟医疗发展步伐，逐步进行护理改革，注重护士的“三基三严”训练，开展护理岗位技术练兵、护士读书报告会、护理教学查房，选送护理骨干到上级医院进修学习，全面提高护士的操作技能水平、专科护理技术及服务能力。2005—2008 年，该科在临床上积极开展了具有中医特色的护理新业务、新技术，效果显著。如生姜五倍粉配合神灯照射治疗腰椎压缩性骨折致腹胀 101 例，松节油加神灯照射治疗因病不习惯在床上排便而引起的尿潴留 110 例，并在病区开展了以病人为中心的整体护理，制定了专科护理计划，对病人实施正确的治疗与护理，指导病人康复功能锻炼，为病人提供优质服务，病人满意度达 98%。在医院开展的全院“星级护士”评选中，该科有 4 名护士被评为“五星级”，2 名护士被评为“四星级”，4 名护士被评为“病人最满意护士”；2006 年，该科获得“医院示范病区”称号；2008年“5·12”护士节在全院护士操作技能比赛中，该科护士获得二等奖。

在对病人实施精心的诊疗护理的同时，该科的医务人员丝毫也不放松科研工作。几年来，他们在国家级、省级、地市级医学杂志上发表论文70篇。科研课题“椎间盘退变性疾病、颈腰椎间盘突出症的平衡整脊手术治疗与临床研究”获2002年湛江市科技进步三等奖；“药物配合平衡整脊手法治疗椎动脉型颈椎病的临床研究”于2004年6月立项；“十一方酒在骨科的临床应用研究”为2005年湛江市第一批科技计划项目科技三项费用资助的课题，同年7月顺利通过湛江市科技局组织的结题验收，专家组认为“该项目临床应用研究经查新省内未见同类报道，具有较强的先进性、科学性和实用性，值得推广应用”；“消肿止痛散与十一方酒外敷治疗软组织损伤的临床研究”作为2005年广东省中医药局立项项目获资助1万元；2008年与放射科合作的“重力牵引下腰椎间盘突出症CT扫描的临床研究”作为市级课题获立项。

“我们会争取早日把骨伤科建设成为广东省中医名科。”该科负责人对未来满怀信心。

七、神针回春

（一）奇特的学科，低廉的费用

针灸是一门古老而神奇的学科。针灸疗法的特点是治病不靠吃药，只是在病人身体的一定部位用针刺入，以刺激神经并引起局部反应，或用艾火的温热烧灼刺激局部，以达到治病的目的。前一种称作针法，后一种称作灸法。针灸疗法具有独特的优势，有广泛的适应性，疗效迅速显著，操作方法简便易行，医疗费用经济，极少有副作用。早在公元6世纪，中国的针灸学术便开始传播到国外。目前，在亚洲、西欧、东欧、拉美等已有120多个国家和地区应用针灸术治病，不少国家还先后成立了针灸学术团体、针灸教育机构和研究机构，著名的巴黎大学医院开设有针灸课。据报道，针灸治疗有效的病种达307种，其中效果显著的就有100多种。1980年，联合国世界卫生组织提出了43种推荐针灸治疗的适应病症。1987年，世界针灸联合会在北京正式成立，针灸作为世界通行医学的地位在世界医林中得以确立。

针灸是在中国特定的自然与社会环境中成长起来的，蕴含着中华民族特有的精神、思维和文化精华，涵纳着大量的实践观察、知识体系和技术技能，凝聚着中华民族强大的生命力与创造力，是中华民族智慧的结晶，也是全人类文明的瑰宝，对治病、康复有着奇特的功效。

第一中医院针灸康复科成立于2005年，是康复科与针灸科的合称，分为推拿室、牵引理疗室、中药熏蒸外治室等几部分。医务人员中高级职称者4人、中级职称者3人，有硕士研究生1人和多名技术操作熟练、临床经验丰富的推拿治疗师及理疗技师。医院骨二科主任范纪钦兼任针灸康复科主任，针灸副主任医师刘芳与元锋国分别为针灸康复科副主任，他们都有10多年的临床诊断经验和熟练的针灸临床操作技能。目前该科开展的特色项目有针灸减肥，天灸治疗哮喘、过敏性鼻炎，醒脑开窍针刺法治疗中风病、脑系疾病等。

1968年2月，湛江专区中医院正式创建时就开设了针灸科。当时该科由湛江专区人民医院颇有声望的医师赵德珠（毕业于上海中医学院）、黄其风、莫枳杰等多位医师组成。

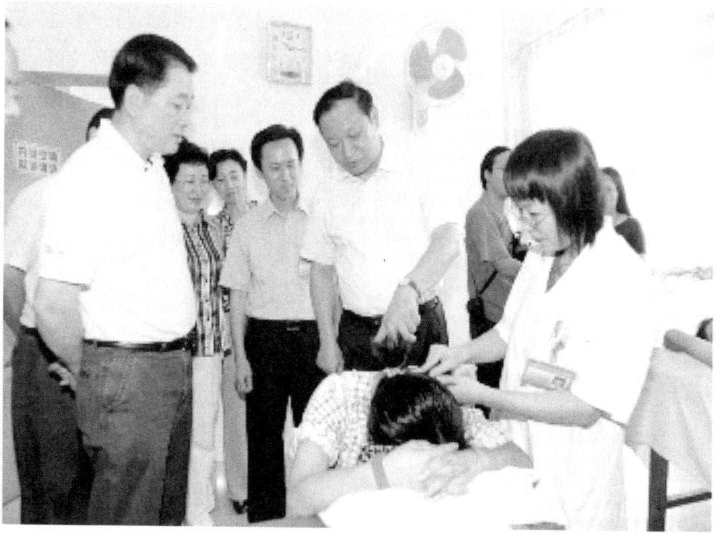

卫生部副部长王国强（中）到针灸康复科调研

受“文革”影响，1968 年 9 月中医院解散，至 1972 年 5 月医院复办又恢复了针灸科。当时针灸治病的病种广泛，如小儿麻痹症、流行性乙脑、中风偏瘫、面瘫、腰痛、风湿性关节炎、急性胃肠炎、感冒发热等，都收到了较好的临床疗效，受到病人的一致好评，日门诊量达 20 多人次。为解决人员短缺问题，医院调入肖俊芳医师从事针灸临床工作。随着医院的不断发展，医院在赤坎海滨路设立了住院部，也相应建立起针灸理疗科。1988 年，唐昌忠医师从一九六医院转业分到针灸科担任负责人。同年，该科与桂林炮兵部队共同成立了骨质增生诊疗所，日门诊量达 30～40 人次，有效率达 90% 以上。1989 年 7 月，该科从广州中医学院针灸系招入刘芳医师从事针灸临床工作，逐步开展针灸专业的各种诊疗项目，如针刺、艾灸、梅花针、温针灸、耳针、头针、拔罐、穴位注射等，治病病种有中风偏瘫、面瘫、头痛、外伤截瘫、脑痪、腰痛、风湿性关节炎、针刺麻醉等，她个人的日门诊量达10人次左右。为了加强针灸科的技术力量，医院采取走出去的办法，选派刘芳医师到广州中医药大学第一附属医院针灸科进修半年，派元锋国医师到天津中医药大学针灸科学习半年。他们学成归来后各自开展新项目，如针灸减肥，三伏天灸治疗哮喘、过敏性鼻炎，醒脑开窍针刺法治疗中风病、脑系疾病等，使该科的就诊人数和效益创历史新高，社会效益和经济效益取得双丰收。

针灸康复科医疗设备先进，先后购买了G6805－电针机13台、L－2型TOP治疗仪15台、WS－101落地式治疗仪1台、全日康脑中频治疗仪3台、真空拔罐器1套、ATA－2型自动牵引床3张、腰椎牵引床3张、数控颈椎治疗牵引机3台、人工颈椎牵引床3张、DXZ－6电脑中药熏蒸多功能治疗仪3台、人工中药熏蒸治疗床6张。

（二）精巧的手法，神奇的功效

针灸在许多方面有神奇疗效。

1. 针灸减肥

针灸减肥是一种绿色、健康的减肥模式，其减肥机制是：利用针灸刺激经络上的穴位，从而抑制胃酸过多分泌，延迟胃的排空时间，纠正异常的食欲；针灸减肥是从整体上对肥胖者的各种生理机能紊乱进行治疗，标本兼治，具有安全、简便、无瘢痕、无任何副作用、减肥后反弹率低等优点。针灸减肥的疗效显著，一般治疗一两个疗程（10～20次），病人体重可下降2～7.5千克，腰围缩小4～10厘米，有效率达95%，而且越胖的人减肥越快。保持正常的体重，不仅利于美容而且更有益健康，针灸减肥作为中医减肥的主要手段，越来越受到人们的关注。

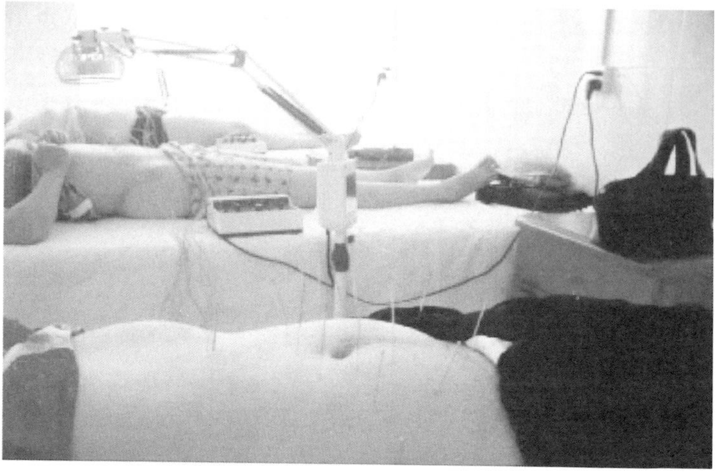

针灸减肥

2. **醒脑开窍针刺法治疗中风病**

根据传统中医理论，针对中风的病因病机，针灸康复科治疗中风病是以醒脑开窍针刺法为主，疏通经络为辅，改变常规取穴，选择有开窍启闭作用的腧穴，在施治过程中规范针刺操作手法，同时结合现代康复手段，配合饮食、运动、心理及护理疗法等一套完整的、中医药治疗特色鲜明的中风病综合治疗方案。醒脑开窍针刺法可适用于各期（急性期、恢复期、后遗症期、中风先兆期）各类（缺血性、出血性）中风病，但早期介入是醒脑开窍针刺法治疗中风病的重要组成部分。根据临床研究，中风病早期使用醒脑开窍针刺法能迅速有效恢复肢体功能。该疗法临床应用越早疗效越好，所以在中西医综合治疗的同时，应尽早开始实行醒脑开窍针刺法，同时配合正确的早期康复治疗，使中风病人的肢体功能得到最大程度的恢复，使中风病人的伤残率降到最低。

3. **腹针疗法**

腹针疗法是依据中医的理、法、方、穴，通过在腹部进行针刺调节脏腑、经络以治疗全身疾病的一种新的针灸方法。腹针疗法具有安全、无痛、高效、快捷的特点，不需要像传统针刺那样产生酸、麻、胀、痛的针感而发生疗效，只需在以神阙为中心的腹部经络系统，刺激腹壁浅层相关的穴位，就可以达到迅速起效的目的。腹针疗法的主要适应证为内伤性疾病和久病及里的疑难病，如急性腰扭伤、腰椎间盘突出症、肩周炎、颈椎病、中风后遗症等。腹针疗法对于这些疾病的急、慢性疼痛发作有着显著的疗效，常常可以达到立竿见影的效果。

4. **龙氏脊椎正骨手法**

龙氏脊椎正骨手法是由我国著名治脊专家、治脊疗法创始人龙层花教授所创立的一套正骨推拿手法。临床上，80%以上的颈肩腰腿痛及一部分脊椎相关疾病（如心律失常、冠心病等）是由于脊椎关节错位而引起的，因此该疗法运用独特的三步定位诊断（神经定位诊断、触诊定位诊断、X 线照片点位诊断）判断和分析脊椎小关节错位的部位、形式、方向及有无椎间盘突出等，然后施行手法复位，或者根据病情对脊椎失稳且易复发的慢性病人予以穴位注射，从而起到稳定脊柱、修复慢性损伤的作用。许多颈肩腰腿痛及脊椎相关疾病的病人经治疗后均取得满意的疗效。

小小银针，疗效神奇。不久前，吴川一名在西医医院久治不愈的 70 岁老太太因高血压引起无法排尿的症状，不得不采取导尿管导尿。一个月后，老太太转到第一中医院针灸康复科，该科为其制定了科学的治疗方案。第一天针刺后，老太太开始有尿意；第二天针刺时，没想到老太太立即把病床尿湿了。“真神！两天就把我的病治好了！”老太太感动得热泪盈眶。和这位老太太情况相反，另一名来自东北的老太太因泌尿系统感染，长期使用抗菌药物而导致菌群失调，每天晚上必须起床上厕所十几次。这毛病让老太太苦不堪言，生活质量大幅下降。在该科针灸5天后，老太太一晚只需要起床上厕所4次，20天后，老太太就恢复正常了，一晚只需起床一两次。2008年，一个6个月大的男婴，反复腹泻1个多月，且每天解水样稀便8～10次，经西医治疗后症状反复，后到该科求诊，予针刺陷谷、足三里等穴位治疗一次后，大便到次日才解3～5次，质较前变稠，经巩固治疗6次痊愈。

（三）多样的疗法，广泛的用途

为了满足各种病人的不同需求，目前，针灸康复科开展的治疗项目达十几种，主要有针刺（广泛适用于内、外、妇、儿、五官、骨伤、神经等各科疾病）、电针（适用于内、外、妇、儿、五官、骨伤以及神经系统疾病）、耳针（适用于各种痛证、失眠、肥胖、慢性胃炎等）、艾灸（适用于各种脏腑虚弱、虚寒证、预防中风、保健等）、火针（适用于各种颈肩腰腿痛及皮肤麻木、神经性皮炎、斑秃等）、穴位贴药（适用于哮喘、过敏性鼻炎、虚人感冒、慢性支气管炎、胃脘痛、慢性结肠炎及肾虚腰痛、关节痛等）、腹针（适用于急性腰扭伤、腰椎间盘突出症、颈椎病、肩周炎、落枕、中风后遗症等）、埋线疗法（适用于胃脘痛、哮喘、过敏性鼻炎、面肌痉挛、面瘫后遗症等）、穴位注射（适用于内、外、妇、儿、五官、骨伤疾病以及神经系统疾病）、拔火罐（适用于风寒湿痹、各种痛证、中风偏瘫、感冒咳嗽、胃痛等）、头针（适用于脑部疾病，如瘫痪、肢体麻木、失语、眩晕、耳鸣等)、面针（适用于面瘫、美容、各种痛证)、温针（适用于风寒湿痹)、三棱针（适用于高热、急性咽喉肿痛、中暑、目赤肿痛、下肢静脉栓塞、扭挫伤等)、传统推拿手法（适用于急性腰扭伤、腰肌劳损、腰椎间盘突出症、肩周炎、颈椎病、落枕、软组织损伤等疾病）及中药熏蒸疗法（适用于急慢性软组织损伤、颈椎病、骨关节病、腰椎间盘突出症等)。

针灸康复科的医务人员技术操作熟练，以针灸、推拿为主治疗疾病，根据病情配合中药熏蒸外治疗法，显示了传统中医的特色和优势。治疗中风、脑脊髓外伤所致的瘫痪、血管性头痛、失眠、面瘫、三叉神经痛、脑供血不足引起的眩晕、颈椎病、急性结肠炎、小儿慢性腹泻、哮喘、过敏性鼻炎、慢性荨麻疹、痛经、肥胖症等疾病，疗效显著。

针灸疗法具有创伤小、疗效快、副作用小、诊疗费低的鲜明特色，为老百姓带来了实实在在的好处。目前，该科治疗病种已涉及临床各科的多种疾病，其中针灸配合穴位注射治疗颈椎病、腰椎间盘突出症，穴位注射配合推拿治疗肩周炎，针刺放血疗法治疗关节扭伤，中药布袋热敷治疗膝关节骨性关节炎、筋膜炎等已经形成独立的治疗体系。此外，对顽固性失眠、头痛、各种呼吸系统疾病、中风偏瘫、各种神经损伤等也有理想疗效。

“神针奇灸，妙手回春。”针灸康复科的医务人员巧妙施展针灸技术，让一个个身患疑难杂症的病人恢复了健康。“小小银针真神奇!”面对广大病人的赞誉，该科负责人充满信心地说：“我们有信心将针灸康复科建设成为粤西一流的中医针灸康复中心。”

世纪更替，沧桑巨变。40 年发展历程，凝聚着全体医务人员的艰辛努力。第一中医院将以“仁爱、敬业、和谐、进取”的精神，坚持“以人为本、科技兴院、中西结合、质量第一”的方针，打造“名院、名科、名医”品牌，努力建设好国家重点中医医院，续写向人民真诚奉献的篇章。

八、“三名”品牌的光芒

“名院、名科、名医”品牌有无穷的魅力和诱惑力。医院领导班子、医务人员和广大员工，日夜奋战，心里总是记着创建“三名”品牌这一伟大的目标。在忘我的辛勤劳作中，“三名”品牌终于树立起来了。

（一）让“名院”扬名全国

2007 年，广东省中医药局把第一中医院定为中医名院建设单位，这一消息让全医院职工兴奋不已。

“我们有目标了，现在需要的是扎扎实实的劳动，需要的是勇敢地创新，需要我们每个人贡献自己的全部智慧和力量。”这是当时全院员工的良好心态。努力是艰苦的，但努力也是不会白费的，努力到底必定成功。

2009 年 3 月，第一中医院终于顺利地通过了广东省中医名院评审。在粤东、粤西、粤北，仅此一家成为广东省中医名院。

2009 年 2 月 25 日，湛江市第十二届人大五次会议的政府工作报告两次提到要把第一中医院建设成为国家重点中医院。这个光荣的任务落到了医院广大员工和领导班子成员的肩上。

连续几天，全院上下都沉浸在欢乐和自豪之中。他们分头开会，讨论如何再接再厉，更上层楼，努力完成全市人民赋予的伟大使命。

“我们一定要实现成为国家重点中医院的理想，让国家名院扬名全国。”这是全院职工的心声。

他们在默默地耕耘，以百倍的勇气去开拓。这间医院的最大特点就是明确了方向和目标之后，大家立即拧成一股绳，默然奋进，一丝不苟地工作，无怨无悔地奉献。他们说：名声不是吹出来的，也不是从天上掉下来的，名声是所有员工的汗水、智慧的结晶，首先是职工和领导的思想、灵魂的磨合与结晶。

名扬全国，在祖国南疆，在古代的荒蛮之地、瘴疠之地，谈何容易，然而第一中医院敢于接受挑战，他们要用自己的双手改写历史，填补历史的空白。

他们在努力，默默地努力着。

（二）让名科成为亮点

2007 年，第一中医院的糖尿病专科、针灸康复科、骨伤专科被评为湛江市中医名科；心血管病专科、不孕症专科、肛肠科被评为湛江市中医特色专科。2009 年全院一致努力，对以上专科加强管理，积极拓展专科业务，改进治疗方案，使之呈现出更多的中医特色。胃肠病专科、骨伤专科、脊柱病专科、糖尿病专科、针灸康复科被评为广东省重点中医专科，其中糖尿病专科、脊柱病专科被评为广东省中医名科。2012 年，糖尿病专科被评为国家中医重点专科建设项目。中医名科的门诊病人和住院病人都有较大的增长，中医专病专科建设得到了发展。

这些国家及省重点名科，在粤西一带已成为亮点，而胃肠病专科、骨伤专科、脊柱病专科、糖尿病专科已饮誉全省。

（三）让名医聚成群体

名医，是医院的极重要品牌。

第一中医院的人才梯队惹人注目。梯队培养名医，是医院党政领导班子的共识。培养和引进结合，有计划地吸收高学历人才，是医院的人才战略部署。目前，医院有省市名中医6名，其中5名为共产党员；有高级职称者50人，其中35人为共产党员。

医院制定了师承培训计划，对中高级职称中有良好敬业精神的中医师，分期分批派出去学习，总结学术经验和提高技术专长，并加强了对名中医传承人的筛选和培养。这样，名中医就会源源不断，成为中医院建设发展的栋梁。

“三名”品牌的光芒，已照亮粤西中医领域，成为病人心中难以熄灭的明灯。

九、人才高地

美国钢铁之父卡耐基说：“拿走我的全部财产，把人才留给我，几年后，我又是一个钢铁大王。”他深深懂得，人才是企业最大的资本。

人才，是第一中医院最重要的取胜因素。他们十分重视全方位多元化培养、引进人才，并充分发挥每个人的才华和智慧。人事科贯彻医院的人才战略思想，始终努力地为医院的发展提供强有力的人才保障。

让我们看看医院人才队伍的状况：

卫生专业技术人员由建院初期的20人，发展到现在的

100 多人，其中引进各级各类人才 80 多名；现有高级职称 57 人，中级职称 129 人。这是一支结构合理、技术精良、勤奋上进、无私奉献的专业技术队伍。

多年来，医院坚持严把选人、用人标准，坚持吸引、培养和使用并重的原则，建立了一支能中能西的高素质卫生技术队伍。新招聘参加工作的大中专毕业生具备良好的素质，岗位工作表现良好，发展后劲足。引进的外来人才综合素质高，工作业绩突出，深受群众的好评。人才的及时引进和培养，充实了中青年骨干力量，带动了相关学科的发展，提升了医院的整体实力水平。

（一）人才的引进、培养和使用

1. 建立公平竞争机制，择优录用人才

医院根据每个时期的用人规划，明确标准，坚持原则，有计划地招聘人员。为确保新进人员具备良好的综合素质，医院主要抓好了以下几个环节：

（1）组织好新招录人员的面试、笔试、操作三轮考试，严格把关。对新录用的应届毕业生，规定本科生试用一年，考取相关执业资格后再办理用工手续。

（2）从业务发展的实际出发，对口引进外地技术人才。先要求医院试用，再由院领导、有关专家组织考核，最后进行客观公正的综合评价，决定是否录用。

2. 创造良好环境条件，力争留住人才

医院立足于现有人员的培养，深入挖掘专业技术人员的潜力，建立了一整套的人才培养体系。

（1）抓好住院医师规范化培训工作，有计划地安排年轻医生轮科，练好临床基本功。根据医院专科和个人发展的方

向，从各专业选派人员到上级医院进行对口专业的进修学习。通过进修学习，年轻医生掌握了本专业最新发展方向和动态，自身的业务素质得以提高，医院专科人才队伍不断壮大，医院业务不断拓展。

（2）在选派人员外出参加学术交流会、经常性地举办各科专业性学术讲座的同时，坚持每年举办一次学术交流会，组织全院卫生技术人员参加，为技术人才提供展现自我、互相交流的平台，营造浓厚的学术氛围。医院积极鼓励员工参加在职继续教育，目前全院有 65 人在职攻读本科和大专。

（3）聘请上级医院专家教授为本院特聘教授，带动医疗骨干队伍的成长。专家教授定期到医院临床一线指导工作，充分发挥传、帮、带作用，对拓展医院专科业务、提高专业技术人员的水平、培养高层次卫生专业技术人才起到了积极作用。

（4）加强专科品牌建设，培养优秀人才。医院以专科建设为重点，加强专科人才梯队建设，形成“科有特色、人有专长”的专科发展趋势。2003 年，胃肠病专科、骨伤科、脊柱病专科被定为省重点中医专科建设单位，经过 5 年多的创建，业务拓展已取得了显著成绩。2007 年，糖尿病专科、针灸康复科、骨伤科又被评为湛江市中医名科；心血管专科、不孕症专科、肛肠科被评为湛江市特色专科。骨伤科由于业务发展较快，已扩大为两个病区。医院加大医疗设备投入，购进了进口螺旋 CT、全自动生化仪、C 型臂 X 光机等一批先进设备，大大提高了医院的诊疗水平，为专科的发展提高了有力的保证。

（5）认真实施“科技兴医”战略，鼓励科研创新，不断提升技术层次。全院科研气氛浓厚，成果喜人。2007 年，全院医务人员市级科研课题立项 4 项，省级科研课题立项 1 项。

3. **发挥激励机制作用，大胆任用人才**

最近几年，医院尤其注重管理观念的更新，积极探索适应新时期医院人才使用机制，打破管理干部任职终身制，实行中层干部竞争上岗，公开选拔学科带头人。

（1）推行人事制度改革，对全院 70 多个中层干部岗位试行竞争上岗。通过公开报名、竞聘演讲和综合测评等程序，原有 2 名中层干部落聘，新的一批年轻干部脱颖而出，走上了管理岗位。改革打破了以往干部管理上论资排辈、只能上不能下的局面，充分体现了公开、平等、竞争、择优的原则，为优化管理队伍、任用人才提供了进取的空间和平台，充分调动了工作人员的积极性。

（2）试行评聘结合，合理使用人才。医院按照评聘分开的原则，对专业技术人员试行技术职务聘任，1 年聘 1 次。为加强聘后管理，医院结合实际情况，对受聘人员的工作情况进行年度考核、聘期考核。考核结果作为晋升、分配、奖励以及聘用、续聘、解聘、调整岗位的主要依据。受聘人员年度考核或聘期考核不合格的，医院可以调整该受聘人员的岗位或安排其离岗接受必要的培训。岗位变化后，相应改变该受聘人的工资待遇。通过人事制度改革，专业技术人员的忧患意识与竞争意识明显增强，认真钻研业务、扎实做好本职工作已成为大家的自觉行动。

（3）实施人性化管理，真情留住人才。留人先留心，医院把“以人为本”的理念落到实处，采取各种有效措施，以感情留人。医院对优秀的专业人才，注意提高其生活待遇，帮助其解决配偶工作，妥善安排住房、联系子女入托入学。对引进的专业技术人员也提供充分的专业发展空间。逢年过节，医院组织引进的人才和外地在本院工作的职工召开茶话会，互相交流。医院还经常组织职工进行身体健康检查，从多方面关心、帮助他们，尽力解决他们的后顾之忧；有条件的，选拔任用到管理岗位或当学科带头人，尽力做到人尽其才。

医院坚持“以人为本、科技兴院、中西结合、质量第一”的发展方针，为广大病人提供优质廉价的医疗服务。医院先后被评为广东省百家文明医院、广东省文明中医院、湛江市文明单位标兵。医院之所以能取得这些成绩，靠的就是有一批高素质的专业技术人才。“夫争天下者，必先争于人”。无论是医疗质量管理还是医院的持续发展，人才都是一个非常关键的问题。正所谓只有打造人才高地，做到你无我有，你有我优，才能使医院在激烈的市场竞争中拥有真正的实力和优势，才能实现持续甚至跨越式发展。因此，做好医院新时期的思想政治工作，留住人才，激发人才的工作热情，提高人才对医院的忠诚度，培养人才对医院的归属感，使人才心甘情愿地为病人、医院奉献，在实现自我价值的同时，推动医院稳步发展乃是医院人事工作的重大课题。

医院鼓励人才放眼世界，走向世界，学习世界。只有吸收世界上先进的医学经验，才能提高自己，让自己的业务水平、思想素质不断提高，才是老百姓喜欢的真正医疗人才。

近 8 年来全院共派出 205 人次参加国内外各类学术活动，平均每年举办 2 次全市中医理论技能培训和讲座 10 余场，并邀请省、市专家做培训指导，深化医务人员对新课题的认识，提高医务人员实践新医疗领域的能力。

（二）临床教学工作

人才的培养，是多元化的，其中重要的一环是把教学抓好，抓扎实，把教学变成培养医生的重要环节。这一观念在第一中医院是十分稳固和坚定的。

蔡柏院长强调说：“我们的医院是一所突出中医特色、中西医结合、医教研为一体的综合性中医院，是国家三级甲等中医医院，是广东省重点中医医院。我们要不负众望，让更多人才从这里茁壮成长。”人才的成长有赖于优良的教学，这里是多元化的教学基地。

医院院部特设有湛江市中医学会、湛江市中医药研究所、湛江市骨伤研究所、湛江市老年病防治所等。医院从20世纪70年代初开始接受中专医药学校毕业生实习至今，已积累了30多年教学经验，现在可以接受医疗、药学、护理等多个专业的实习生和进修生。2002年，医院通过广东省普通高等医学院校教学医院评审团的评审，成为广东省普通高等医学院校教学医院，2006年被认定为广州中医药大学非直属附属医院。近几年又成为广州中医药大学、广西中医药大学、海南医学院、南方医科大学等高等院校的实习基地。2008年开始接受硕士研究生实习。

1. **教学医院的建设**

1983年后，湛江实行市领导县体制，湛江地区中医学校等中专学校开始有成批学生到医院实习，医院也正式成为湛江卫生学校、湛江市中医学校的教学医院。1990年，医院搬至新址，院容院貌大大改观。随着医院管理体系的不断健全、教学经验的逐步积累和师资队伍的日渐壮大（1991年卫生技术人员已达171人），不但湛江卫生学校、湛江市中医学校的学生每年成批来医院实习、见习，还有一些大专院校学生也开始前来实习了，但接受的实习生还是以中专生为主。至1998年，医院被评为二级甲等中医医院后，医院加快了建设步伐，教学条件、教学经验更趋成熟，要求来实习的学校不断增多。湛江卫生学校、湛江市中医学校、阳江卫生学校、广州中医药大学、贵州中医学校等校不断有学生前来实习和见习。

2002年，医院成为广东省普通高等医学院校教学医院。2005年医院被评为三级甲等中医医院后，教学水平越来越高，广西中医学校、海南医学院也陆续派学生来院实习和见习，并把医院作为实习基地。2007年至2008年7月，医院共接受了广州中医药大学、广西中医药大学、海南医学院、南方医科大学、湛江市中医学校、湛江卫生学校等院校临床医学、药学、护理等专业实习生达159人，其中大专生33人，还有药学专业35人及不少进修生。随着医院教学实力的不断增强，本科实习生比例在逐年增加。2008年，接收了3名研究生前来实习、见习。近几年，医院共举办了10余届中医骨干培训班，为农村基层培训了不少合格的中医人才，得到社会的广泛肯定。

蔡柏认为："让人才走进医院，也让人才走出医院。出出进进，流动着的人才都是中医的宝贵财产。"事实上，医院的人才正是在不断的培训打磨中，在相互的影响和学习中汲取了更丰富的养分。

2. 教学条件的改善

从更高处认识人才、培养人才，才能打造出大气的医院、技术过硬的医院。为此，医院不放过种种努力，为医院教学创造着更好的教学条件。

经过几代人的不断努力，几十年来医院教学工作从无到有、从小到大、从弱到强，教学规模不断扩大，教学质量不断提高。如今，医院更加重视临床教学工作，一直坚持优良传统，严格执行教学制度，认真落实教学职责，努力以教学促进医疗，以教学带动临床，实现医、教、研相互促进。医院规模扩大了，医疗技术和服务水平提高了，业务指标持续增长，教学条件也改善了。

医院除了院部的门诊部、住院部以外，还设有爱周医院与护老院，设有急诊科、内科、外科、骨伤科、妇科、儿科等30多个专科，有高、中、低不同档次的病床408张，为临床教学提供了充分保证。

（1）医院重视教学师资队伍的建设。经过多年的培养与引进，到1985年卫生技术人员已达147人。1998年被评上二级甲等中医院后，卫生技术人员达到174人，其中医师总数53人，正副主任医师12人，主治医师25人，已具备完善的临床教学条件。至2005年被评为国家三级甲等中医院后，卫生技术人员达到183人，其中省级名中医1人，硕士研究生导师1人，主任医师4人，副主任医师29人，省级以上专业委员会委员23人。截至2012年12月，卫生技术人员有291人，省市名中医已达6人，副高职称者60人，中级职称者101人，师资队伍已具规模。

（2）教学设施得以改观。医院不再像成立初期那样只有一栋陈旧的二层砖木结构瓦房了，如今已有供教学的大课室1间，面积达180米^2，可容纳150人上课；电教室1间，面积98米^2，可容纳80人；各个学科均有示教室，大的达160米^2；有专用和兼用实习生值班室6间。

为了给医务人员提供一个舒适的学习环境，医院开辟了图书阅览室，总面积达120米^2，专设实习生阅览室一间，拥有各类藏书1万多册，并逐年新添医学及人文书籍，订阅国内外期刊90余种，学生可借阅图书杂志。图书馆内有医院网络终端并开通国际互联网，实习生可免费上网，查阅各类资料。图书馆除上班时间开放外，每周二、周四晚上还增加开放以适应学生夜晚自修。

医院还有数码摄影机、摄像机、光学影仪、实物展示仪、高级音响、大屏幕彩电、录像机、幻灯机、数码相机、扫描仪、多媒体电脑、手术闭路电视示教系统等电化教学设施，以及一批教学录像带、VCD、DVD、CAI课件、人体模具、挂图等。

（3）实习生的住宿条件也在逐年改善。医院专门安排的实习生宿舍占一层楼，共有12间，面积达500米^2，可供80名学生住宿。宿舍环境优美，空气清新，安全舒适，设有自修室、娱乐室、篮球场。医院膳堂能保证学生伙食供给，浴室安装有燃气热水器，保证热水供应。

3. 狠抓教学管理

（1）设置教学管理机构。20世纪70年代初期，管理医疗教学工作主要由医务科负责，管理上相对较简单。近几年，医院已高度重视临床教学，指派一名副院长分管教学工作，安排科教科作为全院教学管理机构，设立教学秘书专职管理实习生的教学实践，制定了相关管理规范。

（2）设置教研室及内科、外科、妇科、儿科教研组。科教科制定了《教研室主任职责》《教研秘书岗位职责》《带教老师职责》《实习生职责》等管理制度，并组织进行教学行政查房，每年度对各教研组人员进行考核。各教研组由科主任和资历较深、学历较高的医务人员组成，岗位职责明确。

每个教研组都要做好年度工作计划，积极开展评教、评学等教研活动，不断提高教学水平。

4. 临床教学的实施

经过几代人的不懈努力，医院的教学工作形成了自己一套行之有效的方法，主要通过如下几方面来实施。

（1）书写病历。为保证实习生写出高水平、高质量的病历，在每位实习生进入临床前，由科教科详细讲解中医病案书写规范、医嘱及申请单的填写要求等。医院要求每一个学生在每次出科时写一份入院记录，由带教老师修改后归档。病程记录由实习生直接在病历上书写。各级带教老师均要认真地修改实习生病历并详细讲解批改原因，以提高实习生的病历书写质量。

（2）临床操作。实习期间，鼓励实习生大胆参与各种操作，按照讲解—实践—指导—再实践的方法对学生进行临床操作指导，让每个实习生在实习结束后都能掌握清创、缝合、换药、拆线等术科的无菌操作及静脉注射、肌内注射、吸氧、吸痰、胸穿、腹穿、骨穿、捏脊、针灸等基本技术操作。各临床教研组有计划地合理安排实习生参加各种手术并积极参加危重病人抢救，务求学生能够按照正确的操作规程、操作手法，完成教学大纲要求的各科临床操作。

（3）病历讨论。各科室定期每两周组织一次病历讨论，由各教研室教学秘书精选典型病历或常见急危重症病历，提供病历摘要并布置思考题。实习生根据病历资料，围绕思考题查阅相关资料，进行充分准备，由带教老师组织同学进行讨论并总结。通过讨论，大家可以形成正确的临床辨证分析思维方式，提高临床处理病人的能力。

（4）轮流讲课。由科教科组织全院实习生以教研室为单位每两周进行一次小课学习，主要由高资历主任、副主任、主治医生轮流授课，重点讲授疾病的诊断、治疗及新进展等方面的内容。通过讲课使学生巩固原来所学的知识，并将理论与实践有机地结合在一起。同时，通过小课学习，使实习生了解国内外医院的新进展，学到课本上没法学到的新知识。

(5) 教学查房。医院实行三级医师查房制度，在上级医师查房时实施教学查房。各教研室每两周进行一次教学查房，主任医师教学查房要有准备、有计划、有目标，按照操作指导、临床分析、启发教学和归纳总结等步骤，有重点地进行教学。带教老师针对典型的症状及体征进行讲授，采用互动教学方式，启发实习生的临床思维，使他们加深对临床知识的理解，提高他们的临证水平。

(6) 集体备课。各教研室根据学校学习计划及教学大纲，开展由各教研室主任主持、各带教老师参加的集体备课活动，各带教老师根据备课的要求及同行的指导意见进行备课。

（三）培养新一代中医群体

人才是医院重要的资源，是中医事业的根本。几年来，医院花大力气抓好人才培养工作。一是“引进来”。他们争取到上级部门的支持，大开“绿灯”，引进各类专业技术人才，充实医院各科技术力量。如医院外科一直发展缓慢，通过引进外科副主任医师为学科带头人，使外科很快成为具有一定影响力的科室。目前，该院 8 个病区科室中，有 3 个病区的主任及 6 位副主任是近年引进的技术人才。二是“请进来”。针对一些紧缺或实用的一时又难以引进的人才，通过聘用的办法，应急“造血”，既弥补技术人才和新技术力量的不足，又拓展了业务；外聘的专家教授离开后又会留下经验、技术。如年初聘用了湛江市某三甲医院心血管内科中西医结合内科主任医师来院工作，迅速提升了医院心血管内科中西医结合水平，取得了很好的社会效益和经济效益。近年来，医院外聘专家教授5人，通过“短、平、快”的方式促进了医院专科业务的发展。三是“派出去”。选派青年技术骨干到上级医院进修学习，使出去的人员带着问题去，抱着方法和技术归来。医院重视继续教育工作，每年安排的继续教育经费都占业务收入的2%以上。四是“留下来”。对中级以上职称的退休医生，医院给予优厚待遇，全部返聘回医院工作，充分发挥他们的余热，对年轻医务人员发挥传、帮、带作用。五是鼓励“西学中”。医院要求所有西医院校毕业人员都要系统学习中医基础理论知识，并编写《中医理法方药应知应会手册》人手一册，做到西医师也会辨证施治，会开中药处方，保证中医特色和临床疗效。六是积极创造条件促进更多中医药人才成长和脱颖而出，造就新一代名中医群体。该院制定了中医师承计划，建立了名中医工作室，选拔了一些具有副高以上职称的中医师作为省、市名中医学徒，发挥名中医的传、帮、带作用。目前医院有卫生技术人员386名，其中高中级职称达147名；中医药专业出身者比例达65%，人才素质较高，梯队结构合理，为医院今后发展奠定了坚实的基础。

十、科技创新

（一）从一张白纸到著述累累

“科研兴院”是第一中医院的先进理念。

建院初期，医院的科研工作是一张白纸，没技术，没设备，没经验。当时一栋二层砖木结构的旧瓦房就是医院的全部家当，只有23个工作人员，仅1人挂名管科研工作。

科研是什么？当时无法回答。

1975年，医务人员增至70人，病床也增至45张。病床增加了，临床经验也在不断地积累着。有些职工开始把自己的临床经验和工作实践写成论文。

《医药卫生资料汇编》是湛江市卫生局主编的，还有《湛江新医》《新医动态》。这些刊物是医院的医务人员发表论文的园地。尽管这些论文在社会上的影响范围不大，却使医务人员能够看到自己的成果。

小小医院，研究的风气令人振奋。

从1978年到1990年，短短12年，湛江市医疗卫生单位获奖的医疗科研成果共有221项，第一中医院摘取了34项。林树芳、岑梅芳是这个时期的典型代表人物。这个队伍提出的信念是“自尊、自信、自立、自强”，目标是坚定的：走中医道路，发展中医事业。

1985年10月，经过几代医务人员的努力，科研成果诞生了。以林树芳为代表的团队将几代人在实践中摸索出来的临床经验，经过精心的总结，终于完成了“治疗虚寒型慢性支气管炎257例报告”课题，获湛江市科技进步四等奖。首次获奖，鼓舞着科研工作者，全院的科研热情日益高涨。

1988 年，医院在全省中药剂型改革中成绩显著，荣获“广东省中药剂型改革奖”。

次年，岑梅芳、林树芳等主要负责人马不停蹄，日夜奋战，完成了“中药剂型改革的初步尝试——茶泡剂的制备及荆防败毒茶的临床观察”课题，获得湛江市科技进步三等奖。这一成果在临床中也得到了广泛推广。直到今天，该制剂还在广泛应用，影响深远。

到了 1990 年，湛江市科技局正式成立。

医院班子坚持鼓励员工搞科研，不断完善科研激励机制，广大医务人员开展科研的积极性十分高涨。“我们的科研必须进入快车道。”蔡柏说。

脑卒中是老年人的多发病及常见病，潘金辉和黄坚在 1986 年以后就注意总结对这种病治疗的临床经验。他们选择了 83 例病人作为研究对象，以桃核承气汤加味配合西药对症治疗。他们观察分析治疗方法和治疗效果，进行详尽的讨论和研究，其成果刊登在《辽宁中医杂志》2007 年 6 月第 16 卷第 6 期上。

潘金辉、黄坚的研究项目还包括药效学研究。小柴胡汤加减治疗功能性消化不良、功能性消化不良的超声胃动力学研究等研究方向均有学术论文发表，常和他们共同实践和写论文的有黄文峰、郭胜、万从容、宗林娜、林令高等。

由中华医药学学会、中国中医研究院主办的《中医杂志》刊登了詹锐文关于治疗糖尿病的论文；由国家中医药管理局主管、广州中医药大学主办的《新中医》刊登了陈文华和詹锐文合著的《糖尿病肾病 100 条处方药物分析》；《辽宁中医杂志》多次刊登詹锐文以及詹锐文、李敬、胡华娟合作的关于糖尿病治疗的论文。詹锐文还著有《中医病理》《糖尿研治新论》《病症治疗验方》等3本书。由此，医院治疗糖尿病的名声越传越远了。

近几年，林来胜每年诊病人数居全院之首，多达13 000多人次，他先后在《中国医药杂志》《中医杂志》《陕西中医》等国家级、省级医学杂志上发表论文30多篇。他还以第二完成人的身份完成了广东省中医药局立项的科研课题“壮肾灵颗粒治疗充血性心力衰竭的临床研究”和“中药缩胆剂的临床应用研究”。

林来胜苦学《伤寒论》和《金匮要略》等经典，并在临床中研究治疗疑难杂症。他善于总结、撰写论文，如他用清脂降浊饮、止眩饮二方治疗老年性疾病取得了很好的疗效，并撰写论文于《陕西中医》上发表，同年获《中国新世纪经络与科技理论文库》优秀论文一等奖。他还在《世界华人医学杂志》和《中外健康文摘》上刊登了治疗肺、呼吸道疾病的论文。他关于消化道出血治疗的研究论文分别在权威医学杂志《中国中医急症》及《新中医》上发表。

副院长吴洪编著的《中医特色疗法简编》是很有特色的中医学著作，这部书很受读者和医疗工作者的喜爱。

吴洪和编者们在2009—2010年借国家中医药管理局大力倡导全国中医药以人为本、发挥中医药特色优势的良机，编成《中医特色疗法简编》一书。他们加班加点，翻阅大量相关书籍和当今文献，结合长期临床经验，全面归纳总结中医特色疗法的精神。本书既全面（共介绍了116种疗法）又实用，全书分为绪论、上篇、下篇及附录。绪论着重介绍了中医特色疗法的历史渊源；上篇介绍了临床常用的25种中医特色疗法，侧重于基本原理；下篇简略地介绍了10种特色疗法，以便读者自学；附录收藏了临床常用经络、腧穴及针灸图。

院长蔡柏带头撰写论文，这里介绍一下他的《和谐与治未病》。

蔡柏熟读《黄帝内经》，对其治未病的深刻内涵了然于胸。他结合多年的临床经验，从培元固本、欲衰即调、病微防重、病重防危4个阶段分析治未病的内涵。

平衡就是健康，和谐就是生命。这是人们常说的话。蔡柏反复思考：身体怎样才能达到一种更佳的调和状态？现代医学思维有哪些欠缺之处？他在思索中认识到，治未病可以弥补目前医学思维的缺点，并可将其转换为日益走向健康的良性循环。蔡柏还告诉人们，治未病的精华之处在于和谐，这种和谐包括人体自身和谐统一（包括自身脏器和谐统一和自身形神和谐统一）、人与自然环境和谐统一、人与社会环境和谐统一几个方面。这篇论文最终告诉人们精神思想在人体生命活动中具有统领作用，人们追求和谐可以达到治未病的目的。

蔡柏认为“未病”所强调的是一种哲学思维。他引用了《素问·四气调神论》中的话：“‘治未病’一词最早见于《素问·四气调神论》篇：‘是故圣人不治已病治未病，不治已乱治未乱，此之谓也。夫病已成而后药之，乱已成而后治之，譬犹渴而穿井，斗而铸锥，不亦晚乎！’”

蔡柏循序渐进地分析认为，治未病有如下4点重要内涵：一是培元固本。他告诫人们，不要只寻求被动适应，要“培养正气，使体质上升到一个较高的台阶，这样邪气就更不容易侵犯身体”。二是欲衰即调。他分析说：“在身体处于气血阴阳虚弱，还没有邪气侵犯身体阶段的时候就应该马上予以调理、纠正。如《素问·八正神明论》曰：‘上工救其萌芽……下工救其已成，救其已败。’《素问·脏气法时论》曰：‘毒药攻邪，五谷为养，五果为助，五畜为益，五菜为充，气味合而服之，以补精益气。’《素问·五常政大论》亦曰：‘谷肉果菜，食养尽之。’都指出了在疾病未发生，但已经出现某些征兆、萌芽状态时，就应该采取有效措施，注意调养身体，使其转向健康，从而防止疾病的发生。”三是病微防重。他指出：“在疾病的轻浅阶段就应该警惕，及时予以干预，防止其转变或者向加重方向转化，此时疾病处于轻浅阶段，邪气未盛，对正气的损害不甚严重，故早期治疗可达到治愈的目的。正如《医学源流论》曰：‘病之始生浅，则易治；久而深入，则难治。’又如《金匮要略·脏腑经络先后病脉证第一》曰：‘始中经络，未流传脏腑，即医治之。四肢才觉重滞，即导引、吐纳、针灸、膏摩，勿令九窍闭塞。’同样强调了在疾病早期应及时采取有效措施予以干预。”四是病重防危。他指出：“病情深重时要防止其进一步恶化，以免达到无法挽救的地步。病重时邪气亢盛，正气虚弱，机体抗邪无力，疾病会向恶化、危重，甚至死亡方面转归。如《扁鹊传》曰：‘后五日，扁鹊复见，望见桓侯而退走……疾之居腠理也……在血脉……在肠胃……在骨髓，虽司命无奈之何！今在骨髓，臣是以无请也。’指出疾病发展到最后阶段就是掌管生命的人也没法挽救，即到了无药、无人可救的地步。又如《素问·阴阳应象大论》曰：‘邪风之至，疾如风雨……其次治六腑，其次治五脏。治五脏者，半死半生也。’同样指出应该把握疾病的发生、发展规律，及时采取有效措施，阻断其转向恶化、死亡。”这 4 方面的目的是促进身体进入最佳状态，即如《素问遗篇·刺法论》所讲的“正气存内，邪不可干”。

“治未病”的思维方法是什么？蔡柏认为医学应当是“直线”思维，即“治未病”是由对病情的研究到防病的研究，到提高医术的研究，再到对人类健康的研究和对无病提高体质的研究。有趣的是，蔡柏是个有心人，他凭多年治病救人的经验，从另一个角度看问题。他说：“请大家思考一下，现在医学（特指西方医学）的目光侧重点在对疾病的研究上，因为导致疾病发生的病菌具有非常强的适应性，抗生素的滥用导致病菌的抗药性越来越强，医生一找到一种灭菌良药，它就会变异为更强的菌种，然后医生们再研究更高级的新药再去消灭它，它就又会变得比以前更强，如此恶性循环，造成疾病越来越多、越来越重，受罪的最后还是人类自己，并且身陷其中而不觉。”“治未病”则不光转换了这种思维方式，并且其中蕴涵了一种和谐思想，这也是其精华所在。“治未病”最终、最高级的阶段是要培源固本、提升体质，从而将关注点转移到健康上来，让我们的学者、研究者多探究一些养生方法，这样的良性循环会提升体质到另外一个境界，从而改善人类的生活质量。其中的精华——和谐思想也更多地表现在调养、调和上，而不是一味地消灭、斗争，这也正是传统文化特点之一，即“中和”“以和为贵”“家和万事兴”等，祖国医学在传统文化影响下也主张阴阳平和、气血调和等，认为世界的本然秩序是和谐，无太过与不及，亦称“中和”。如《周易·系辞》“一阴一阳谓之道”，后世又补充“偏阴偏阳谓之疾”。“和”在此更多的是强调一种平衡、协调、融洽而统一的关系，是事物在多样的变化中呈现出内在的统一。

蔡柏对于《黄帝内经》的诠释注重“天人合一”的体

验。人的本原和生成是怎样的呢？他认为《黄帝内经》早已回答了这个问题："人以天地之气生，四时之法成。"《素问·宝命全形论》说："夫人生于地，悬命于天，天地合气，命之曰人。"他解释说："人由天地之气生，并且生活于天地之间，必然会受其影响。《灵枢·刺节真邪》说：'与天地相应，与四时相副，人参天地。'这正是《黄帝内经》所主张的'天人合一'论，具体表现为'天人相应'学说。'天人合一'是中医学全部理论和医疗实践的根本着眼点、出发点，也是整体思维的根本特点，这种思维方式不仅把整个世界看作一个大的有机整体，认为世间的一切事物存在着相互联系、相互制约的关系，而且也认为每一事物的各个组成部分也是一个小的有机整体，其组成部分间也是一个连续、不可割裂的整体。"

至于"治未病"最终归为何处，蔡柏认为"治未病"是为了人类健康，归总点应该是人自己，而且要抓其思想，思想和谐身体会与之和谐，也能带来做法和谐，使万物和谐相处。因此，"治未病"的根基在于和谐思想、和谐观念，即通过追求和谐以达到"治未病"的目的。

近10年（1998—2008年），全院医务人员在全国各级杂志发表论文245篇，其中国家级30篇，省级85篇。在各级学术会议上交流论文58篇，其中国家级4篇，省级38篇，还出版了《药用蕈菌》（潘奔前、蔡柏、吴洪编著）、《中医病理》《糖尿研治新论》《病症治疗验方》（詹锐文著）、《中医特色疗法简编》（吴洪主编）等著作。

（二）从科研开路到自主创新

医院建院初期，科研是一张白纸。没有设备，没有技术，更没经验。“文革”期间，科研工作更是全面瘫痪。

20世纪70年代中期，医院还不到100人，病床还未到50张。虽然条件差，但是科研工作已开始引起医务工作者的重视。经过多年的沉淀与积累，许多临床经验需要总结、提高。医院提出，努力把多年来的积累提升为经验，写成论文以保存下来。医院的科研工作出现了可喜的局面。1978—1990年，湛江市医疗卫生单位获奖的医疗卫生科研成果共221项中，医院摘取了34项。此阶段的典型代表人物是林树芳、岑梅芳。他们本着“自尊、自信、自立、自强”的信念，发挥艰苦奋斗的精神，在探索中找到了一条适合自己发展的道路：走中医道路，发展中医事业。1985年10月，经过几代医务人员的共同努力，以林树芳医生为代表的课题组将几代人在实践中摸索出来的临床经验，通过精心总结，顺利完成了“治疗虚寒型慢性支气管炎257例报告”课题，并获得湛江市科技进步四等奖。1988年，医院在全省中药剂型改革中，由于成绩显著，荣获了“广东省中药剂型改革奖”。1989年7月，由岑梅芳、林树芳等为主要负责人完成的课题“中药剂型改革的初步尝试——茶泡剂的制备及荆防败毒茶的临床观察”获得湛江市科技进步三等奖。虽然在这个时期医院医疗科研取得了一定进步，但不可否认，基础力量薄弱、资金投入不足及科研体制存在的问题仍在一定程度上制约了医院科研的发展，这也是造成医院科研水平偏低和难以产生社会影响、形成规模的主要原因。但医院的科研工作者毕竟发扬了勇于探索、艰苦奋斗的精神，在医疗科研实践中走出了一条属于他们自己的发展道路。

1. **领导重视**

医院领导高度重视科研工作，把科研、教学、医疗等作为医院的三项重要任务来抓。

医院重视临床医学教育和科研工作，2001 年以来，医院承担省、市级科研课题立项共 43 项，其中省级 3 项、市级 40 项。1985 年以来，医院的科研项目曾获得湛江市医药卫生科学技术奖励 9 项，其中湛江市科技进步奖（科学技术奖）二等奖 2 项、湛江市科技进步三等奖 3 项、湛江市科技成果奖四等奖 1 项、湛江市医药卫生科技进步奖一等奖 1 项和三等奖 2 项。

医院支持医务人员参加学术交流，组织各种形式的学术报告会、交流会，营造活跃的学术环境和氛围。医院领导的带头作用与扶持科研的决策，为科研工作的全面发展奠定了坚实的基础。

2. **壮大科研队伍**

为不断壮大科研队伍，医院一方面加大了高水平学术带头人的引进，另一方面加强了拔尖人才的培养，采取多种途径、多种激励政策提高科研队伍的科研水平。医院面向国内外招聘与培养了多名高水平学科带头人。2006 年 1 月全院有医学教授 4 人，副教授 28 人，讲师 28 人，助教 10 人；有在学术团体任职的省级专业学会教授级委员 2 名，副教授级委员 6 名，讲师级委员 1 名，省级杂志任职编委 3 名。科研队伍不断壮大，已能顺利地指导并带领全院广大医务人员积极投身于科研工作，保证医学科研工作的顺利进行。

随着科教科自身的不断完善和科研素质的不断提高，医院坚持以培养医务人员为基础，以提高医务人员科研素质为重点，以素质教育研究为主要内容，以围绕医疗科研课题为中心，以促进成果转化为目标，积极参加国家、省组织的各类学术活动，还独立组织开展一定规模的培训。近 8 年来，全院共派出近205人次参加国内外各类学术活动，平均每年举办2次全市中医理论技能培训，讲座10余场。

3. 改善科研条件

自从2005年评上三级甲等中医院以来，医院加大了现代化医疗设备的投入。如今，已拥有GECT、岛津X光机、GE彩超、阿洛卡B超、奥林巴斯电子胃镜、肠镜、腰椎间盘后路镜、8床遥测监护仪、动态心电图、全自动生化分析仪、经颅多普勒、血磁仪、体外震波碎石机、全能麻醉机等。1990—2000年，科研工作取得了新的突破，科研用实验室增加到95米^2，科研用病床增加到12张。2008年，医院业务用房面积已达24 572米^2，床位408张，其中科研实验室用房达1000米^2，科研用病床数增加到50张。1996—1998年科研费用资金共投入9.3万元，2003—2007年科研费用资金共投入200万元。科研条件的改善，为医院科研的顺利开展提供了重要的物质保证。

4. 医疗创新

一直以来，医院坚持“医疗创新，科技强院”的指导思想，坚持“以人为本，走自己的路”的工作原则，积极构建基础理论研究和应用技术研究互为支撑、传统中医特色和前沿领域共同发展、医学自然科学与人文科学相得益彰的科研格局。通过创新机制，奖励冒尖，形成一批结构合理、团结奋斗、朝气蓬勃、求真务实的科技队伍。在激发科技活动的同时，为医疗探索、队伍建设、人才培养提供了强有力的支撑。

科技论文质量的高低不仅是作者科研成果的结晶，也是一个医院科研水平高低的重要体现。近几年，医院科学技术的飞速发展，也促进了医院科研成果的不断出现，而科研成果的不断出现，反过来又加速了科研及论文的发展。作为一家综合性中医医院，在日常工作以医疗为主体的同时，也积极发展科研教学。由于现任医院领导班子重视，医院不断加大对科研、论文的扶持力度，每年对科研方面投入约 28 万元，具体到对每一篇论文、每一个课题都能够按一定比例予以奖励，这极大鼓舞了医院临床医务人员搞科研的积极性。近 10 年（1998—2008 年），全院医务人员在全国各级杂志发表论文约 245 篇，其中国家级 30 篇，省级 85 篇。在各级学术会议上交流论文 58 篇，其中国家级 4 篇，省级 38 篇。论文质量、数量、影响力都达到了另一个高度，每年都有不少好作品问世。

另外，医院每年不断对医务人员（尤其是医生）加强继续教育培训，其中近 7 年来的继续医学教育达标率，医师、药师、技师均为 100%，护理人员为 76.9%，平均达标率为 87.9%。2002—2004 年、2006—2012 年医院还连续被评为“湛江市继续教育先进单位”。坚持不懈的继续教育大大提高了医务人员的整体素质，也为他们不断摸索、不断求新注入了新的动力。

科技是第一生产力。在医学科学研究方面，医院坚持科技创新，以抓重点、促特色、上水平的工作思路，不断拓宽渠道，在科技管理、科技立项以及科研成果转化等方面取得了可喜的成绩。20 世纪 90 年代后，以潘金辉、詹锐文为代表的学科带头人在科研教学医疗等方面做出了杰出的贡献。

1991 年 12 月，由潘金辉等医师主持的“单味紫珠素治疗消化性溃疡病出血的研究”获湛江市科技进步奖三等奖。1995 年 7 月，在潘金辉主持下开展的胃肠病专科研究项目“中医胃 B 超增效剂的临床应用研究”获湛江市科技进步奖二等奖。该增效剂新颖实用，在粤西地区已被广泛使用。詹锐文从小喜爱岐黄医技，杏林悬壶济世30余载，医德高尚，医术高明，在粤西地区享有盛誉。经多年努力编写成《病症治疗验方》《中医病理》两本书，字数达30万，是詹锐文主任临证30余载经验、心血的全部结晶。

2000—2008年共8年间，医院共获省市科研立项70余项，其中省级10项、市级60余项，获市级科技进步奖共6项。2001年1月由潘金辉主任主持的“123例功能性消化不良超声胃动力观察”获湛江市科技进步奖三等奖。2002年2月潘奔前医生主持的“中医速尿饮（颗粒型）的应用研究”获湛江市科技进步奖三等奖；同年5月由招仕富主任主持的“椎间盘退变性疾病颈腰椎间盘突出症的平衡整脊手法治疗与临床”获湛江市科技进步奖三等奖，该项目被列为“湛江市中医适宜推广项目”，在粤西地区已广泛推广。2004年，由潘金辉主任主持的“柴平舒胃颗粒合剂治疗功能性消化不良胃动力障碍的临床研究”获得湛江市科技进步奖三等奖，在临床上被广泛运用。2006年，詹锐文主任主持的“早肾颗粒与卡托普利治疗早期糖尿病肾病临床应用研究”获当年湛江市科技进步奖三等奖，由于该中西结合办法对糖尿病性肾病在临床上有良好的效果，因此得以广泛应用。2007年4月，潘金辉主任主持的“柴平颗粒剂治疗糖尿病胃轻瘫”课题，立题新颖，为糖尿病胃轻瘫等胃动力障碍性疾病开发了一种安全可靠、质优价廉、服用方便的中药制剂，具有良好的现实意义和广阔的开发前景，研究达到国内先进水平，获得湛江市科技进步奖二等奖，使医院科研工作获得了新的突破。

40年来，第一中医院的科研工作从无到有、从弱到强，取得了可喜的成绩。然而，在取得成绩的同时，医院也看到了自己的不足。长期以来，基础差、资金投入不足及科研体制存在问题制约了新技术项目的开发，这也是造成医院科研开发新技术、新项目水平低下，难以形成规模，难以在省级、国家级等重大项目上取得突破的重要原因。如何克服困难?在需要国家加大基础研究资助力度的同时，医院更需要根据自己的实际情况，探索一条更加适合自己的路子。在一定时期内需要“两条腿走路”，即合作与独创相结合。

一方面，医院作为广东省高等院校教育基地，应充分利用这些宝贵的高校资源。因为高校科技研发能力强、人才技术雄厚、管理规范、资金充裕、经验丰富，他们站在国内外科技研发前沿，如此得天独厚的条件，应充分利用。特别是作为广州中医药大学非直属附属医院，医院已多次表达了要与大学合作的意愿，或直接参与到广州中医药大学的科技研发中去。广州中医药大学也表示愿意加强合作，在技术、人才、管理等多方面，指导医院的科研工作，并每年定期进行不少于一次的指导。倘若能付诸实施，这将对医院争取国家及省部级高层次科研项目、开展高水平研究产生积极影响。

另一方面，医院要加强基础研究，进行创新开发，本着“自尊、自信、自立、自强”的信念，响应广东省政府建设中医药强省的号召，发扬艰苦奋斗的精神，在战略上走适合自己的发展道路。坚持创新，强化措施，扎实工作，解放思想，积极进取，鼓励医务人员选准方向，集中力量，奋力攻关，创造高水平的成果，争取做到“墙内开花，墙内外都香”，先要努力在湛江市内产生影响，再向全省甚至全国辐射，扩大影响，真正走出去。

学无止境，医海无涯。在医疗体制改革不断深入的今天，医院要获得可持续发展，就必须不断提高医疗技术水平和医疗服务质量，而这些又必须依靠医学教育与医学科研作为平台支撑。医院领导班子带领全体医务人员在医疗教学科研实践中已深刻体味到医学科研的甜头，已高度重视临床教学、科研等工作，并将保持优良传统，严格执行各项制度，努力实现医、教、研三者的有机结合，拓展适合医院可持续发展的有效途径，继续实施跨越发展。

他们新的目标是改善科研条件，更自觉地自主创新，开展三大攻坚战，即进行论文攻坚，向广度、深度和高度发展，提升医学理论；进行科研攻坚，向独创、新颖、尖端发展；进行教学攻坚，培养更多热心于科研和开拓创新的医务工作者，以新的实践，发扬刻苦钻研的科研精神，向新高峰攀登。

医魂篇：
和谐整体

在第一中医院，党组织起了中坚作用，党员起了先锋模范带头作用。

“医乃仁术”“大医精诚”，是古代的医学精神。我们提倡唐代大医学家孙思邈的思想，即“凡大医治病，必当安神定志，无欲无求，先发大慈恻隐之心，誓愿普救含灵之苦”。

——题记

一、惠风和畅

（一）党风、医风、和风

都说第一中医院有 3 种惠风：纯正的党风，纯朴的医风，温馨的和风。

谈到纯正的党风，医院原党委书记黄柳书说："医院党建工作，其中很重要的一条就是必须与医院各项业务工作紧密结合，做到互相鼓励，互相促进。比如，我院去年和今年开展了服务之星评选、温馨服务、创建文明行业、医德医风示范医院评选、质量管理年、创'三甲'医院和广州中医药大学附属医院、十元门诊、'三平'服务等活动，党委结合这些活动号召全体共产党员发挥先锋模范作用，党员在各项活动中也确实做出了自己突出的贡献。"

蔡柏院长也说："医院能上规模、上等级，业务不断发展并发生了很大变化，是和党政班子团结合作、互相支持、重视和加强党建工作分不开的。在医院制定发展目标，各个时期做出重要决策和开展各项活动以及业务建设等方面，医院党总支都给予了大力支持，并组织党员积极参与。"

是的，第一中医院共有 178 位党员，分为 8 个支部。这些党员的最大特点是：思想素质高，业务能力强，能在医院里起到先锋模范作用。

原来，第一中医院的确名不见经传。规模小，人才缺乏。这与政府的要求、社会的期望、人们的需要是很不适应的。人心乱，都想走。黄柳书说起当时的情况唏嘘不已，他比蔡柏院长早来一年，情况是熟悉的。

一位医务科长，后调到另一间中医院去，并当了副院长。“老黄，你老实评价一下吧，到底这两间医院，谁的前景比较好?”这位副院长问黄柳书。黄柳书心里想：医院调整了领导班子，安排好了专家结构；领导带头，一抓纪律，二抓职工素质……这样下去，没有搞不好的。他回答道：“我认为本院的前景会好的。”果然，后来第一中医院的业务收入比另一间多了一倍。

黄柳书感到领导班子的号召力是最重要的，他如数家珍，把本院发展的关键措施和做法都点了出来：“2001 年开始，蔡柏院长来后，争取了国家项目：广东省治未病中心，通过竞拍买下了一栋作省试点的楼。目标是建成省内闻名、粤西一流、具有中医传统特色的现代综合医院。”

第一中医院的党政领导及全体医务人员明确了目标和自己的任务，都在默默地做自己的本职工作。忘我劳动，是党总支对党员的要求。

蔡柏对于本院共产党员的模范作用，心存感激之情。事实上，在医院建设的每一个环节，共产党员都发挥了很大的作用。随便举一个例子吧！一次，一位江西姑娘在湛江遇到歹徒抢劫，身上多处受伤。当人们把这位姑娘送到第一中医院时，她已经生命垂危，医生立即会诊。受伤的姑娘已经休克，颈部、胸部、腹部、手部都有伤，伤势的确比较严重。姑娘身无分文，怎么办?

情况十分紧急，医生二话没说便投入了抢救。因为抢救及时、细心、得法，姑娘脱险了。党员带头为姑娘的康复捐款，共 3000 元。姑娘要出院了，她激动地说：“医院领导和很多医务人员都很关心我，蔡院长来看我好几次了。很多主任医生都来抢救我，护士轮流精心照料我，还为我捐款……

是第一中医院给了我第二次生命!”

湛江市卫生局原党组书记、局长吴明寿充分肯定了第一中医院的党建工作。他说:“党政一把手团结协作,互相支持,党员起模范带头作用,形成了第一中医院的特色,并使之成为湛江市卫生系统文明行业和医德医风建设的领头单位。”

在第一中医院,党委中心组是一个群众信得过的中心组。这个中心组把抓好理论学习作为领导班子建设、推动医院发展的重点。中心组组长由党委书记陈日新担任,副组长由党委副书记、院长蔡柏担任。在很长一段时间内,在实践科学发展观中,中心组制定了《建立健全惩治和预防腐败体系2008—2012年工作规划》。中心组围绕“党员干部受教育,科学发展上水平,人民群众得实惠”的总体议题展开学习。中心组不解决这个理论问题,怎能把全盘工作统筹起来?

他们的共识一是领导切实带头学,结合医院实际,不讲大话;二是把自己的学习方案摆出来,让党员监督检查并自觉按方案学习;三是要求每位党员做到读有书,讨论有记录,联系讲实际;四是以外促内,请湛江师范学院龙鸣教授作专题辅导,解决一些理论难题。

这个党委中心组是讲实际的党委中心组。他们说:“贯彻落实科学发展观,必须牢牢把握发展这个第一要义,以科学发展观的要求推进医院的改革发展。”从这点出发,中心组结合医院实际进行全面的梳理,试图找出阻碍医院科学发展的问题。

他们带着问题去调查研究,发动党员献计策。要发展,一是要提高医疗效果,增强竞争力;二是要提高管理水平,实现优势服务;三是要强化医院特色,创出医院品牌。这3

个方面是3面镜子，不但让中心组时时事事照照自己，而且让党员也事事时时照照自己。

他们从中心组做起检查，作为第一中医院的一员，应如何正视阻碍医院发展的因素，他们终于梳理出10个问题：一是学习气氛不浓，主动性不够；二是思想解放不够，观念陈旧；三是工作作风不够扎实，责任意识不强；四是业务房用地严重不足；五是专业技术梯队不合理，学科带头人、技术人才缺乏，引进和培养人才不够；六是中医药特色治疗不突出，不明显；七是科技创新能力不高，应用不多；八是存在互相猜忌、不和谐的情况；九是经济管理效率不高；十是中医药文化氛围不够。

这些问题梳理出来后，中心组成员切实联系自己的思想实际和工作实际作了深刻的分析。他们在民主生活会上共同讨论如何解决这些问题，以排除一切阻力，让医院更上一层楼。

他们出台了整改方案、整改目标，原则十分明确：整改的内容和措施要让每个党员都心中有数。10个问题是警钟，时时响在中心组成员和每个党员的心中。

黄柳书说：“属于医院里的事，要‘同心协力’，属于班子里的事，要‘沟通理解’。党委一定要积极支持院长的合法施政。”黄柳书是这样说的，也是这样做。

党委抓住突出实践这一重点特色，认真开展活动。2009年6月16日，党员专家20多人，到较远的雷州市纪家镇迈特村固本强基点为群众义诊，送医送药。300多名病人得到了及时的治疗，2000多元的药品送到了农民手中。农民兄弟十分感激，纷纷紧握医务人员的手说：“你们心挂着我们，为我们看病治病，我们做梦也想不到呀！第一中医院虽然在城里，离我们很远很远，但你们的心离我们很近，心在一起呀！”

蔡柏院长总是强调以人为本，心系百姓，用平价为民众治病。在医院党委黄柳书书记的带领下，党员用自己的行动实践了院长的诺言。这种义诊，还在继续搞。医院的工作，无论大小，首先放在党委一班人的心上，放在医院所有党员的心上。党员是先锋，群众要跟上，这是第一中医院的“惯例”了。

实践科学发展观这个最重要的议题，在第一中医院成为党委中心组学习最多的议题。黄柳书说：“这是我们医院发展的最重要指导思想。”蔡柏说：“我们打造‘三名品牌’，就是靠实践科学发展观。这是我们的指路明灯。”党委领导紧紧抓住3句话，一抓到底。这3句话是：实践科学发展观，是医院“三名”品牌建设的关键；发挥战斗堡垒作用，是党委的硬任务；起先锋模范作用，是党委的神圣义务。这3句话，是医院的生命线，是医院发展的巨大动力；3句话，讲起来容易，做起来的确要付出艰巨的劳动。

医院党委中心组紧紧抓住这3句话开展学习、工作。是的，一所集医疗救护、教学科研、预防保健、康复护老、社区服务于一体的国家三级甲等中医院，一所广州中医药大学非直属附属医院，如果离开这3句话，恐难以承受如此沉重的任务。

党委中心组为落实这3句话，一直在前引领着。党支部、党小组和各科室在中心组周围，把中心组交下的任务一件件落实。党委把《毛泽东邓小平江泽民论科学发展》《科学发展观重要论述摘编》两本书郑重地发给党支部书记和科主任，发给全体党员、职工。由党支部和科室统筹安排好业务工作和学习的时间。

党员带头撰写心得体会。学习活动领导小组办公室还对党支部组织学习情况进行检查，确保学习不走过场。湛江师范学院龙鸣教授来上辅导课了，党委领导班子、全体党员和中层干部 130 多人参加了辅导课，医院的学习氛围十分浓烈。

党员和群众在医院的和谐气氛和学习气氛中感受到了一种活力。当你走进这间医院，便会感到：这是洋溢着团结和谐、友爱、温馨气氛的所在；这是紧张而轻松、活泼而活力无穷的战斗团体。人人讲苦干，不讲空话；个个争先锋，不甘人后；层层讲奉献，不贪图名利；科科讲创新，不因循守旧。这种氛围就像一种无声的命令，让每位医务工作者感到任重道远而埋头超时工作；像一柱明亮的灯塔，让每一位职工看到医院辉煌的前景，迈开坚实而轻盈的步伐向前飞跑。

医院党委被党员、职工的良好精神所感染，反而感到自己的责任更重大了，人人都称党委为“火车头”，但党委真正起到带头作用了吗？党委该怎样“三省吾身”呢？党委领导班子这样反问自己。为了准确地反省，他们主动请全院党员、职工向党委提意见，把征求意见表发下去，把意见箱摆出来，发动党员干部开展建言献策和解放思想大讨论，在广大职工中广泛征求意见。

在医院党委召开的领导班子专题民主生活会上，党委委员各自作了积极发言。

——医疗竞争加剧，本医院不进则退。大家感到有压力了。

——医疗要发展，又不能盲目大规模扩建。我们感到了科学发展的重要性。

——要持续发展，医院内涵建设不能松懈。大家明确了这一重要议题。

……

医院党委把前段党员干部群众的意见归类，列出了120多项内容。经过层层“听诊”“问诊”“检验”“确诊”，每一项都认真去做，终于找出了属于党委必须解决的问题。

党委强调在自身上找原因，剖析根源，撰写分析检查报告，组织党员职工对检查报告进行详议。职工对检查报告的满意度达96.6%。

医院党委对医院的持续发展问题，投入了大量精力。打造“名院、名科、名医”品牌，是党委的最大希望，党委也投入了大量的精力。

广东省中医药局于2007年把第一中医院定为省中医名院建设单位后，院党政领导班子把创建中医名院和国家重点中医院作为一项中心工作来抓。随即结合医院的实际，以科学发展观为指导，制定了创建工作方案，努力实施创建省中医名院和国家重点中医院目的计划。

2009年2月25日，湛江市第十二届人大五次会议的政府工作报告中提到“第一中医院被列入国家重点中医院建设单位”“积极推进中医药强市建设，逐步把第一中医院建成现代综合性医院”。

2009年3月通过广东省中医名院评审之后，全院上下一片欢腾，毕竟在粤东、粤西、粤北片仅此一家啊！

继2007年医院中医糖尿病专科、针灸康复科、中医骨伤科被评为湛江市中医名科，中医心血管病专科、不孕症专科、肛肠科被评为湛江市中医特色专科后，又有胃肠病专科、脊柱病专科、糖尿病专科被评为省重点中医专科。2012年，糖尿病专科被国家中医药管理局定为国家中医重点专科建设项目。

在各名科里，共产党员起着领头羊作用。

党委主要培养有作为的党员加入各科。目前，医院有省市名中医 5 名，其中 3 名为共产党员，有高级职称者 50 人，其中 35 人为共产党员。医院还制定了名中医师承培训计划，对中高级职称中有良好敬业精神的中医师，分期分批派出进修学习，总结学术经验和提高技术专长，并加强对名中医传承人的筛选和培养。

优良的党风，带来了优良的医风。

在政治学习、医疗服务、学术研究和医院改革与建设中，共产党员的先锋模范作用特别突出。

在名院、名科、名医这“三名”的光环里，有共产党员辛劳的身影。

“吃苦在前，享乐在后”“刻苦钻研，全心全意”，成为共产党员的代名词。

内二科名誉主任詹锐文把医德、医风放在第一位，他认为医德是人的品质决定的。选择了当医生，就要培养好品质，没有好的品质，为医就会害人害己。医风可以检验医德，医风不正，医德则缺；医风良好，医德则立。这位医术高明的专家，并不因医术高而不顾医风和医德，一直以来总是早上班、迟下班，节假日不休息，常常一天工作长达 10 小时，从不另计报酬。

詹锐文有时带病坚持上班，一边手打吊针，一边为病人把脉开处方。他的座右铭是孟子之言：仰不愧于天，俯不怍于人。他为众多糖尿病病人解除了病痛，得到群众一致好评。共产党员、外科主任易学华一年时间主持完成了大、中型手术 200 多例，没有发生一例差错。其中肝癌的肝叶切除、胃癌根治、胰十二指肠切除门脉高压断流术等术式填补了医院外科手术的空白。

优良的党风带好了医院行业之风，有 4 个关口令人放心：源头上防控商业贿赂，净化医药购销环境，防范商业贿赂行为，构建和谐医患关系。

医院以良好的党风带动了良好的医风，又以良好的监督保证了良好的党风，形成了良性循环。

他们的做法是：第一，聘请相关单位的 20 名同志为该院的社会监督员，请他们为该院的医德医风建设“把脉开方”；第二，每半年分别对门诊和住院病人发放问卷调查表，主动征求病人的意见；第三，打电话或上门回访出院病人，做好意见反馈工作；第四，在每个病区和门诊每层楼均设立意见箱并公布举报电话，随时听取病人和群众的意见。

党风和医风吹开了医患真诚的心扉：四海来客，八面新风；党风和医风带出了惠风百里，人们感到了它的温暖和馨香。

“给病人多一点关爱”，这是第一中医院的座右铭之一。惠风起于医院所有领导和广大职工的心胸，关爱是实实在在的。“服务病人，病人至上，质量第一”诠释了关爱的内涵。“给病人多一点关爱”，“给”就是付出，就是奉献，不求回报，何需荣誉？

院内，这种惠风一直在吹着；院外，这种惠风吹到了广大农村。关爱的范围无疑在不断地扩展着。

第一中医院的扶贫举动在悄悄地进行。医院出台了《关于整合资源加大农村帮扶力度的意见》，围绕“三提高两促进”工作主题，以扶持驻点村建立健全集体经济组织、发展壮大集体经济为中心任务，加强农村基层党组织建设。非临床党支部以“五个一”活动为切入点，积极开展送医疗、送文化、送温暖下乡活动，扎扎实实为群众办好事实事。

驻村工作组在蔡柏和黄柳书的带领下，到了纪家镇迈特村。他们的到来，受到了村民的欢迎。蔡柏和黄柳书到群众中调查研究，与村两委干部交换意见，提出初步的帮扶计划。随后，工作组积极开展调研工作，通过开会、走访、调查，工作组充分了解了村里的基本情况和存在问题，摸清了群众关心的热点、难点问题，因地制宜地制定了帮扶工作计划。

“我们医务工作者，不但要精心为老百姓治病，而且要关心他们的痛痒和生活，能帮就帮，在帮中同百姓建立深厚的友谊。”蔡柏说。

黄柳书把这项活动看作共产党员的必修课。他说：“医务工作者要全心全意为民众治病，首先应有深厚的情感。我们帮扶，就是心系群众，情怀他们的家园……”

医院的帮扶工作十分具体，讲究实际。一是全程参与集体经济组织的建立工作。二是资助 1.7 万元驻点村搞联合社办公场所建设。三是组织村干部外出参观学习。四是引导驻点村调整种植结构发展集体经济，发动村民利用村属集体 1600 多亩（1 亩 =667 米^2，下同）冬闲沙坡地，以订单模式种植“美国鸡蛋黄一号”良种番薯供出口，为联合社每年增收 8 万元。五是发挥优势，为群众送医送药，组织 20 多名党员、专家到驻点村开展大型义诊活动，共为 300 多名群众进行了义诊，赠送药品价值2000多元，派发健康知识资料 500 多份。此外，凡是驻点村村民到第一中医院门诊看病均免挂号费，治疗费、检查费各优惠 30%，住院则给予“三平”医疗服务优惠，并送上营养品、水果以示慰问。至目前为止，共有 50 多名村民到医院门诊看病，16 人住院，共减免医疗费用18 000多元。六是关注民生，开展节假日送温暖活动。六一国际儿童节，工作队上门看望了村中2名孤儿；暑假期间，奖励成绩优异的学生10名；教师节，工作组为驻点村小学老师们送上中秋月饼16盒；重阳节，工作组上门慰问了村中5名“五保”老人；组织职工为群众捐赠御寒衣物、被褥2000多件。

党委一班人不畏路途遥远，心总是记挂着廉江市石角镇文峰村的28户困难户。这是湛江市下达给他们的扶贫任务。他们立即成立了扶贫开发领导小组，在6个多月的时间里，院领导多次到村调研并开展义诊活动。春节来了，他们去慰问，送温暖，为贫困村赠送大米、油、衣服、电视机、科技书籍等价值2.8万多元。

后来，他们的工作越做越细，按照“一村一策”的要求制定科学的发展规划。七一建党日组织党员到文峰村和村里的党员过组织生活。村里的引水渠因多年失修，致使300多亩耕地无法耕作，医院便投入资金5万元，修了一条宽0.8米、深1.2米、长2.6千米的水渠。按每亩800元收成计，预计可产生经济效益24万多元。村委会有一弃置多年的肥料仓库，医院投入资金4万元，修建了面积约200米^2、可同时饲养100头猪的猪舍，将猪舍公开招标租给农户，预计可为村集体每年增加收入1.8万元。

医院还投入资金3000元购买了海南四季良种大树菠萝苗50株和肥料，利用村集体土地种植大树菠萝。该品种第三年开始挂果，挂果首年每株3只，次年5只，第三年7只，依此类推，按每只100元计，挂果首年可有收入1.5万元，次年2.5万元，经济效益相当可观。

医院继续投入资金2万元，修补了村委会至廉石公路口长约0.6千米的路段，解决了村民出入难的问题。

对贫困户的帮扶，医院落实到人。有劳动能力的，通过免费短期培训后安排到湛江市安全局、第一中医院从事保安员、陪护员、推拿技师工作；邀请湛江市建设局派员到村为村民培训钢筋工、泥水工、砌墙工等，并积极联系其就业。缺乏劳动力的贫困户，医院协助其落实政策享受最低生活保障，资助其参加农村合作医疗。

医院积极资助4名贫困户初中毕业子女就读技工学校，并出资2000元让12名贫困户子女就读小学或初中。

文峰村共有危房户8户，医院今年计划为其中的3户建房。

当元旦、春节、儿童节、中秋节等节日到来时，医院积极发动党支部、工会、团委深入帮扶，为贫困户捐款捐物。

医院党委还把关心下一代工作纳入工作的主要议事日程。寒暑假期间，部分职工因上班无法照顾子女，院工委积极协调相关科室，同意职工上班时将子女带至医院图书室，引导他们阅读《中国火炬》《中国青少年报》《安徒生童话》等有益的课外读物，还组织职工子弟开展打篮球、打羽毛球、打乒乓球、踢毽子等健康有益的体育娱乐活动。并组织召开座谈会，邀请医院援川医疗队队员钟康华、韦哲两名医生为青少年谈援川期间的点点滴滴，激励他们学习抗灾救灾精神、发扬“一方有难、八方支援”的中华民族优秀传统。

医院奖励考取高校的职工子弟，鼓励他们在高等学府中努力学习，取得好成绩。

医院响应市妇联的号召，发动全体职工、职工子弟为困难、贫穷的边远农村孩子捐书，为医院固本强基点雷州市纪家镇迈特村迈特小学捐书5630本，为该校建设了一个“希望图书室”。

医院党委为所联系的农村青少年的健康成长创造了良好的社会环境和生活环境，没有出现涉“黄、赌、毒、邪”现象。

医院党委还切实抓好计划生育工作，计划生育“三率”符合湛江市的要求，晚婚率达100%，独生子女率达100%，节育率达100%。医院治安稳定，综合治理达标。党员的组织观念增强，自觉按时按比例缴交党费，并认真做好党报、党刊征订工作，按要求完成《人民日报》《南方日报》《湛江日报》《求是》《南方》《秋光》《关心下一代》等报刊的征订任务。

和风，吹到了偏远的农村，吹到了农民兄弟的心中。

这一天，蔡柏院长接到一个求救电话。

这是遂溪县城月镇平衡村委迈七村村民黄平打来的。他在电话中哭诉了患病多年的境况，祈望得到医院的帮助。蔡柏当即回答说：“我尽快安排人去看你。”次日，他派出医务科两名同志登门看望黄平，看他患的是什么病，两名同志回来后向院长和有关专科专家报告了病情。医院立即为出诊选配好药物，做好了出诊的准备。

迈七村是个偏远的村子，专家一行一路奔波，到村里找到了黄平。黄平的家不像家，只有不到12 米^2 的矮旧平房。从村长黄友口中得知，黄平近60岁，16岁时就半身不遂，父母已故多年，3个姐妹远嫁他乡，平日的三餐需要村里人照顾。多年以来，他虽住过院，但无钱支付药费，以致多病缠身，吃喝拉撒全在小房里。蔡柏和专家们不怕酷热，不怕远途颠簸劳顿，也不怕小房的臭味，细心地为黄平诊病。

经过会诊，专家们认为黄平患有严重糖尿病、高血压、中风等多种疾病，需要很长一段时间的服药治疗。为黄平送上药物的同时，专家们嘱咐他坚持服药，并交代了一些注意事项，还给黄平送上了花生油、大米和几百元钱。

蔡柏希望村委会同志联系当地医生也加入到关爱黄平的行列中，他和专家隔一段时间再来为黄平诊治。黄平十分感激，连声说："感谢共产党，感谢第一中医院。"

过了3个月，在"联合国糖尿病日"当天，蔡柏又带领多名专家到黄平家。黄平的气色好多了，身体正在恢复中，血压已降到正常水平。蔡柏等专家又给他开了药，并送上慰问金。第一中医院后来继续多次派出专家，远途而来为黄平治病。

这件事经过湛江传媒报道后，传遍了整个湛江地区，人们都说："和风起于第一中医院，吹遍了各城乡。"

（二）一股韧绳、一个拳头、一个方向

在医院党委的积极引导下，第一中医院上下形成了团结和谐的整体。他们的理念是：拧成一股韧绳，捏成一个拳头，朝着一个方向。

1. 拧成一股韧绳

这是医院领导班子团结和谐的象征。医院领导班子坚持每周召开一次办公会议，集体决定医院重大事项，各抒己见研究工作计划，部署工作任务，讨论医院阶段性工作；每月召开一至两次中层干部会议，公开分析每月医院业务工作情况。

党政第一把手互相尊重，互相支持，成为医院上下的楷模。院长蔡柏为人坦诚和善，工作任劳任怨，上班很早，下班很迟，重大问题让大家讨论决定，从不武断，不个人说了

算。党委书记陈日新尊重院长，积极完成医院分下的任务，凡事以共产党员的标准要求自己、要求全体党员，党委紧密配合医院的建设，党员主动带头去完成任务。

2. **捏成一个拳头**

这是医院工会领导层和广大职工紧密团结的象征。由于工会领导层一手抓维权机制建设，一手抓为职工办实事、做好事、解难事，所以上下紧密团结，互相依存。医院实施“一个加强、两个创新”，即加强工会自身建设，促进思想观念创新、工作方法创新，充分发挥工会作为党群关系桥梁和纽带的作用。此外，每年的职代会成为职工代表参与医院管理和为医院发展积极献计献策的平台，职工代表广泛收集群众的建议及提案。职代会充分发扬民主，集思广益，共同讨论研究医院的发展大计。一个拳头，就是集中职工的思想、智慧和力量。把他们的智慧集中起来，就是一股强大的力量。人们记得，2007 年 4 月，医院召开第六届职代会三次会议。28 名职工代表心往一处想，提出《第一中医院远期发展规划》《第一中医院评选“十佳”员工实施方案》等提案，对医院的发展起到了重要作用。人们还记得，2008 年 5 月召开的职代会，通过了《“给病人多一点关爱，全面提升服务质量”的倡议书》。这个活动让医院吹遍了和谐之风，这股和风让职工和医务工作者的心与病人的心紧密相连。医院的服务方向坚定不移，服务水平迅速提高。

3. **朝着一个方向**

第一中医院的服务宗旨是在医院的和风吹拂下实现的。“服务病人，病人至上，质量第一”这一服务宗旨，就是医院的发展方向。这个方向一旦确定下来，就变成全医院的共同行动。医院上下，一切为了病人的方向是永久不变的。

中共湛江市委号召，推行服务承诺，为病人提供优质、便捷的医疗服务。医院党委和医院领导班子制定了《第一中医院加强政风行风建设，推行服务承诺实施方案》，推出了18项服务承诺。这一举措使医院上下迅速行动，形成了和风阵阵。

医院全体员工坚持“八荣八耻”，坚持以病人为中心，爱岗敬业。团结实干，以诚待人，诚信服务，做到急病人之所急，想病人之所想，简化就医流程，实现全天候应诊，开展“无假日医院”活动，方便病人就医。

医院客户服务中心设的热线电话，由熟悉业务的导诊人员值班，每天24小时接受群众咨询，为病人提供诊疗信息。急诊的绿色通道，让病人随到随诊。“120”急救中心在接到出诊通知后，做到白天5分钟、晚上10分钟内出车。

医院开展的“温馨服务”活动让和风在医院回荡。医院领导充分利用“温馨服务”时间和周三下午院长接待日广泛听取病人或病人家属的意见和要求。

通过“温馨服务”活动，医院把“温馨”带到了乡下，带到了农民心中。

几年时间，医院医务人员下乡义诊63次，有600多人次利用周六、周日参加下乡义诊。共诊治病人2万多人次，赠药品20多万元；为社区部分孤寡老人送医送药6次，为福利院的儿童送医送药的活动也正在进行中；为企事业单位举办健康知识讲座30多场，深受广大师生和工人的欢迎，得到了市委领导的好评。

当国家中医药管理局牵头的“中医中药中国行”大型科普宣传活动开始之后，第一中医院的和风更令人心旷神怡了。

在第一中医院的带动下，这个活动在湛江迅速开展起来。

医院在赤坎寸金街道九二一社区举办了“第一中医院进社区”活动启动仪式。院长蔡柏在启动仪式上强调说：“医院举行中医药进社区活动，是‘中医中药中国行’系列活动的重要内容之一，是贯彻落实党和国家中医药政策的具体表现，也是实施中医药强市战略的重大举措。中医药进入社区，就是为了让广大群众充分了解中医、认识中医、感受中医，让中医药惠及千家万户，为大众健康服务，给居民提供简、便、廉、验的中医药服务。”

蔡柏的话，让全院职工看到了自己的责任，看到了自己的义务。他们闻风而动，积极响应。

于是“中医药进社区”活动以多种形式进行着，其中有五项措施：一是把每周三下午定为“中医药进社区”活动日，由医院各特色专科组织名中医、专家率领医疗服务队深入社区、农村、单位、厂矿、学校等举行送医送药活动；二是定期在院内外举办健康知识讲座，为居民提供预防、保健、养生等健康知识；三是由院团委牵头，组织青年志愿者医疗服务队进社区、农村为孤寡老人、儿童、特困家庭提供医疗服务；四是为社区居民建立健康档案，掌握居民健康状况，把疾病的防治关口前移；五是关注亚健康人群，设立“治未病中心”，组织有需求的居民参与“椎间盘学校”“糖尿病俱乐部”“中风防治协会”“哮喘之家”等。

在启动仪式结束后，医院组织了20多名省、市中医专家为居民送医送药，并会同寸金街道办的领导上门为九二一社区孤寡残疾人送医送药。这项活动的开展，影响广泛而深远。

医院以“健康直通车”为载体，主动开展青年志愿者医疗队送医送药活动。2006年4月，澳门特区志愿者协会30多名医疗志愿者在团省委领导的陪同下，把“健康直通车”

青年志愿者行动接力到湛江，在医院进行调研后与医院青年志愿医疗服务队一起到麻章镇河沟尾村进行送医送药活动。2007 年 2 月 6 日，由团省委、省卫生厅组织的广东志愿者服务品牌行动“健康直通车”开至湛江，医院向群众免费赠送了一大批药品、健康知识资料，为基层群众提供医院最新的医疗信息，让更多群众进一步了解和熟悉了医院，加强了医院的终端营销。

医院还与基层卫生院建立对口支援关系，促进乡镇卫生院建设。

为推动湛江市乡镇卫生院的建设，促进城乡农村卫生事业全面协调可持续发展，根据湛江市卫生局《关于做好我市二级以上医院对口支援乡镇卫生院建设工作的通知》的要求，2005 年 9 月，医院先后与坡头区官渡卫生院等几间基层卫生院建立了对口支援挂钩关系。医院对口扶持对方的各项工作，包括完善对方的行政和业务管理，改善对方的医疗条件，提供医疗设备，组织宣传策划，提高双方的知名度，全面免费培训对方的管理与卫生技术人员，促进对方的医疗队伍建设和医疗技术水平的提高，推动对方医疗、教学、科研、防保等工作的全面发展，满足当地群众的健康需求。

医院与各基层卫生院、卫生站、有关单位卫生所联合，建立了医疗合作网络，逐步形成双向转诊制度。各基层医生直接面对农村的病人，他们是终端客户的宣传员。医院积极主动向基层医生宣传医院品牌、中医药特色专科，使他们对医院从了解到熟悉，再由他们把医院的有关医疗信息传送到病人中，收到了非常好的宣传效果。所以，建立医疗合作网络是医院品牌宣传的有效途径。医院与基层卫生机构建立了双向转诊制度，为他们的危重病人建立了快速、便捷的“绿色通道”，让病人能够在最短时间内得到及时、有效的救治。医院设立了24小时健康热线，向社区居民提供预约专家门诊、预约疾病会诊、预约特殊检查等多项便民服务。基层卫生机构转入医院治疗的病人康复出院时，医院负责向基层卫生机构反馈病人康复治疗情况。与此同时，医院还定期派出专家举办讲座，对社区基层医务人员进行业务培训，接收社区医生参加教学查房和短期进修，确保“小病放心在社区，大病顺利进医院”。

医院成立了湛江市首家中西医结合治未病体检中心，拓展健康体检业务。

中医讲究“治未病”，是对健康人群和亚健康人群进行预防、保健、养生的一套理论和行之有效的方法，对慢性病、老年病有较好的疗效，非常受广大群众欢迎。亚健康人群是医院的潜在客户，通过健康体检这个平台，拓展“治未病”空间，争取这部分客户，可以促进医院业务发展。2007年9月，医院充分利用原有体检中心、康复理疗科等资源，经科学整合成立了治未病辨识体检中心，包括中医体质辨识、常规西医体检、中医健康养生咨询门诊、健康知识讲座等。

中医体质辨识从宏观上把握健康状况，从大处着眼，辨证施养；西医体检精确客观，见微知著，能及时排查各种隐匿的疾病。中西结合体检，既可从宏观上把握健康状况，又有现代医学的常规体检，两者交融，优势互补。开展这项业务，能够满足人们日益增长的对医学保健的需求，发挥中医在某些病种上的优势特色，使医院中医药方面的人才优势、技术优势、医疗设备优势都能得到充分发挥，是医院创新经营的亮点，又是医院经济新增长点。

和谐之风由第一中医院吹起，吹遍了湛江城乡。人们都在传颂：这间中医院是真正的新风浩荡的医院。这新风，就是和谐之风，真可谓“惠风和畅，遍及城乡”。

二、医乃仁术　以德为先　和谐为贵

（一）言必讲医德医风

《黄帝内经》分《素问》和《灵枢》两部分，共18卷，书中渗透着中华文化和关于“人命至重，有贵千金”的生命哲理。

对人类生命的关爱和呵护，需要善良而仁慈的心。古往今来，我国医学文化传统，总是强调医学的“仁术”本质；“大医精诚”是医生起码的做人准则，也是医学的灵魂。

第一中医院把“医乃仁术”和“大医精诚”具体化为“仁爱、敬业、和谐、进取”的医院精神，因此而产生了一个方针，即“以人为本、科技兴院、中西结合、质量第一”的医院方针；三个品牌，即“名院、名科、名医”品牌；一个目标，即努力实现“粤西地区一流、省内闻名的省级现代化综合性中医院”的宏伟目标。

有好的精神引领才能确立正确的方针；按正确的方针去做，才能打造良好品牌；打造良好品牌，医院才能上档次，成为粤西地区一流、省内闻名的省级现代化综合性医院。

在医院里，“医乃仁术”“大医精诚”已成为广大医务工作者的座右铭，这也是医院精神文明建设的最重要课题。党的十四届六中全会确立的精神文明建设的指导思想、基本思想，已成为该医院的方向。

行风是医院的生命线，这是医院领导班子的共识。蔡柏讲到这个问题的时候，心情有点沉重。他说："我们粤西地区从古到今都比较偏远落后，缺医少药的历史比较漫长。中医院从建立那天起，就任重道远。我们应如何真正为平民的健康服务？如果我们的医风不正，不为民着想，不讲仁慈，不讲恻隐之心，怎能真正为民服务？"他认为，孙思邈的精神境界应当成为每位医务工作者的精神境界。"先发大慈恻隐之心"，才能"普救含灵之苦"。

一间医院是以赚钱为主，还是真正以为民治病为主？这是服务宗旨的重大问题。

蔡柏毅然提出"优质廉价"的大胆设想，旨在解决中低收入人群的治病问题。既要优质，又要廉价，能做到吗？这对矛盾能解决好吗？

蔡柏认为，优质和廉价对于中低收入人群同样重要。这对矛盾要解决好，最重要的是医务人员要有仁慈之心，有良好的医德医风。医德高尚，就是以人为本，以病人为本；有仁慈之心，就是要对病人体贴入微，为病人着想，即既为治好病人的病尽心尽责，又为病人尽量省钱。

有一次，救护车送来一位危重病人。病人身无分文。蔡柏首先想到的是为病人开绿灯，先治病，后补交费用。病人得救了，家属们激动地说："进到这间医院，我们感到放心。"

医院的医务人员有这样的共识：病人看病就是"就医"，不是"求医"，医务人员要提高自己的素质，吸引病人来看病。

主任医师潘金辉坚守"医者仁术"的理念，以医为荣，以关爱病人为荣。他天天奔走于病房和门诊，没日没夜地工作。他为病人诊治十分细心，不计时间。他说："医生，就是要千方百计为病人治好病，让生命回到自己的手中。”多年来他帮助病者康复，甚至解囊相助，上千人得到过他的帮助。有一次，一位患肝硬化的贫困农民来到他面前。病人的胃底食道静脉曲张破裂大出血。为了使病人得到及时抢救，他第一个无偿献血400毫升，病人得救了。

“仰不愧于天，俯不怍于人。”这是主任医师詹锐文常引用的话。他主张“情系病人”，一有求诊病人，立刻诊治，遇到无法拿出钱来的病人，他就出钱相助。他常自问：“假如我是病人，我会希望得到怎样的医治?”“假如病人是我父母，我会怎么对他们?”这样自问的结果，就是知道自己应该怎样做了。他以德为先对待每个病人，被誉为“医者楷模”。

在第一中医院，这样的楷模还真不少。

林来胜主任医师在急诊科工作了近15年，遇到的疑难杂症不少。他不顾个人的得失，把病人当作亲人。一位牙釉癌病人口腔腐烂，臭味难闻。是推掉病人还是积极为之治疗?林来胜选择了后者。他用中药追踪治疗一个多月，病人症状完全消失，两个月后痊愈。病人十分感激，把一面锦旗送到林来胜面前。锦旗写道：仁心仁术，愈我牙癌。

面对精神病人，他总是关怀备至，给予真诚的安慰开导。一位女技术员，因小女儿车祸身亡，终日悲伤，精神恍惚，常夜起独语，曾被诊为精神分裂症。林来胜关心病人，细查病状，不厌其烦地开导病人，并嘱其多作户外活动，而且精心以药物给予治疗。一个多月以后病人完全康复，可以上班了。病人和家人也送来了锦旗，上写“高尚医德，精湛医术”。

这位受人尊重的医师的动人事迹还有不少。一位长期发烧的病人在他的精心呵护和治疗下彻底康复了，为表感激送来红包500元，林来胜婉拒不成，即拿到住院处作为他的出院结账费用。病人又送锦旗，上书“思邈医德，恫瘝在抱”。

他担任急诊科主任职务10多年，每年抢救危重病人100多例。这种无私付出是惊人的，而他从不厌倦，一样耐心，一样精心。这个科室连续8年被评为“先进科室”。

在第一中医院，不管任何科室，言必讲医德医风。医院设备科也不例外。

(二) 爱在设备科

“管理好仪器，也是为病人服务。”这是设备科成员的共同心声。

这个科成立于1998年，现有人员6名，其中科长1人，副科长1人，工程师1人，技术人员3人。他们人少，却承担着烦琐的工作。他们总是说：“为仪器服务就是为病人服务。”

是的，面对医院不断更新和增加的现代设备，他们爱护有加，管理极严。设备管理队伍的建设，管理水平和技术水平的提高，对医院的发展起到了很重要的作用。

先进的医疗仪器设备，对临床诊疗是不可或缺的。他们一想到病人就诊时那虔诚而热切的目光，自然就想到了自己所管理的仪器设备要准确无误、完好无缺。医疗设备是提高医疗质量的先决条件。预防、诊断和治疗疾病，不仅依赖医务工作者的知识经验和思维判断，而且很大程度上要借助先进的医疗设备。因此，设备科成员也自然地把自己看作一线医生，一样要讲医德医风。良好的医德就是要爱惜并管理好各种医疗设备，良好的医风就是要及时准确地为医生提供良好的设备。

近几年来，医院发展很快。医院领导十分重视购置先进的医疗设备，先后投入2000万元购置了飞利浦双排螺旋CT机、岛津500毫安X光机、美国GE彩超、阿洛卡B超、奥林巴斯电子胃镜、肠镜、德国品牌腰椎间盘后路镜、8床遥测监护仪、动态心电图、日立7080全自动生化仪、经颅多普勒、体外震波碎石机、韩国全能麻醉机等许多先进设备。与此同时，一批有中医特色的医疗设备及中药制剂设备也相继添置，这些设备包括：全自动电脑中药煎药包装机、全自动中药颗粒分装包装机、电脑中药熏蒸治疗机、经皮给药治疗仪、电脑骨伤治疗仪、糖尿病治疗仪、乳腺治疗仪、全日康离子导入治疗仪、频谱治疗仪、TDP电磁波治疗仪、数控颈椎牵引机、电动直立床及康复辅助器械等，较好地配合了中医专科的业务开展。

设备科的成员，面对着这些源源而来的现代化设备，心情是激动的，同时觉得任务重了，责任也重了。为了以严格的规章制度来实施管理，他们进行了认真研究，达成了以下共识。

一是精心选择。在采购医疗设备时，对同一类型设备采取多家供应商报价的方式，从中选择产品质量可靠、售后服务好、价格合理的公司提供给医院领导参考。经过正式批准，才与相关公司签订供货合同，认真把好医疗设备进货关。对于采购金额10万元以上（含10万元）的设备，坚决按政府规定招标，实行阳光采购。近几年，医院通过招标机构采购的医疗设备有：飞利浦双排螺旋CT、日立全自动生化分析仪、数字X射线成像系统、奥林巴斯电子内窥镜、C型臂高频X射线系统等。他们根据临床科室的需要及经济实用的原则，正确地选购设备，为医院提供了各种先进的医疗设备。

在设备的管理方面，设备科成员做到对万元以上的仪器设备建档立册，对低值的仪器设备制卡登记，有效地防止了医院的资产流失。每个月他们都一丝不苟地巡查，到科室询问设备的运行使用情况，发现问题及时处理，保证医疗设备处于最佳状态，以保证医院工作的正常开展。

二是精心安装维修。设备科多年以来，肩负着各大小型设备的安装维修任务、住院部整体装修改造及门诊部的扩建改造工程等，他们都能按时完成。设备科是一个充满活力和具有团队精神的集体，一直坚持为医院多做贡献，为病人提供优质服务。

在医院的整体装修工程中，为了使住院部改造装修能按医院要求的时间完成，又不影响医院正常医疗服务的进行，设备科要对旧病区的设施进行有区别的拆卸存放，对水电的安装工程进行全过程质量监督，对所使用的水电材料，按设计要求严格把关，确保工程质量。还配合厂家安装了传呼、中央供氧及中央负压等系统、太阳能热水及开水系统等，又自行安装了病房吊扇、电视机及吊架、电视信号线、音响播放系统、热水及开水供应管道等。因时间紧、任务重，该科工作人员经常加班加点，保证了住院部整体改造工程的顺利完成。

医院在改造装修之前没有电梯，重病员及骨科病人上下楼要靠担架抬，既不方便也不安全，于是医院计划安装一台电梯。但医院的变压器仅有 80 千瓦容量，根本无法满足电梯的用电。院领导要求设备科规划一个供电方案，经过调查和详细计算分析，设备科制定出两个供电方案：一是向供电部门申请用电增容，但估计时间较长，资金花费较大；二是在保证用电安全和门诊的常用电的情况下，将部分用电量转供给住院部及电梯使用。院领导批准了第二个方案，于是在全科同事的努力下，仅花了1万多元就成功铺设了一条地下电缆，安上了配电箱等，终于解决了电梯用电困难的问题，使电梯能按预期投入使用。

对大型设备的安装，设备科总是根据厂家要求事前做好各项准备。例如CT机的安装，先根据设计要求将机房、控制室的所有电源线路、地板、空调机和防护门窗安装完毕，电源线的面积不少于35毫米^2，机座的水平面正负偏差不得超过1毫米，采用环氧树脂自流平施工满足装机要求，地级阻值少于或等于1欧姆，要求相当严格。因地理条件差，要达到要求难度极大，需要请专业防雷部门施工队。设备科既要积极配合，又要认真监督工程，确保地级阻值在1欧姆以内。为使CT机能按时完成安装，设备科积极参与装机，为厂家提供方便，使设备得以按期投入使用。再如数字化X光机的机房由原办公室改造而成，面积较小，设备安装不下，加上对防护门窗、天轨吊架的制作及供电线路空调器等的安装技术要求较高，导致安装困难重重。通过与厂家多次沟通，对机房布局进行修改，克服各种难题，设备科及时地完成了任务，使X光机得以如期投入使用。

三是诚心关爱服务。设备科的几位成员和广大医务工作者一样"以人为本"，给人们关爱和服务。

太阳能供热系统使用时间长了，又经恶劣环境的摧残，常出故障，给医院带来了诸多不便：影响热水和开水的供应；阴冷雨天消耗燃料太大；燃料供应紧张，增加了使用科室的开支。设备科的成员心急如焚。他们立即投入多项改造，并健全一些制度，改不定时供应水为定时供应水，使水温由

43℃上升到52℃。既让病人能及时得到热水，又节省了科室燃料费用的开支。

他们一片诚心为各科室着想。胃肠病专科及脊柱病专科是医院的重点专科，设备科成员积极请示领导，经领导同意，给上述两个科室配置了日本进口的奥林巴斯电子胃肠镜及从德国进口的经皮穿腰椎间盘后路镜及移动C型臂高频X线成像系统，为重点专科医疗工作的开展创造了条件，提供了有力的保障。

另外，旧设备修复使用是设备科的一项节约举措。设备科将“皇都酒家”改为门诊部，原空调及照明设备经改造得以继续使用；把井抽水改作门诊及病房冲厕用水，每年为医院节约水费10万多元。

无论是白天黑夜还是刮风下雨，无论是工作时间还是节假日，设备科的成员像人民战士一样，哪里需要就到哪里，毫无怨言。开水机热水供应、水电维修等，设备科成员都谨记于怀，随时为各科室、为病人提供方便。他们的品德和风格在医院内外反映强烈。

从成立设备科那日起，他们就紧密地配合医院深化改革，不断转变服务模式和服务观念，牢固树立全心全意为临床服务的思想。这样，医院的设备总是处于最佳状态。

为仪器服务就是为人民服务，这是设备科的一种全新的境界。

（三）服务之星

由病人评“服务之星”是第一中医院的创举。这是医院服务底气很足的表现，是对服务承诺的检验，也是医院整体形象的体现。

“服务没有最好，只有更好!”这是医院职工对自己的严格要求。在医院，很多这样的流行语，让人感到亲切。

“病人说了算。”这是置医务人员于病人的监督之下的大胆许诺。

“病人觉得温馨就行。”医务人员把这个作为检验自己工作的一个准则。

“我们的设备，应是人性化的设备。”这是以人为本的准则。

“我们宁可这样说：办‘穷人医院’‘贫民医院’。”这是为中低收入群众着想。

“请大家手下留情!”医院领导告诫医务人员切勿开大处方，要为贫困病人着想。

“下岗工人凭证看病可以优惠。”医院说到做到，取信于民。

“我们一定要办无红包医院。”医院院长理直气壮地说。

“到中医院看得起病，看得好病。”这句话已流行到院外。

“我们医院的基础是一切为老百姓，一切为病人。”省领导考察第一中医院听了几位医院领导说这句话后，高兴地说：“看你们几个领导的精神面貌，就知道你们是为老百姓办实事的。”

“为了病人，我们找工来做。”院长蔡柏笑着这样说。

护理科主任冯桂芳说做护士最根本的是为病人服务，护理科的服务是“温馨服务”“微笑服务”“星级服务”“文明服务”，人人都学“护士礼仪”。

温馨服务已成为该院服务文化的一个品牌，国家中医药局领导到该院视察时，对这种温馨服务工作给予高度评价：

“这很难得，值得学习和推广。”

俗话说“三分治疗，七分护理”，可见护理在临床工作中的重要性。为了更好地服务病人，该院自2005年起在护理人员中开展了“星级”护理服务活动，由病人和科主任、医生、护士参与打分，每季度都评选“星级”护士，授予相应的“星级”徽章，给予表彰，有效地促进了护理服务质量和水平的提高。活动开展以来，全体护理人员积极响应，人人努力提高服务质量，做到文明服务，待病人如亲人，一句句礼仪般的亲切问候，令病人听后倍感温暖，受到病人的交口称赞。比如2006年8月，一位姓王的老伯因脑梗死入院。他的儿子帮他办完住院手续后，就因忙于生意离开了。王老伯一个人躺在病床上，头靠床头，不时朝窗外张望，很有感触似的。护士谭文编看见后，想陪他聊天。不料，从王老伯身上传来一股浓浓的臭味，但小谭不嫌弃，一样和王老伯拉家常，并提出为他擦洗身体，老人不肯。小谭耐心地对老伯说：“阿伯，经常洗澡、保持清洁对你的身体健康有很多好处。”“擦洗一次要多少钱呢?”王老伯突然问道。小谭笑着说：“阿伯，我们为病人擦洗不收钱，这是我们的工作，我们这样做只是想你能早日康复回家。”

为了更好地建设医院文化，培育好全体员工的服务文化意识，2005年，该院创办了一份颇具特色的《湛江市第一中医医院院训》，湛江市委常委、宣传部长邓碧泉，湛江市卫生局局长吴明寿分别为其作了“大医精诚”“发挥中医药的特色和优势，建设现代化综合性医院”的题词。另外，该院还制作了院徽、院旗、院歌，统一了院服等。与此同时，医院还积极开展丰富多彩的文体活动，并经常组织医护人员开展义诊、咨询、医患同游等活动。

一分耕耘一分收获。近几年来，该院实现了跨越式发展，各项工作都取得了显著成绩，主要业务指标均以20%～30%的幅度增长，增幅居全市医疗卫生系统之首。2008年主要指标比2001年翻了两番，步入发展的快车道。该院先后获得广东省百家文明医院、广东省文明中医院、广东省普通高等医学院校教学医院、湛江文明单位、湛江市先进集体、湛江市药品集中采购招标先进单位等多项荣誉称号。2005年，该院被评定为国家三级甲等中医医院并被确定为广东中医药大学附属医院；2006年，该院被确定为广东省中医名院建设单位；2008年，经国家发改委和国家中医药管理局批准，该院成为湛江市首家国家重点中医院。

如今，走进第一中医院，其宽敞明亮、干净整洁的就医环境和医术精湛的医生、热情周到的护士，让病人如沐春风，无不感到家一般的温暖。

（四）送子观音

第一中医院妇科创建于20世纪70年代初，当时该医院尚称湛江地区中医院。这个性别特色鲜明的科室，把所有的关爱付诸女人。不是重女轻男，而是女人确实需要有自己的医生。这是专门为女人看病的科室。在这里，不再有什么难言之隐。该科室治疗妇科各种常见病和疑难杂症，特别是对不孕症有着卓越的疗效，在粤西地区竖起了自己鲜明的旗帜。如今，在新任科主任王燕兰副主任医师的带领下，该科不但继承、发扬了传统的中医优势，而且所开展的最新妇科手法技术也相当精湛，远近闻名，如广泛全宫切除术、盆腔淋巴结清扫术、全宫切除术（阴式及腹式）、附件手术等。对术后一些常见病及多发症（由于麻醉及手术时的创伤、腹腔内瘀血的刺激，术后肠蠕动减弱，常见腹胀、腹痛等），结合中医药辨证论治，病人术后痊愈率较单纯西医治疗显著提高，术后并发症显著减少，越来越多需要手术治疗的病人选择来此就医。在原有基础上，该科成立了不孕症专科，在不孕症的治疗方面，该科根据中医辨证分型、因人因证施治，体现了个体化、综合治疗的原则，疗效显著。

1993年，该科选送学科带头人卢淑琼副主任医师到广州中医学院一附院（现广州中医药大学第一附属医院）妇科专修不孕症的诊疗，跟随全国著名妇科专家罗元恺、张玉珍、罗颂平教授学习，获得了宝贵的经验，同时运用中西医结合（以中医为主）治疗不孕症，拓展各项业务。从1995年开始，该科先后研制了复方毛丹灌肠液、复方双柏散、参七胶囊、消瘀散结片等制剂。近几年来，越来越多的不孕症妇女到该科诊疗，最终成了幸福的妈妈。慕名前来就诊的病人遍及整个粤西地区乃至广州、深圳、香港等地，门诊量逐年攀升。载誉“仁心仁术，送子观音”的不孕症专科，2007年已被评为湛江市特色专科。

不孕症专科目前拥有病床40张，病房环境优雅舒适，门诊量约80人次/天。年完成手术160台次，有医师5人，护士7人，其中副高职称（包括副主任医师和副主任护师）5人，主治医师1人，住院医师2人，形成了结构合理的三级人才梯队。

1. 工欲善其事，必先利其器

不孕症专科诊疗设备先进，有WLJY－9000型伟力彩色精子质量检测系统（精子动态参数图像分析）、泰莱－Ⅰ半自动时间分辨荧光免疫分析仪、FZY－30A孙逊牌妇科诊断治疗仪、Model YB－LX－3电动流产吸引器、MB526T12心电监护机、FORSEAMEC－3SUN 多功能微波手术治疗仪、CQ－22B 特定电磁波治疗器、意大利百胜 MyLabl5 经阴道超声检查仪、佳和电子数码阴道镜等。近期还计划购买腹腔镜及宫腔镜。该科的“利器”还包括几个有效的经验方药。

（1）复方毛丹灌肠液。该药有活血祛瘀、清热解毒的功效，主要用于保留灌肠，根据盆腔微循环与直肠血液循环相互流通的原理，用该药保留灌肠可以疏通盆腔微循环，使药物直达病所，进一步疏通炎症导致增生的结缔组织，从而使输卵管通畅，以达到治疗目的。

（2）复方双柏散。该药用于外敷，有活血化瘀、清热解毒的功效。用该药在腹部贴敷，可以疏通盆腔微循环，使药物直达病所，进一步松解炎症导致增生的结缔组织，从而达到使输卵管通畅的目的。

（3）参七胶囊。该药有补肾、填精、活血的功效，可用于治疗排卵障碍性不孕以及精子活力不达标的病人。

（4）消瘀散结片。该药有活血、祛瘀、散结的功效，主要用于治疗子宫内膜异位症引起的不孕。

此外，在治疗方法方面还有穴位注射和中药保留灌肠。穴位注射是通过辨证取穴 3～5 个，予丹参针或人胎盘多糖针注射以促进卵泡优化，配合中药口服，可以治疗排卵障碍性不孕症，治愈率达 80% 以上。中药保留灌肠即予复方毛冬青灌肠液保留灌肠，10 天为 1 个疗程，药物由直肠通过血液循环直达盆腔，可促进盆腔内输卵管炎症粘连的松解和结缔组织的吸收，达到输卵管阻塞再通的目的。用药 1～3 个疗程，输卵管再通率达 90% 以上。

2. 喜诞龙凤胎

2002 年，不孕症专科从外省引进了学科带头人王燕兰。

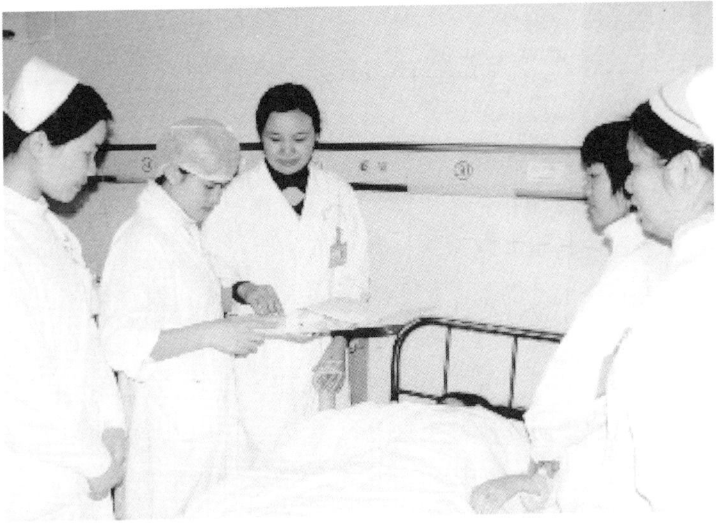

不孕症专科主任王燕兰（左三）带领医护人员查房

2007年，她开始担任科主任。她从事妇科临床、教学、科研工作20余年，积累了丰富的经验，对妇科疾病的治疗不但在西医上有较高的造诣，在中医上也有独特的方法。她在原有传统中医治疗基础上引进了许多现代医学的先进技术，特别是对不孕症的治疗，她主张从多层次、多方面、多因素、全方位地考虑引起不孕症的原因，了解既往诱因、现在症状，细心辨证，结合现代医学物理、生物检验，完善各方面的检查，寻找“病”的证据。在系统整体观上，她采用综合原则去认识疾病、分析疾病、处理疾病，吸取前人辨证论治的精华，引进现代医学理论，创造了疗效卓著的治法与效方。如对无排卵不孕，她认为应用氯米酚治疗，排卵率虽高，但妊娠率较低，因氯米酚有抗孕激素的作用，且改变了宫颈黏液的黏稠度，降低了精子的穿透力。而中药中能“调经种子”的补肾药物，尤其是补肾阴药物，经临床实践证明，能诱发排卵且无明显副作用，对体质较弱、神疲、月经失调、性机能下降的病人，服药后症状都能得到不同程度的改善。若加服氯米酚，可提高妊娠率，减少流产率。如对子宫内膜异位症，75%以上病人有不孕症史。子宫内膜异位症保守治疗的首选药物为丹那唑、诺雷德、亮丙瑞林等，这些药物直接作用于子宫内膜阻断雌激素受体，抑制内膜生长，服药后可引起闭经和类绝经的症状，不易为病人所接受。对该病所致不孕症可采用中药治疗，如活血化瘀法，可改善盆腔内环境，对治疗不孕症有一定效果。如对输卵管阻塞导致的不孕症，她认为气血瘀阻、胞脉不通是其主要发病机制，使用复方毛丹灌肠液保留灌肠，腹部外敷双柏散，口服活血化瘀中药，可促进输卵管及周围组织的血液循环，有利于炎症渗出物的吸收，减轻管壁水肿，缓解粘连，软化瘢痕，在这基础上加上宫腔镜介入通液治疗，能使输卵管通畅，提高复通率及受孕率。如治疗急性盆腔炎病人，她认为在使用足量有效抗生素的情况下，在疾病早期及时使用大剂量的清热解毒利湿药，可迅速控制病情，预防疾病的蔓延，使用大黄、芒硝、枳实等药物通腑泄热，不但能增加胃肠道的蠕动，起到泻下的作用，使塞者通，闭者开，邪有出路，减少细菌毒素的致病作用，还能改善微循环及降低毛细血管的通透性，减轻病人的腹痛、腹胀情况，使病情尽快好转。

“世上只有妈妈好，没妈的孩子像根草。”这是流传了很久的《世上只有妈妈好》这首歌中的一句歌词，这首歌曲感动了无数的孩子和母亲。如今，有人将这句歌词改成了“世上只有孩子好，没孩的夫妻多苦恼”，这句歌词道出了不孕不育夫妇的无奈！

治疗不孕，找准病因是关键。不孕症专科在不孕的治疗上积极倡导“病因针对性治疗”理论，针对不同个体采用个性化治疗方法，大大提高了受孕率。

湛江市黄略镇王某某，丈夫正常，结婚后7年未孕，辗转各大医院，多次行输卵管通液术示输卵管基本通畅，诊断为原发性不孕。以各种方法治疗后无效。常自觉小腹冷坠，腰酸，肢体冷，小便清长，面色灰暗无华，舌质淡，脉沉细。妇科检查结果：外阴发育正常，阴道正常，宫颈光滑，子宫后位，质中，活动正常，双附件正常。证属原发性不孕肾阳虚型，治疗以温肾暖宫、益冲种子为法。之后辨证论治半年怀孕，后顺产一男孩。这只是该科学科带头人王燕兰主任辨病辨证、精确选方、独具匠心的一个缩影。无独有偶，茂名的陈某某，也是有着各种痛苦的治疗经历的不孕病人，在表姐（因患多发性子宫肌瘤在该科药物治疗获愈）的劝说下于2008年2月5日走进该科的诊室。32岁的她，结婚8年，婚后曾人流1次，至今5年夫妇同居未孕，丈夫精液正常。她15岁初潮，近2年经期下腹胀痛，经色暗淡夹块。1年前到某大医院行腹腔镜检查提示盆腔粘连，左侧输卵管通畅，右侧输卵管阻塞。同年5月应用试管婴儿技术失败。半年前子宫输卵管造影提示：左侧输卵管不完全闭塞；右侧输卵管积水，闭塞。基础体温双相型。舌暗，边有紫斑，苔薄白，脉弦。妇科检查：外阴阴道正常，子宫颈光滑，子宫后倾，大小正常，活动欠佳，无触痛。双附件增厚，触痛。诊断：继发性不孕症，痛经。辨证分型：气滞血瘀。治法：活血化瘀、理气助孕，方用膈下逐瘀汤。之后随证论治，并予复方毛丹灌肠液灌肠、复方双柏散外敷治疗。连续治疗3个月，复行输卵管通液术，辨证予参七胶囊补肾，调养气血。2009年2月15日就诊，停经45天，查妊娠试验阳性，B超提示：宫

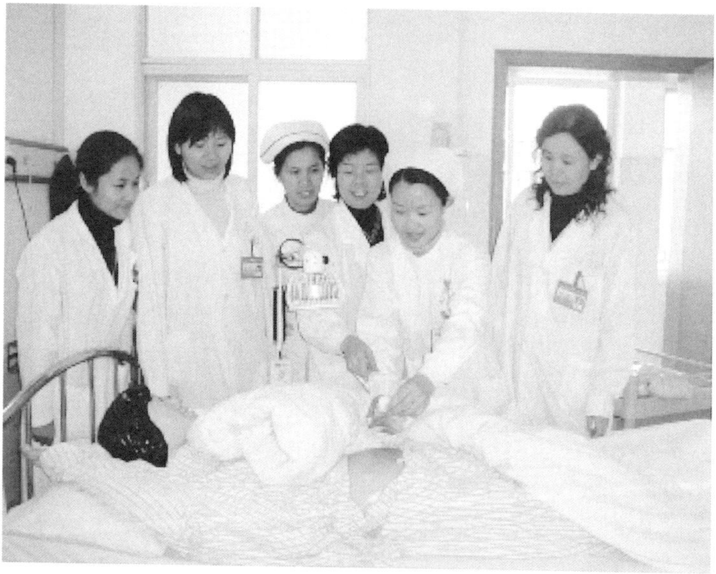

不孕症专科副主任医师卢淑琼在指导用中药散外敷治疗盆腔炎

内早孕，胎儿发育正常。2006年，罗某某做人流术后5年未孕，先后到中山大学附属第一医院、广州军区广州总医院（陆总）、南方医科大学南方医院等多家有名西医院就诊，并在中山大学附属第一医院接受了腹腔镜检查——结论：盆腔组织粘连严重，输卵管严重阻塞，两次应用试管婴儿技术皆失败。她因陪朋友在该科就诊，找到了科主任卢淑琼。经诊断后，卢主任对她说仅有1%的希望，但她还是对该科很有信心，表示坚持接受治疗。经过5个月的治疗，终于受孕，次年喜诞一对龙凤胎。

3. **专科要发展，人才是关键**

（1）不孕症专科十分重视人才培养和科研工作，采取走出去与请进来相结合的方法培养和提高医务人员的业务能力与技术水平。一方面安排学科带头人与业务骨干到上一级医院进修学习，参加全国及省内举行的各种类型的学术研讨班，不断充电，不断更新专业知识；一方面采取请进来的方法不定期地聘请上级医院专家教授来专科作医疗技术指导，解决医疗技术上的难题。近几年来，全科医护人员在医学杂志上发表论文30多篇，科研课题有“对多囊卵巢综合征导致不孕的研究与观察”“米非司酮与金刚藤治疗子宫肌瘤的研究与观察”等。另外，还采取对新进本科医师实行一年带教制和自己培养自己的方法。下级医师主动向上级医师学习，上级医师热心向下级医师传授他们的丰富临床经验，很好地起到了传、帮、带的作用，整体医疗技术水平得到不断提高。该科以中西医结合、中西医并重的新概念新方法拓展业务，科室不断发展壮大。

（2）实行对口支援。在院领导的安排下，该科每半年便派出一名医师到遂溪县黄略镇卫生院及遂溪县中医院支援、指导工作。每年接收3～4个基层医院、卫生院不孕专科人员前来培训，在帮助基层医疗单位的同时也进一步提高了自己的业务水平，进一步扩大了不孕症专科的社会影响。

（3）紧跟医疗发展步伐，逐步进行护理改革。一直以来，该科注重护士“三基三严”训练，开展护理岗位技术练兵、护士读书报告会、护理教学查房，选送护理骨干到上级医院进修学习，全面提高护士的操作技能水平、专科护理技术及服务能力，并在病区开展了“以病人为中心”的整体护理，制定专科护理计划，正确对病人实施治疗与护理，指导病人康复功能锻炼，为病人提供优质服务，病人满意度达98%。

在荣誉面前，王燕兰主任踌躇满志地说：“广大病人的口碑、感受是我们最大的追求。在这个高度重视个人消费感受的社会，1 个病人和 100 个病人的感受都是一样重要的。因此我们坚持健全、高效的服务价值理念以便达到每位病人的最佳感受。我们会善待顾客，与病人主动沟通，尽量满足她们的需求，努力打造全市一流妇科。”

（五）药剂传奇

药剂科，诞生于医院创办的那一天。中药离不开中医，中医离不开中药。

40 年艰辛中，药剂科创造了不少奇迹。这里的每位成员，都知道自己的职责：与医院全体医护人员同舟共济，努力拼搏，发挥中医药在防病治病中的优势，传承祖国民族传统文化瑰宝，在救死扶伤的岗位上积极奉献。

让我们走进药房，看看这里的药品。

300 个中成药品种，700 多个中药饮片品种，还有中药自制剂接近 50 种。医院鼓励使用中药，中药饮片使用量逐年增长。

该科的 3 项措施十分有效：一是要求各科临床医师在学习和运用现代医学的基础上，必须保持和发挥中医药特色，坚持能中不西的原则，大力开展辨证论治和使用中药饮片；二是制定医院中医临床医师中药饮片使用量考核规定，根据职称和科室工作量核定各科医师考核指标；三是将中药饮片使用量与个人奖金挂钩，对于没有完成指标的，按规定扣除奖金。

药剂科是医院提高中药使用率的直接参与者，对提高中药使用率起着积极的推动作用。该科现有员工 54 人，其中初级职称 30 人，中级职称 15 人，高级职称 5 人。大专以上学历 30 人。专业技术人员占员工总数的 94.1%。药剂科负责全院药品的购进、调剂、制剂、临床药学管理和科研工作。该科拥有一支团结向上、奋发进取的队伍，在医院的医疗、科研和教学方面正在发挥着积极的作用。特别是近几年来，他们在医院药学、计算机管理工作以及新制剂研制方面进行了深入研究，沿着促进医院临床合理用药的方向发展，提高了医院药学管理和科研的水平。该科积极开展药学研究工作，曾承担省、市科研课题10多项，在《中药材》《广东药学》《广东医学院学报》等刊物上发表论文多篇。

药剂科的发展有着悠久的历史，也曾获得很多荣誉。1968年，医院成立初期，药房只有3名员工，设有中药房和西药房。随着医院的发展，1974年药剂科成立，1977年制剂室建立，1986年医院药剂科大楼建成。目前药剂科设有一西药房、二西药房、专家药房、一中药房、二中药房、中心药房、制剂室、中药库、西药库、临床药学研究室等10多个部门，1998年被广东省中医药局授予“放心药房”称号，2006年被湛江市食品药品监督管理局授予“规范化药房”称号，2009年被湛江市食品药品监督管理局授予“安全示范化药房”称号。

中医药是中华民族文化的瑰宝。

传统中药制剂是中医的组成部分，为中华民族繁衍生息、防病治病发挥了不可磨灭的作用。

在第一中医院，中药制剂真正体现了“天人合一，整体观念，辨证施治”的重要内容。他们认识到，在长期与疼痛做斗争的医疗实践中，中医药学已经形成了自己独有的理论体系与诊疗方法。但是，传统的中药剂型还不够丰富，只有汤剂和丸、散、膏、丹等。这些中药剂型比较古老，也比较粗陋，不适合进行工业生产，显然跟不上现代药剂学发展的趋势，无法有力地参与市场竞争。他们在努力寻找中药制剂新剂型之路。

医院的名老中医们有着丰富的临床经验。药剂科把这些经验应用到制剂的制作全过程，并融入老一辈名中医的名方精华。他们善于探索、比较，与临床紧密配合，反复试验。自制剂品种较多，他们一个个突破，一个个检验其在临床专科中起到的作用。医院中药制剂具有品种多、剂量小、剂型简单、配制快捷、成本低、密切结合临床等特点，长期以来，一直是临床用药不可缺少的重要组成部分，在临床医疗中发挥着不可替代的重要作用。

医院制剂室建立于 1988 年。那时，制剂靠作坊式生产，只能生产一些水调剂和少量中药传统制剂，年产值不足 1 万元。

后来，医院重视添置先进设备，先后置有制片机、胶囊机、颗粒自动分装机、多功能提取机组等。经过多年的积累和研制，医院拥有了许多来自于临床并经过多年临床验证疗效确切、安全可靠的医院中药制剂，生产剂型 9 种（胶囊、颗粒、糖浆、丸剂、栓剂、露剂、酒剂、洗剂、外用散剂），品种 42 个，涉及医院特色专科骨科、胃肠病科、肝病科、糖尿病科、康复科、皮肤科、妇科、儿科等各临床科室用药，年产值 100 多万元。

为适应现代医药发展的要求和满足医院临床与科研的需要，药剂科大力发展中药自制剂的科研、开发、应用工作。制剂室与骨科联合研制开发的消肿止痛散、四黄散、加味双柏散、大黄散、田七散、跌打止痛散、外洗散、十一方酒、田七酒、加味归芪酒、棱黄片、健骨片、赤归片等系列中药自制剂应用于临床，取得了显著的疗效。尤其对消炎、消肿止痛、活血化瘀、止血、去腐生肌、祛风活血、养血通络、强筋壮骨等有独到的治疗效果，治疗各种外伤、骨折脱位、骨折等伤病有效率在95%以上，在粤西享有较高的声誉；与胃肠病专科联合研制开发的加味柴平颗粒、清肠泄热散、理肝愈肠散、温中固肠散等自制剂对胃肠病、慢性结肠炎、直肠炎等疗效确切，深受病人欢迎；与肝病科联合研制开发的消炎散结散等制剂对消炎散结、健脾补肾疗效显著，备受肝病病人欢迎；与糖尿病专科联合研制开发的早肾颗粒疗效甚佳，深受糖尿病病人好评，成为糖尿病专科必备治疗药；与皮肤科制备开发而成的消痤酊等制剂，为广大皮肤病病人带来福音；与妇科研制的盆腔炎外敷散、消癥散结片、复方毛丹灌肠液、盆腔灌肠液等自制剂用于子宫肌瘤、盆腔包块、乳房肿块和盆腔炎等症状疗效颇佳，受到病人好评和欢迎；与儿科研制的去积散因其疗效显著，给药方便，小儿乐于接受，深受临床医生的好评。多年来，医院有5个院内制剂获得湛江市科技进步奖，其中紫珠素颗粒剂获湛江市科技进步奖二等奖，荆防败毒茶泡剂获湛江市科技进步奖三等奖，B超增效剂获湛江市科技进步奖二等奖，早肾颗粒获湛江市科技进步奖三等奖，加味柴平颗粒获湛江市科技进步奖三等奖。

医院的自制剂，来源于本院名老中医的经验总结。这些制剂被无数临床病例验证有效后通过报批获准，由医院自行生产并应用于临床，是市场上没有供应而临床上又确实需要的品种。医院中药自制剂在医院的临床实践中越来越显示出其不可替代的重要作用与生命力，以与糖尿病专科合作研制的早肾颗粒为例。药剂科根据中医理论将糖尿病足分为5个类型，制定了以内服早肾颗粒，外洗Ⅰ方或Ⅱ方浸泡患足，外敷自制的“糖足康”、血竭油纱等为主要内容的“九环疗法”，疗效好，费用低，甚至治愈了部分西医认为需要截肢的病人，使病人保全了双脚，提高了病人的生活质量。如病人林某某，患糖尿病多年，引起右足背溃烂变黑，局部坏死。病人曾先后在湛江市 3 间大医院进行过治疗，疗效差且病情逐渐加重，这几家医院均建议截肢，因病人及其家属不接受而转入第一中医院。病者入院时右下肢中度压陷性水肿，右踝关节肿胀，足背波动感明显，左足背动脉明显减弱，足背外侧有 7 厘米 ×4 厘米 ×1 厘米、内侧有 4 厘米 ×3 厘米 ×4 厘米和 2 厘米 ×1 厘米 ×4 厘米，足底有 2 厘米 ×1 厘米 ×3 厘米的黑色溃烂，清创后采用自制中药清创液浸泡，中药水剂“糖足康”外敷及内服中药等治疗，病人的足背感染得到控制，坏死组织逐渐脱落，并逐渐长出肉芽，伤口逐渐缩小。经过该科医务人员 2 个月的精心治疗，患足完全愈合，避免了截肢。

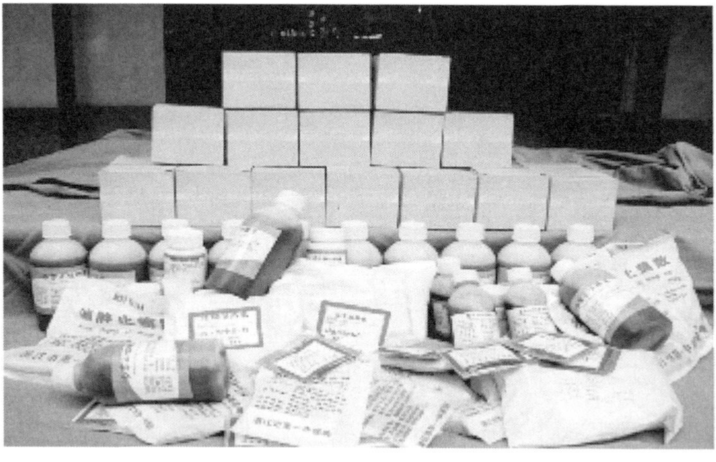

部分疗效确切的医院自制剂

第一中医院糖尿病专科的业务水平在粤西地区已处于领

先地位，省内外和香港、澳门、台湾，甚至国外的病人也纷纷慕名而来，医院自制剂的确切疗效功不可没。

制剂室本着“一切为了病人，一切方便病人”的宗旨，为满足临床和科研需要，不断开发研制各种新制剂。同时，为方便病人开展各种中药小料加工，即少量的膏、丹、丸、散、胶囊和代煎中药，优质的加工和合理的收费极大地方便和满足了病人对各种剂型的需求，为医院塑造了良好的形象，取得了一定的社会效益。近年来，药剂科制剂室坚持以医院特色专科为中心，搞好中药自制剂的科研、开发和应用，为医院的腾飞和民族医药的振兴做出了应有的贡献。

文化篇：创造医院和谐文化

“温馨服务”是湛江市第一中医医院服务文化的品牌。

——题记

一、医疗文化建设

（一）从传统文化中顿悟：医疗文化以医德医风为首

《春秋左氏传》有言“三不朽”：“太上有立德，其次有立功，其次有立言，虽久不废，此之谓不朽。”立德，说的是创制垂法；立功，说的是拯厄除难，功济于时；立言，所说的是言得其要，理足可以传世。岭南历代中医药名家，多善于立德、立功、立言，留下宝贵的医药学遗产，也留下了宝贵的医学文化精神。

第一中医院的领导成员和医务工作者，十分重视从历代岭南中医药名家宝贵的医药学遗产中吸取其文化精神的精华，学其德，颂其功，读其言。

医院领导班子把“学其德”作为建设医院的最重要的方面来抓。

医院的精神是“仁爱、敬业、和谐、进取”。把仁爱放在第一位，也就是把“学其德”放在首位。

传统文化是中国古代医学的生命归宿、理论基础和智慧之源，其中谈到医术与医德密切相关。“医为人命所关”，医生所从事的事业就是对人最为宝贵的生命进行拯救，所以必须具备高尚的职业道德。清朝名医徐大椿把医生视为神圣的职业。徐大椿提出“正其心术”，认为只要有了爱人救人之心，学医行医才会获得动力，才会处处时时为病人着想。重视医德，也是历代名医的一贯传统。从汉末名医张仲景到清代王清任，都是医德高尚的人。他们坚决抵御金钱权力的诱惑，义无反顾地选择医药职业，终身投入，精诚专一，无怨无悔，一切为了病人，一心赴救而置自身于不顾。他们这样从事自己的医药职业，充满了浓厚人文关怀，真心把拯救病人的生命看作是重于一切的终极追求。

院长蔡柏谈到“以德立院，仁爱为生”时认为，离开这点，办医院就失去了意义，也就是违背了中医文化传统。他的思想很快为班子成员和所有医务工作者所接受，并付诸行动。

随着实践的深入，第一中医院的领导班子和所有医务工作者更深刻地认识到，中医学文化是中华文化母体所孕育发展起来的。从传统文化这一母体文化中不断地吸纳营养，可以积淀起极其深厚的文化内涵。他们尤其崇尚张仲景医圣文化，认为张氏以其高尚的职业道德，科学的辨证论治思想、理法方药体系，成为中医学的灵魂。在张仲景的《伤寒杂病论》中，儒家的“孝仁”思想清晰可见。

领导班子成员在长期的勤奋学习中，深知中国传统的“天人合一”思想是中医文化形成的重要思想，因此把“仁爱”放在医院精神之首，这是大家的共识，也是医院的灵魂所在。

（二）从古名医的实践中发现：医疗文化以开拓创新为重

数千年名医传统文化，总是在不断发展着，发展的原因在于创新不断。医院领导班子成员在对汉末张仲景的研究中认识到了这样的事实：张仲景之所以成为后世千载传颂景仰的“医圣”，是因为他把《黄帝内经》的理论创造性地运用在医疗实践中；他在前人已有成果的基础上，发明了六经辨证理论和 397 种辨证方法，创立了中医临床学。经过实践检验证明，它具有不可推翻的真理性。名医刘完素、张从正也是改革勇士，他们“尊经而不泥古，崇圣而不盲从”，创立了自己的医学理论。

第一中医院创新进取之风很盛。蔡柏作为院长，他是这样理解创新的：“创新就是一种突破和开拓，没有创新，断然没有发展。”

蔡柏就是这样做的，他带领消化内科全体医务人员开展中西医结合治疗胃肠病，并于中医医院中率先开展胃镜下治疗消化道疾病等新技术、新项目。这些新技术的应用，使第一中医院消化内科医疗诊治水平上了新台阶、新档次。他们救治了很多病人，很多棘手的疑难病例得到解决，病人得以康复。面对被西医认为不可逆转的慢性萎缩性胃炎，他用自拟的抑肝和胃汤使病人病情得以好转和痊愈。

脊柱病专科在临床中运用手法康复、小夹板固定、外敷中草药、功能训练等中医传统四步疗法治疗骨折脱位，对位好，愈合快，痛苦少，疗程短，费用低。胃肠病专科十分重视科研课题立项，有市级科研课题立项 6 项，其中“舒胃颗粒合剂治疗功能性消化不良胃动力障碍的临床研究”获湛江市科技进步三等奖，“加味柴平颗粒治疗糖尿病胃轻瘫的研究”获湛江市科技进步二等奖。

（三）从传统文化的哲学思维中体会：医疗文化以哲学为基础

医院领导班子在研究学习传统文化中，看到历代医家无不从哲学的高度，对宇宙、对人生进行思考，懂得了历代名医的世界观、方法论和中医药学的哲学根据。他们带头学习并运用道、气、阴阳、五行等哲学概念指导临床实践和著书立说，在感悟天人、探索大道中，提升自己的医学理论水平，解决临床实践中优质与廉价的矛盾。一是转变观念，医务人员进行“换位思考”，由“病人求医”变成“医院以病人为中心”；二是转变行为，由某些人的“大处方，滥检查，多收费”变成全员的“三平医疗服务，十元门诊”。这些哲学思维和临床实践，解决了许多矛盾和难题，使医院得以快速改变面貌。

此外，医院医务人员以古人辨证论治为范本，开创了自己的医疗新领域，取得了可喜的成绩。

（四）从中医传统文化中追求：医疗文化以和谐为境界

在蔡柏院长的《治未病之和谐观》这篇论文中，治未病之和谐观，是作者独特的发现。

《黄帝内经》中的“和谐”体现在多个方面。作者尤其指出《黄帝内经》中人是天地之气的相互作用而产生的，是自然界物质变化的结果。“天人合一”论导出了和谐的必然性。在长期的医疗实践中，古代医学家不断地进行探索，在理论上形成了阴阳整体论、水火五行论、心主神明论、藏象五志论、七情学说等，组成了“中医心理学”体系，这个体系的终极思维是和谐。

蔡柏通过他的“和谐”医学论和班子成员达成了共识。

他们常常提到中医的最高境界——致中和。他们熟记《中庸》所云：“中也者，天下之大本也；和也者，天下之达道也。致中和，天地位焉，万物育焉。”

由此，蔡柏及其他领导班子成员坚定了“构建和谐文化，建设和谐医院”的决心。

他们认为：和谐文化是医院工作的重要组成部分。必须利用和谐文化管理医院，为医院发展提速。

1. 努力植入中医和谐文化元素，是医院的一项迫切任务

近年来，医院在抓好医疗质量的同时，坚持以人为本的服务理念。通过大胆探索创新，把和谐文化建设融于服务、管理等环节，充分发挥医院和谐文化在管理、队伍建设、优质服务、精神文明建设等方面的重要作用。医院先后获得广东省百家文明医院、广东省文明中医院、广东省企业文化建设创新优秀单位、湛江市文明单位标兵、湛江市先进基层党组织、湛江市先进集体、湛江市医德医风建设先进单位等荣誉称号。

2. 医院上下言必称和谐医院文化

和谐医院文化得到医院支撑，医院为和谐文化的活动提供舞台。尤其是院领导班子高度重视和谐文化建设，坚持把和谐医院文化建设作为长期的系统工程来抓，努力培育“第一中医院人”精神，以此体现该院鲜明的个性、职工的共同信念和价值观，使广大职工从中获得了一种团结向上的精神力量，增强了企业的凝聚力，进而产生了创新、高效的工作热情，有力地推动了医院持续、快速、健康发展，迈上一个又一个新的台阶。

3. 构建和谐医患关系

这是医院构建和谐社会的主要目标。医院服务的对象主要是病人，以人为本，构建和谐文化是医院工作的迫切需要。为了构建和谐医患关系，第一中医院主张切实做实事，所出台的一切措施都是为这一和谐理念服务的。

“以病人为中心”是开展优质服务的出发点和落脚点。

医院总是坚持以病人为中心，花大力气解决群众“看病难、看病贵”问题。一是简化就医流程，方便病人就医。医院从解决门诊看病“三长一短”入手，改进服务流程，开展一系列便民服务，包括实行挂号、计价、收费一体化，增设服务窗口，增加名医专家出诊时间，开展病人选择医生、护士服务活动，简化出入院手续，开设导诊、分诊服务等。二是服务窗口实行敞开式服务。医院积极响应湛江市的号召，将挂号、计价、收费、发药窗口全部改为开放式，实行一条龙服务，方便了病人，提高了透明度且便于监督，拉近了医患双方的距离。三是改变运行机制，提高工作效率。医院要求医技科室设法做到非特殊检查当天发报告，急诊病人的常规检查要求 20 分钟内出报告。同时，将任务指标下达到科室，着力缩短平均住院时间。四是大力加强急诊建设，抽调一批技术素质高、责任心强的医护人员到急诊第一线工作。要求接 120 急救指挥中心指令后，做到白天 4 分钟、晚上 8 分钟内出车，开设急救绿色通道。参加 120 急救指挥中心以来，医院出车率居全市各医院第二位，中医系统第一位。由于出车快、现场抢救及时，得到病人和 120 急救指挥中心的好评，切实改变了中医院只能治慢性病的“慢郎中”形象。五是实行全天候应诊，开展“无假日”医院活动，周六、周日和节假日各科全天开诊，得到市民特别是工薪一族的普遍欢迎。

为切实提高医院服务水平，构建和谐的医患关系，医院致力于打造服务文化品牌。医院还制定了一套服务规范，如《医务人员言语行为服务规范》《礼貌用语的基本要求》等，对提高医院的服务水平起了积极的作用。同时，面向全院职工做有关礼仪专题的讲座，规范服务用语和行为。在全院征集院徽、院旗的设计图案，增强了医院的凝聚力。

当前医药费用增长过快，人民群众负担过重，特别是低收入群体难以承受较昂贵的医药费用，因病致贫、返贫现象较突出，“看病难、看病贵”的问题已经成为社会关注的焦点。第一中医院坚持“优质服务，低廉收费”的办院方针，通过开展一系列活动，提高医院整体医疗服务水平。一是在全院职工中开展争先创优的竞赛活动，让病人评选每季“服务之星”“最好医生、护士、医技人员”等，真正做到了“服务好与坏，病人说了算”。二是积极开展“温馨服务”，包括迎送服务、关怀服务、微笑服务、追踪服务、舒心服务等10项内容，变被动单一服务为主动全面服务，满足了病人多层次需求，构建了和谐的医患关系。

二、信息文化飞腾

当今时代是信息时代，第一中医院信息化建设是从2001年开始的。医院信息化建设的初衷是为了简化就医流程，方便病人就诊；同时满足当前医疗改革中的财务制度、医药独立核算、医疗保险等功能需求，彻底解决欠费、漏费、药品流失等手工难以解决的问题。从2001年至今，医院累计总投资几十万元用于医院信息化建设。在2001年，医院初步建成院内局域网，安装了较为先进的医院管理信息系统，该系统由现任业务副院长吴洪个人自主开发。安装模块包括：门诊挂号系统、门诊收费系统、药房（中、西药房）系统、住院处收费系统、病区住院系统（护士站）、药库系统、财务核算系统、院长查询系统等。2003年，在药房系统中增设了病区药房（中心药房）系统，把药房系统细分为门诊药房系统和病区药房系统，细分后大大提高了药房的工作效率；同年医院进行院容院貌大改造，装修原办公大楼，重新布置线路。2004年，增设了病案管理系统，使病例管理更有效、更系统化；同年，医院对住院部也进行了装修与改建，优化网络线路的布局，并从各部门抽调精英建立了信息科，专门负责本院信息化工作。另外，在门诊大厅安装了LED电子显示屏，24小时滚动播放医院的最新医疗信息和优惠活动。2005年，医院为提高病区收费系统的效率购置了一批全新的电脑主机为临床收费工作服务。2006年，医院利用光纤网络设备接入湛江市社会保险基金管理信息网，与湛江市社保局实行数据共享与交流，为广大社保病人提供优质服务；同年，医院租赁网络公司的光纤网络，对爱周门诊部、护老院和住院部进行网络连接，实现了医院网络大联网，数据实时共享，收费实时统一，从根本上解决了分区医院收费、信息的不实时、不统一；同时，还加强了医院的网络线路改造，增加了医生工作站，为住院医生提供了便利，大大提高了工作效率。2007年，在医院领导的大力支持下，从北京清华同方知网技术有限公司购置电子杂志，供全院医务人员上网查阅最新医疗资讯；同年，医院与金众传媒有限公司合作，在医院门诊部和住院部设置液晶电视，12小时播放最新的医疗保健信息和本院医疗信息，供本院的医务人员和广大病人观看。2008年，医院在原有医院信息系统（HIS）基础上，建立了健康体检系统，可为全院职工及退休职工建立电子健康档案。

医院管理信息系统，不仅实现了医生、护士、医技、药房、药库、医务、后勤、财务等各部门之间的信息互通，而且为管理者的决策提供了科学、快捷、准确的信息，彻底改变了以往各个部门之间信息沟通不畅的问题，真正实现了业务透明化、管理自动化。医院还将投入资金进行系统软硬件的大更新，重点开展临床病例的信息化，以便更有效地利用医院现有的医疗资源，加速医院的发展。

信息科是医院职能辅助科室，成立的目的就是为了利用信息科技，有效地为医院各科室服务，提高医院的工作效率，更好地为广大病人提供优质服务。在日常的维护工作中，常常会遇到各种不同类型的难题和突发性的情况，例如：收款处是门诊病人缴纳费用的部门，对电脑的在线使用要求较高，曾经发生过服务器崩溃的事故，造成收款处无法与服务器的数据连接，收款员收不了钱，病人交不了款。为了解决此类难题，院领导制定了医院信息紧急预案。从此以后，信息科技术员在科长的带领下，认真执行预案，积极缩短故障抢修时间，从根本上避免了此类情况的再度发生。2005 年，社保政策规定，医院收费项目必须与社保收费项目资料相符。为解决这一难题，院领导要求信息科实现这一目标。信息科技术员在当时的信息科科长吴波的带领下，经过几天的熬夜加班，终于把医院的收费项目与社保收费项目资料相对应，解决了医院收费项目与社保收费项目不统一的问题。信息科技术员站在医院信息建设的最前线，对全院各科室的电脑难题都一一尽心尽力解决。某科室有一位年老职工，科室需要她操作电脑但她不熟悉，信息科的技术人员了解情况后亲临该科室，认真耐心地、手把手地教她操作，使她很快就熟悉了；某科室经常发生电脑设备故障，信息科技术员发现故障高发的原因是设备使用方法不当，为了让她们能正确地使用设备，特地召开了关于如何正确使用设备的培训会议，指导她们正确使用，解决故障高发的问题。信息科制度严谨，科员工作认真负责，不怕苦不怕累，随叫随到，在新的信息科科长邓春龄的带领下，一如既往，努力为医院的信息化建设贡献力量。

信息系统的实施和应用，极大地提高了医院的管理水平，降低了成本，简化了流程，提高了医务人员的工作效率，减轻了他们的劳动强度，还增加了医院对病人的透明度，方便了病人就诊；堵塞了各种收费的漏洞，加强了药品管理，杜绝了药品流失；方便了医生的诊疗活动，简化了医院内部的成本核算；加强了卫生材料的管理，控制了平均住院时间和病房床位利用率，提高了医院的经济效益。院长通过查询系统随时可以了解医院的各种实时数据，能够及时做出决策。医保系统的实施吸引了相当一部分病人，在很大程度上方便了医保病人就医。

医院信息化建设，是一项庞大的系统工程，设计或实施策略不当就会导致系统的失败。成功的关键因素不在于计算机技术本身，而在于整个系统工程原则的确定与实践中的坚持。只要通过自己的摸索和借鉴别的医院的成功经验，利用现代成熟的计算机技术、通信技术、图像处理与存储技术等先进的科学技术，根据卫生部、信息产业部以及广东省卫生厅、湛江市卫生局的统一规划，根据医院的实际情况和发展现状，一定能走出一条属于医院自己的信息化建设之路。

人物篇：
名医名人录

良心、智慧和汗水，凝结成永远的星光。

——题记

一、德技馨杏林，悬壶济众生——记蔡柏

【人物档案】蔡柏，1956年11月生，广东省雷州市人，中医主任医师、教授、硕士研究生导师。20世纪80年代初毕业于广州中医学院（现广州中医药大学，下同）医疗专业，一直从事中医内科工作。1984年起历任湛江市职工温泉疗养院院长、湛江市第二中医医院副院长；2001年起担任湛江市第一中医医院院长职务。是广东省中医药学会理事、广东省中医药学会仲景专业委员会常委、广东省中西医结合学会急救医学专业委员会常委、《世界中西医结合》杂志编委、湛江市中医药学会会长、湛江市科技咨询专家委员会专家。

蔡柏先后荣获广东省优秀中医院院长、广东省劳动模范、广东省行风建设先进个人、湛江市十大新闻人物、湛江市优秀科技工作者、湛江市优秀党员等称号。2006年被湛江市人民政府授予“湛江市名中医”，2007年当选为广东省第十次党代会代表，2008年被授予“中国医师奖提名奖”，2009年被推荐为湛江市唯一一名广东省名中医候选人，2010年荣获“全国医药卫生系统先进个人”称号，2012年被省政府授予“广东省名中医”称号。他还是湛江市政协第十、十一届委员。

近30年来，蔡柏一直坚守在临床医疗、教学、科研、管理工作的第一线，始终践行着这样一种朴素的理念——为医者要做精诚大医，精而不诚，会坑害病人；诚而不精，会枉费苦心。他的人生宗旨是：低调做人、踏实干事、为民着想。蔡柏说：“一切为了病人，服务病人是我们医者的天职，办人民满意的医院，是我们的初衷和永远的追求。”

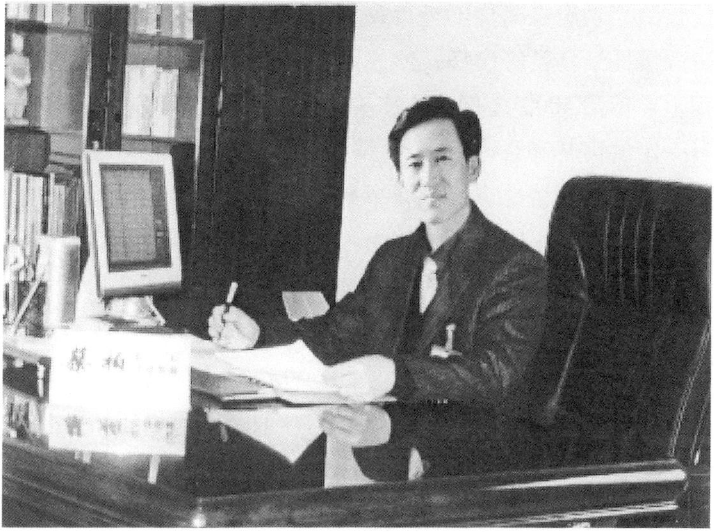

湛江市第一中医医院院长蔡柏

（一）潜心医学，硕果累累

认识蔡柏的人，都说他把整个人都投入了中医内科这个专业，是一个十足的“医界痴心汉”。他有将近30年的临床医疗工作经验，但依然孜孜不倦地学习探索，对医术精益求精。“勤奋学习，不断实践，丰富自己，奉献医学”，他的从医之路一直与这16个字伴随。他虚心向老专家请教，并敢于创新，先后在《中国中西医结合杂志》等国内医学核心期刊上发表学术论文多篇，出版有《药用蕈菌》专著一部。他对消化内科颇有研究和独到体会，所主持的胃肠病专科于2003年被确定为广东省重点中医专科。他研读《黄帝内经》，颇得要旨，致力于仲景学说的研究，对李东垣著作也颇有研究。他充分运用传统中医药的特色和优势，紧密结合现代医学技术，在消化内科疾病和老年病等的防治方面建树颇多，尤其擅长治疗功能性消化不良胃动力障碍、幽门螺杆菌相关性胃炎、慢性结肠炎等疾病，形成了一套消化性溃疡的中医诊疗规范，诊治4000多例病人，有效率达94%，在粤西地区享有一定的声誉和影响。20世纪90年代后期，他主攻应用补中益气汤治疗慢性胃炎并胃下垂，疗效颇佳而沿用至今；接着主持运用柴平舒胃颗粒剂治疗功能性消化不良胃动力障碍的临床研究，该研究课题获湛江市科技进步奖；此后，着重研究运用和胃汤治疗幽门螺杆菌相关性胃炎、运用半夏泻心汤合四逆散加灌肠治疗非特异性慢性结肠炎、运用黄连汤加减治疗消化性溃疡，均取得显著的疗效，并已取得阶段性成果。他非常注重总结和积累临床医疗工作经验，积极参与科研工作，带领医院科研骨干先后承担省、市级科研课题10项，其中“早肾颗粒与卡托普利联合治疗早期糖尿病肾病临床研究”获2006年湛江市科技进步奖三等奖、“加味柴平颗粒治疗糖尿病胃轻瘫的研究”获2007年湛江市科技进步奖二等奖。

在他的领导下，医院各方面都取得了显著的成绩。从2001年至今，医院主要业务指标均以20%～30%的幅度增长，增幅位居湛江市卫生系统之首。医院先后获得了广东省百家文明医院、广东省文明中医院、湛江市文明单位标兵、湛江市先进集体等荣誉称号，被评定为国家三级甲等中医医院、广州中医药大学非直属附属医院以及广东省高等医学院校教学医院。继2008年11月，被国家发改委、国家中医药管理局列入国家重点中医医院发展规划之后，2009年3月，第一中医院再次获得殊荣，被广东省政府授予“广东省中医名院”称号。同年，糖尿病专科和脊柱病专科被评为“广东省中医名科”。2012年，糖尿病专科被国家中医药管理局定为国家中医重点专科建设项目。同年，医院被评为“全国中医药系统创先争优先进集体”。

（二）德技双馨，悬壶济世

一直以来，蔡柏院长坚持以病人为中心，想病人之所想，急病人之所急，把病人视为亲人，永远把病人的利益放在第一位，让病人少花钱治好病。在处理一些“120”送来的病情危重的、身无分文且无家属在场的病人时他第一个想到的是先为这类病人开通绿色通道，先及时抢救、后补交费用这种做法，深受群众好评。2005 年 12 月，一名遭遇抢劫、身受重伤，来自江西省的女病人，被送到第一中医院，来时病人已经处于休克状态，生命垂危，蔡院长立即拍板：救人要紧！之后，马上组织外科专家为病人动手术。由于抢救及时，病人转危为安。该病人康复出院时，医院不但按照“三平”服务标准为其减免住院费用 1200 多元，还组织全院 300 多名员工为其捐款 3758 元。后来该女子给医院送来写有“仁心仁术、医德高尚”8 个大字的锦旗。2004 年 9 月的一天，蔡柏从《湛江日报》上得知雷州市一农民蔡某患有一天喝 50 千克水的怪病却因家庭经济拮据而放弃治疗的消息后，亲自带着专家到该市白沙镇全茂村给蔡某看病，经临床检查诊断为尿崩症，并把他接到医院做进一步的免费检查治疗，还发动全院职工为他捐款 4000 多元，病人一家感激不已。2006 年，蔡柏做客湛江人民广播电台“行风热线”节目，一位因多种怪病缠身瘫痪在床 16 年的遂溪城月镇村民通过该节目向市第一中医院求助。记录下地址后，蔡柏第二天就带着骨科、内科等科室专家，亲自上门为病人看病。经过治疗，病情得到了控制，并明显好转，该村民逢人就说：“是第一中医院给了我继续生活的希望!”

“用比较低廉的费用，提供比较优质的服务，努力满足广大人民群众基本医疗服务的需求”，这是国家医疗卫生体制改革的总目标和要求，也是卫生行业作风建设的根本要求。2002 年 7 月，时任湛江市市长的徐少华到市卫生部门调研时提出：十元能否医好感冒？以人为本，让群众少花钱治好病，这与卫生改革的目标和要求是相一致的。

那么十元钱究竟能不能医好感冒？出生于农村家庭的蔡柏深知老百姓看病难，他打心眼里赞同为老百姓提供少花钱的医疗服务，但作为医院的第一把手，他又必须顾及医院职工的待遇以及医院长远的发展，经过深思熟虑和召集全院管理层深入调查研究后，第一中医院在全市率先叫响“十元门诊”，开展以“平价门诊、平价病房、平价药房”为主要内容的“三平”医疗服务，成为全市首家敢于“吃螃蟹的人”，先后推出了 11 项医疗援助措施，开设扶贫门诊及病房，对符合援助标准的门诊病人免收诊金，对符合援助标准的住院病人减免其住院费、检查费、治疗费等，对孤寡老人实行送医送药等活动。这些措施推行以来，得到广大病人尤其是弱势群体的普遍欢迎和好评。

为了更好地解决看病难、看病贵问题，蔡柏在开展好“三平”医疗服务的基础上，将该院爱周门诊部改建为广东省首家市区平价医院挂牌运作，深受广大市民的好评。

坡头区官渡镇碑头村 80 多岁的冯大爷，属于农村特困户，由于前列腺肥大引起尿潴留住院。2008 年 5 月 17 日入院后，每天住院床位费 16 元，日用药 40 元左右，其余为治疗和护理费等，一天合计 80 元左右，住 11 天院仅花费 900 多元。而在其他大医院，像冯大爷这种疾病住 11 天院至少要

2000 多元。“住 11 天院才用了 900 多元，真是低廉收费啊！”当冯大爷病愈出院看到账单时感动不已，说出了心里话。

据统计，自 2002 年以来，第一中医院共为各种病人减免各种费用 400 多万元。由于“三平”医疗服务工作成绩显著，时任湛江市委书记徐少华、时任副市长黄晓涛分别做出批示，要求全市医疗卫生系统学习推广第一中医院的做法和经验。新华社、《人民日报》、《南方日报》、广东电视台、《羊城晚报》等新闻媒体都对第一中医院开展“三平”医疗服务工作进行了报道。珠海、江门等地的领导也先后率领卫生系统领导前来参观学习。

2007 年 8 月 17 日，时任广东省委书记张德江在新华社国内动态清样《湛江推行平价医疗缓解群众看病贵》一文中做出批示：“湛江市推行平价医疗服务缓解群众看病难的经验很好，值得总结推广。”同年 9 月，广东省原副省长雷于蓝，广东省政协副主席、原卫生厅厅长姚志彬到第一中医院爱周平价医院视察调研时，给予充分肯定。2011 年，广东省委原副书记朱明国率省民生调研代表团到爱周平价医院考察，对爱周平价医院的经验给予了充分肯定。2012 年，广东省副省长林少春到医院调研，对医院的工作给予高度赞扬。2011 年 4 月，湛江市委刘小华书记率队到医院调研，对医院的各项工作给予了充分肯定。市长王中丙同志多次到医院指导工作，对医院开展“治未病”工程与开展“三平”医疗服务给予了肯定。

（三）党政医务相得益彰，重视品牌立院

作为医院的“掌舵手”和科研带头人，蔡柏特别重视科技人才的力量。他一贯强调，科技人才是医院生存的根本，

是保证医疗质量、提升医疗水平的核心力量，是医院快速发展的希望所在。为此，他想方设法通过多种途径，多种形式培养、吸纳和引荐人才，先后从外省引进数十名专业人才；近年又派出医务人员300人次，赴上级医院进修和进行学术交流，迅速壮大了技术力量队伍。近几年，广东省提出建设中医药强省、湛江市提出建设中医药强市，作为第一中医院的领头人，蔡柏深感责任重大。为此，他把建设重点转向名院、名科、名医等以及医务人员业务技能实力的提高上，突出中医特色，狠抓内涵建设。医院连年获得湛江市医疗质量评比中医系统第一名，名科、名医也增多了。一个受病人信赖的医院除了有舒适的看病环境和先进的技术设备以外，名科、名医也是重要考量指标。对此，蔡院长深深地认识到，必须充分发挥中医特色和优势，坚持“院有专科，科有专长”的发展战略，通过抓好重点专科建设，带动其他专科的发展。目前，胃肠病专科、脊柱病专科以及糖尿病专科为广东省重点中医专科，在此基础上，2009年3月，脊柱病专科和糖尿病专科又被评为“广东省中医名科”。

无规矩不成方圆，蔡柏特别重视制度管院。作为湛江市医院管理学会副会长，且从事医院管理工作多年，有丰富管理经验的蔡柏深谙此道。自他2001年主政第一中医院以来，医院各方面均取得了显著的成绩。特别是在抓行业作风建设方面的措施更得力、更大胆。蔡院长曾在会上对全体员工说：“大处方、滥检查、乱收费、收红包、吃回扣等问题，不仅影响到党风廉政建设，而且影响到医院的声誉和形象。更为严重的是，增加了病人的经济负担。因此一定要坚决防范和刹住这些不正之风。大家要明白，拿一个红包就等于失去一个病人，开大处方、滥检查、吃回扣，也等于赶走病人。我们要进一步强化监督约束机制，从制度上、政策上形成不许贪，不想贪，不敢贪，不能贪的‘四不贪’机制。”为了切实加强医德医风建设，自2001年开始，第一中医院专门成立了纠正医疗服务中不正之风专项治理领导小组，蔡柏院长担任组长，对每个医务人员建立医德医风考核档案，每月定期召开病人家属座谈会，坚持对门诊和住院病人进行满意度调查，成立了行风建设督导检查组，确保各项措施落实到实处。为了增加监督透明度，还设立群众举报信箱和举报电话。每个月派专人收集举报信和举报电话所提到的问题，及时反馈信息。对群众或病人投诉的问题，做到发现一起，查处一起，件件查落实，事事有回音。对红包、回扣现象，查处毫不留情，并且在全市率先挂上无“红包”医院牌子。与此同时，在检查过程中若发现违反有关规定问题，坚持秉公处理，绝不姑息。另外，严格执行《广东省打击非法行医专项行动实施方案》的规定，因为原来和医院有合作关系的皮肤性病专科等科室与上级的要求不相符合，从2006年1月1日起便与其解除了合作关系，将这些科室收归医院统一管理，并对符合执业资格的人员，经考核合格，由医院聘用。

蔡柏也重视文化兴院，对于企业文化的作用，蔡柏院长用发展的观点做了以下精湛的解释：“企业文化建设，越来越受到国内外企业界和医疗界的高度重视。企业不能没有竞争力，企业的竞争力源于职工的创新力，而企业创新力要靠企业文化建设来提升。先进的企业文化是企业创新的源泉，是鼓舞企业职工奋发工作的精神支柱，企业文化就是以人为本，其主要体现在人的意识如何、认识程度怎样及接受能力高低上，也就是说高素质的员工对企业运行起重要作用。无疑，企业文化就是企业的灵魂。”

蔡柏认为，要增强医院竞争力，转变全体员工的职业理念、接受新的企业文化、提高人的素质和树立良好的形象是关键。医院文化是精神文明建设的重要组成部分，必须认真加强医院文化建设，逐步构建系统的文化建设机制，不断提高全体医护人员的文化意识。

为了更好地建设医院文化，培育好全体员工的服务意识，在蔡柏的重视和倡导下，2005 年，医院创办了一份颇有特色的《湛江市第一中医医院院讯》，湛江市委常委、宣传部长邓碧泉，湛江市卫生局局长吴明寿分别为其作了“大医精诚”“发挥中医药的特色和优势，建设现代化综合性中医院”的题词。另外，医院还制作了院徽、院旗、院歌，统一了院服。

（四）高瞻远瞩，脚踏实地

如今，第一中医院在广东省乃至全国都享有盛誉。特别让全体员工对医院信心百倍、热爱有加的是，2008 年 1 月，国家发改委、国家中医药管理局将第一中医院列为国家重点中医医院建设单位，并在国家财政新增 10 亿元中医医院建设投资中，配套拨予资金建设住院综合楼，辅助医院发展成为“分布合理、具有较强辐射带动作用的国家中医临床研究基地”。喜报频传！这是动力，又是压力。作为一院之长，蔡柏清醒地认识到，身上担子更重了。他认为，这是契机，这是医院发展史上又一个里程碑，标志着医院发展进入一个新的历史时期。同时又存在着挑战，竞争无所不在。为此，他又与其他院领导绘制了更加科学、更加宏伟的蓝图：

——到 2010 年，建成广东省示范性中医医院；

——到 2015 年，建成广东省一流中医医院，成为粤西地区中医药服务网络的“龙头”单位；

——到2020年，建成服务功能完善、中医特色突出、专科优势明显的现代化综合中医医院，并成为粤西地区中医医疗、技术指导中心和临床教学基地。

目前，医院已有脊柱病专科、胃肠病专科、糖尿病专科、针灸康复科、骨伤科5个省级重点专科。其中，糖尿病专科还被定为国家中医重点专科建设项目。在此基础上，到2015年，争取有2个国家级重点专科。到2020年，力争拥有3个以上国家级重点专科，并成为粤西地区中医医疗科研基地，为医院申报国家级中医名院作准备。

蔡柏踌躇满志，他说：“第一中医院以‘仁爱、敬业、和谐、进取’的医院精神，遵循‘以人为本、科技兴院、中西结合、质量第一’的办院方针，脚踏实地，一步一个脚印，希望百尺竿头更进一步！争取早日建成全省乃至国内一流的现代化综合性中医院。”

（五）学术思想

蔡柏从事中医院内科工作近30年，他在学术研究和临床经验方面有独到的体会。

1. 临证重视内因，治病必求于本

蔡柏认为，要研究疾病的发生，必须首先明确疾病和健康的基本概念与实质。健康，就是机体内部和外部环境之间，机体各组织之间，机体内部各种功能活动之间都处于和谐、协调的平衡状态。当然，这种平衡是一种相对的和动态的平衡，如果由于各种内外因素的作用，破坏了机体的这种平衡，造成阴阳失调，机体不能适应外部环境，内部各组织器官和功能活动之间都失去了协调、平衡，不能正常发挥其生理功能，则健康遭到破坏，疾病便形成了。疾病的发生与否以及发生的形式，取决于人体内因，即正气和邪气相互作用的结果。正能胜邪，病邪难以侵入，此即“正气存内，邪不可干”；正不胜邪，“邪之所凑，其气必虚”。体质的不同，脏腑组织坚脆刚柔的不同，决定了某些体质的人易患某些病症，即不同的体质有不同的发病趋向性。所以临床常可见到肥人多痰湿，善病胸痹、中风；瘦人多火，易患痨、嗽、消渴。因此，中医主张治未病，从体质辨识开始，按照中医的认识和辨证，将人体体质分为平和质、气虚质、阳虚质、阴虚质、瘀血质、湿热质、痰湿质、气郁质。同一疾病因素作用于不同体质的人，其发病有所不同。例如，正气强盛之人感受寒邪，可出现发热、头痛、恶寒等御邪于肌表的表证；而阳气素虚之人感受寒邪，则可出现不发热但恶寒、四肢逆冷、下利清谷、精神萎靡、脉沉细的邪陷三阴证。

什么是疾病的本呢？本即根本，求本就是求阴阳，《素问·生气通天论》说：“生之本，本于阴阳。”本也可以说就是病机，所谓“审查病机，无失气宜，此之谓也”（《素问·至真要大论》）。治疗疾病，应求其属，“必伏其所主，而先其所因”（《素问·至真要大论》）。如欲治头痛病，先应探讨其是属于外感头痛，还是内伤头痛。外感有风寒、风热、风湿之别，内伤又有痰浊、血瘀、肝郁、血虚、肾虚之异，只有究其病因病机，正对其根本，治疗才能获效。

2. **注重整体观，强调人体阴阳平衡与内外环境稳定**

阴阳学说把人体正常的生理活动概括为“阴平阳秘”“阴阳匀平”，中医生理学认为人体的正常生理活动是阴阳两个方面保持对立统一的协调的关系，是阴阳处于动态平衡状态的结果，即阴阳的平衡协调是人体生理活动的基础，这种平衡包括人体内阴阳平衡，也包括机体与自然环境的平衡统一。人与自然之间也是处于一种动态平衡之中，自然界四时节气的变化无不影响人体，影响人体的生理功能，人体中阴阳在一定范围内消长，不超过一定的限度，没有突破阴阳协调的界限，就不患病，也就是阴平阳秘。这种消长关系超过了生理限度，便将出现阴阳某一方面偏盛或偏衰，于是人体生理动态平衡失调，疾病就由此而生。在疾病过程中，同样也存在着阴阳消长的过程，一方的太过，必然导致另一方的不及；反之，一方的不及，也必然导致另一方的太过，阴阳偏盛是属于阴阳消长中另一方“长”得太过的病变。

3. **中医治病，不忘辨证论治**

辨证要以阴阳为总纲，纲举目张。强调虚实辨证十分重要，虚实辨证是阴阳辨证的深入，是论治的重要根据。因此，治疗疾病要重视辨虚实，病虽无穷、变化多端，但百变不离其宗，宗者，虚与实是也。强调对虚、实的辨证，关键在于审查有没有以实致虚。以实致虚与旧社会饥寒交迫致虚截然不同，如随着物质生活的提高，冠心病的发病率明显增加，究其原因则是嗜酒无度、恣食肥甘厚味，以致滋生痰浊、血瘀。因此，冠心病出现的头晕、心悸等症，不能盲目进补，若由痰瘀阻络而致心脉失养，蠲其痰，祛其瘀，络脉通则气血条达，不用补药而头晕、心悸诸症悉除。中老年人脏器功能都有不同程度的衰退，罹病后往往出现虚实错杂，治疗时虽然要“虚则补之”，但更重要的是要究其致虚之因，审因施治，才能正确运用补法，补法运用得当，就能达到增强人体免疫功能，杀灭致病诸邪的效果。滥补、蛮补则会导致闭门留寇，遗患无穷。

4. 治病重脾胃，以胃气为本

突出人以胃气为本，强调调整脏腑之升清降浊的功能，以及把握阴阳五行相互制约、相互依存的关系，在临证时非常重视调理脾胃。视脾胃为本，用药忌伤脾胃。元气是人体的根本，但必须靠脾胃之气滋养。若脾胃之气受损，则元气不充，而诸病由生。如在治疗外感内伤疾病时，必须时时注意脾胃。具体说，不能一见热象，就轻易用黄芩、黄连、大黄等大剂苦寒克伐，以免损伤脾胃；也不能一见阴血不足，不考虑脾胃的吸收能力就随便用熟地黄、阿胶等腻补之品，以免影响脾胃运化功能。治疗脾胃之病，须作细致的分析，在处方选药之时，要进行全面观察，善于区别脏腑间的不同情况，决定升降润燥的不同治法。同时，慢性病独重调脾胃，肾为先天之本，脾为后天之本、气血生化之源，脾肾对人的生、老、病、死都起着重要作用。慢性疾病，不但由于罹病日久，脾肾功能日趋衰退，而且脾肾虚弱又可导致机体免疫功能低下、抗病能力弱，慢性疾病能否治愈，关键在于脾肾功能能否恢复。因此治疗慢性病要重视调理脾肾，治疗慢性胃炎、消化性溃疡病，常用黄芪配附子，补火以暖土；治疗慢性肝炎迁延难愈，则遵“见肝之病，当先实脾”之训，重视培补脾土，补脾之中常配补肾以暖土，坚持治疗，每获佳效；治疗糖尿病更以补肾健脾为大法，常用黄芪、苍术、山药、玄参、五味子等，使脾能健运而转输精微，肾气旺盛而能藏精，精微物质则遵常道化生代谢而达平衡。脾肾对人体的代谢功能起着重要作用，凡是慢性代谢障碍性疾病，从脾肾论治其疗效则更胜一筹。蔡柏在中西结合治疗溃疡病、慢性胃炎等方面颇有心得体会。溃疡病、慢性胃炎属中医学的胃脘痛范畴。情志、饮食、劳逸失调常致脾胃遭邪侵袭，现代医学研究发现溃疡病、慢性胃炎与幽门螺杆菌感染有关。治疗方法主要有：①辨证治疗脾肾功能障碍，党参、黄芪、白术、茯苓等为健脾的基本药物；②黄连汤加减治疗溃疡病；③慢性胃炎属虚实夹杂者，用半夏泻心汤加减治疗每获良效；④幽门螺杆菌相关性胃炎采用质子泵抑制剂（奥美拉唑）与阿莫西林、克拉霉素三联用药，同时在中医辨证论治的基础上选用经过实验证实有抗幽门螺杆菌作用的中药如黄连、黄芩、蒲公英、半枝莲等，对缓解症状、清除幽门螺杆菌效果显著。

在临床医疗方面，蔡柏把医学理论与自己多年积累的丰富实践经验结合起来。他带领消化内科全科同志开展中西医结合治疗胃肠病，并于中医医院中率先开展胃镜下治疗消化道疾病等新技术、新项目。这些新技术的应用，使消化内科的医疗诊治水平上了新的档次，救治了很多病人，很多棘手的疑难病例得到了解决。一个来自湛江市郊的病人，因为反复胃脘胀痛 20 多年来诊。病人曾经于多家医院诊治，但症状反复不定。由于久治不愈，病人不思饮食、日益消瘦。经胃镜检查，病人被确定为胃角癌，给予手术后结合中药治疗，病人精神日渐好转，不久痊愈出院，至今良好。一次次新技术的应用结合中医药治疗，一次次治疗的成功，使病人痛苦而来、高兴而归。

（六）医案五则

1. 自拟柴芍六君子汤治疗慢性胃炎

钟某，男，35 岁，2012 年 6 月 7 日初诊。自诉反复上腹部胀痛 1 年余。

刻诊：上腹部胀痛，痛引两肋，心情不畅则痛甚，伴嗳气，疲倦乏力，胃纳差，二便调，舌淡红、苔薄白，脉弦。胃镜提示：慢性浅表性胃炎。证属肝气犯胃，脾胃不和。治法：疏肝理气，健脾和胃，予自拟柴芍六君子汤。处方：柴胡10克，白芍15克，枳壳10克，佛手10克，香附10克，党参15克，白术10克，茯苓20克，法半夏10克，陈皮6克，砂仁6克（后下），甘草6克。共5剂，水煎服，每天1剂。

二诊：前方服5剂，上腹部胀痛明显减轻，嗳气有所减轻，胃纳有所改善，效不更方，嘱其继服7剂。

三诊：上腹部胀痛、嗳气已止，仍胃纳偏差，依原方去佛手、香附，加麦芽10克以加强健脾消食之功，嘱服5剂。2个月后随访，患者诉胃痛未复发。

按语：临床上发现胃病者以肝郁脾虚证较为多见，笔者常常应用柴芍六君子汤治疗肝胃不和型胃痛，本方以六君子汤健脾和胃，与柴胡、白芍合用，共奏疏肝理气、健脾和胃之功。

2. 半夏泻心汤加味治疗寒热错杂型胃脘痛

李某，女，40岁，2013年3月12日初诊。

刻诊：近2个月来，胃脘部闷胀不适，畏寒肢冷，嗳气反酸，心烦，燥热，口干口苦，喜热饮，遇冷症重。舌质淡红，苔薄黄，脉沉细数。胃镜提示：慢性浅表性胃炎伴糜烂，幽门螺杆菌阳性。证属寒热错杂，气机不畅。治法：寒热平调，消痞散结，以半夏泻心汤加减。处方：法半夏10克，黄连5克，黄芩10克，干姜5克，大枣3枚，党参15克，厚朴10克，石斛10克，砂仁6克（后下），甘草6克。共4剂，水煎服，每天1剂。

二诊：前方服4剂后，胃脘痛减轻，但仍感口干，舌脉象同前，前方石斛用量加至 15 克，并加沙参 10 克，以养阴生津，嘱其继服 7 剂。

三诊：患者胃纳改善，胃脘胀满痞闷已愈。2 个月后随访，患者告知胃脘痛未复发。

按语：笔者临床发现半夏泻心汤对于寒热错杂型胃脘痛，特别是兼有幽门螺杆菌阳性者的疗效确切。

3. 加味枳术丸治疗老年性便秘

王某，男，68 岁，2013 年 4 月 18 日初诊。

刻诊：近 2 年来大便秘结难解，伴腹胀，神疲乏力，胃纳差，口干不欲饮，舌淡胖有齿印，苔薄白，脉细弱。结肠镜检查未见异常。证属脾虚气滞。治法：益气健脾，行气通便，以枳术丸加味。处方：枳实 10 克，白术 30 克，莱菔子 10 克，厚朴 10 克，黄芪 30 克，杏仁 15 克，火麻仁 15 克，党参 15 克，茯苓 15 克，石斛 10 克，甘草 6 克。共 6 剂，水煎服，每天 1 剂。

二诊：服前方 6 剂后大便质稍硬，每天一解，无口干，前方去石斛，嘱患者继服 5 剂。

三诊：大便正常，嘱患者继续服用前方 7 剂以巩固疗效。1 个月后电话随访，患者告知大便正常。

按语：老年性便秘以脾虚气滞型便秘较为多见，笔者在治疗脾虚气滞型便秘时注重补气健脾，本方重用白术为君，益气健脾；枳实为臣，行气散结，消痞除满；佐以四君子加强益气健脾之功，以莱菔子、厚朴、火麻仁、杏仁加强行气、润肠通便之功。全方合用，共奏益气健脾、行气通便之功。

4. 参苓白术散加味治疗脾虚泄泻

郭某，男，32 岁，2013 年 6 月 12 日初诊。

刻诊：近 3 年来反复大便稀溏，每天 2 ~ 3 次，纳少，胃脘满闷，口黏不渴，肢体困倦，舌淡、苔白厚，脉缓。曾在外院行结肠镜检查未见异常。证属脾虚泄泻。治法：健脾祛湿止泻，以参苓白术散加减。处方：党参15克，茯苓30克，白术15克，白扁豆30克，砂仁6克（后下），薏苡仁30克，苍术10克，藿香10克，石榴皮10克，肉豆蔻10克，甘草6克。共5剂，水煎服，每天1剂。

二诊：服前方5剂后大便基本成形，每天1~2次，上方去石榴皮，嘱继续服7剂。

三诊：患者告知大便已成形，每天1次，嘱患者继续以参苓白术散的丸剂口服1个月，以巩固疗效。半年后随访，患者告知泄泻未复发。

按语：中医认为脾虚泄泻是由于水湿阻于胃肠、脾虚失运、不能制水、湿注肠道所致，治疗的关键是健脾渗湿止泻，笔者在临床上应用参苓白术散治疗脾虚泄泻的疗效明显。

5. 补中益气汤治疗气虚眩晕

罗某，女，50岁，2013年4月15日初诊。自诉反复头晕眼花2年余，血压波动于（80~92）/（53~60）毫米汞柱，曾行头颅CT、颈椎X线片、脑电图等检查未见异常。

刻诊：自觉头晕眼花，神疲乏力，胃纳差，大便稀，每天1~2次，舌淡红有齿印，苔薄白，脉细弱。证属中气不足，清阳不升。治法：益气补脾，养血升阳，以补中益气汤加减。处方：党参15克，黄芪30克，白术10克，茯苓15克，当归10克，升麻6克，柴胡8克，陈皮6克，枸杞子15克，大枣15克，甘草6克。共5剂，水煎服，每天1剂。

二诊：服5剂后眩晕明显减轻，嘱患者再服4剂。

三诊：再服4剂后眩晕消失，精神好转，胃纳改善，血压升至100/64毫米汞柱，嘱其再服9剂，以巩固疗效。

按语：中医认为“无虚不作眩”，临床上气虚眩晕不少见，其机制是中气不足、清阳不升、髓窍失养，故见眩晕。治疗的关键是健运脾胃，使中气足，则眩晕自除。

二、以医为荣，以医为乐——记潘金辉

【人物档案】潘金辉，1968 年毕业于广东中医学院（现广州中医药大学）。现任第一中医院大内科名誉主任、主任医师，广州中医药大学兼职教授，湛江市胃肠病研究所原所长，广东省中西医结合脾胃消化专业委员会委员，湛江市消化学会副主任，湛江市中医学会、中西医学会常务理事，广东省医疗事故技术鉴定专家库成员，广东省卫生专业技术资格评审委员会成员，湛江市第九、十届政协委员。连续 10 余年医院年度工作、专业技术考核均被评为优秀，多次被评为“优秀带教教师”。先后被聘为中国管理科学研究院研究员，广东医学院硕士研究生论文评审、答辩专家，《中国全科医学杂志》特约编辑，《中华腹部疾病杂志》和《中国医药学刊》特约编委。1996 年，被湛江市人民政府授予“湛江市名中医”称号；2000 年，被广东省人民政府授予“广东省名中医”称号；2007 年，被评为“湛江市优秀科技工作者”。1979 年，潘金辉调到第一中医院胃肠病专科工作。1986 年，他开始主持胃肠病专科工作。2003 年，该专科被广东省定为重点建设专科，现申报为国家重点专科。

潘金辉出身于中医世家，自幼酷爱文典医籍，熟读《本草备要》《药性赋》《汤头歌诀》《医学心悟》等医书。他从事中医临床、教学和科研工作 40 余年，临床经验丰富。临床坚持中医与西医结合，辨病与辨证结合，讲求务切实用。擅

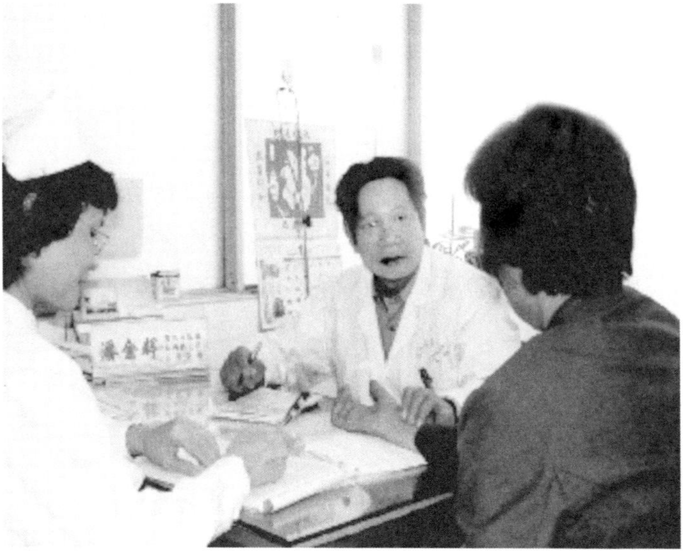

潘金辉主任在诊病

长消化系统各种急、危、重病的抢救，成功抢救了急性上消化道出血、急性胰腺炎、重症胆管炎、急性肠梗阻等危重病人1000余例。为无数的病人治愈了顽疾，解除了痛苦，在省内外享有较高的声誉。

（一）医德高尚，助人为乐

当今，人们的价值取向、道德观念发生了很大变化，一切向钱看的思想渗透到每一个角落，特别是20世纪90年代，“做药”赚钱快、赚钱多的说法在医药界很是流传，潘金辉的很多同事都“下海”去了。但潘金辉坚守“医者仁术”的理念，坚持治病救人，以医为荣，以医为乐，天天奔走于病房与门诊之间，不管白天黑夜，在他的脑海里根本就没有节假日的观念，常常为了让病人都能得到及时诊治而加班，中午下班时，已经是其他同事下午来上班的时间了。潘金辉常说："我们工作再辛苦，也比不上病人的痛苦，我也是将心比心。"

潘金辉经常告诫他的跟班实习生：医不在"名"而在"明"，治病救人要重义轻财，不能为钱不讲仁义。他身教言传，对身边的人潜移默化。他不图官阶，不谋私利，任劳任怨，一如既往，赤诚为民除病。对待病人亲善体贴，不论男女老幼、富贵贫穷，一视同仁，对贫穷或远道而来的病人，只要有难相求，常不作计较，解囊相助，多年来所助之人近千。1972 年春，一位患"肝硬化胃食道静脉曲张破裂大出血"的贫困农民来求医，为使病人得到及时的抢救和治疗，他即时无偿地献出 400 毫升的鲜血，使病人渡过险关。对那些报恩答谢的"红包"，他总以代交住院费等形式拒绝。

（二）对症下药，手到病除

潘金辉出身于中医世家，幼承庭训，嗜好岐黄，博采众长，集思广益。他自幼酷爱文典医籍，熟读《本草备要》《药性赋》《汤头歌诀》《医学心悟》等医书，这对他以后学医深造、研读医理并在临床上取得成就筑下了坚实基础。

潘金辉在继承前人学术的基础上，集百家之长，经过多年从事脾胃病理论的研究和探索，倡导"八纲辨证为指导、脾胃学说为枢纽"的整体论，并结合天、时、地、人整体观，形成了独特的学术风格。在治疗内科、儿科及疑难病症、顽症方面有独到之处，特别是治疗脾胃病和热性病方面有着极其丰富的经验。

脾胃病是现代常见病、多发病。潘金辉经过多年的临床实践，对脾胃病形成了自己的独到见解。在前人"脾宜升则健，胃宜降则和”的理论基础上，根据自己的体会，强调胃气和降是胃的主要生理特征。胃为水谷之海，主要功能是“传化物而不藏”，以通为用，以降为顺。胃气得降，则“五脏安定，血脉和利，精神乃居”。胃病的病机则是种种原因造成的胃失和降，火郁、寒凝、劳倦、气滞、血瘀、湿阻、食积、痰结等皆可使胃气失其通降之职，而出现一系列病症。同时，胃为多气多血之腑，胃腑为病必然会出现气血的损伤。一般来说，初病多在气，病症以胀为主；久病多伤血络，病症以痛为主。从病程的长短及症状特征可以初步区分胃病的性质。总的来说，其病机演变是从气滞到血瘀，然后发展为气血阴阳虚损这样一个过程。由于现代生活工作压力较大，治疗脾胃病应重视肝的作用，所谓“木能疏土，亦能克土”，柴平散的应用就体现了这一点。他曾经治疗一例胃病病人，胃痛反复发作 10 余年，有时剧痛难忍，有时隐痛绵绵，终无宁日，虽经多方治疗，但均未能取得效果。诊时患者面黄体瘦，胃痛以午后及夜间为甚，疼痛难忍，纳少便结，舌质暗红苔微黄，脉弦涩。经潘主任辨证属气滞血瘀，以瘀为主，用理气降逆、活血化瘀方治疗，仅服 6 剂，胃痛基本消除，复诊 2 次，10 多年重疾霍然痊愈。他运用经方之妙，若没有对经典著作的深入研究，是难以达到的。

在治疗热性病方面，潘金辉辨证准确，处方精炼，用药简捷轻灵，看来平淡无奇，却有惊人的效果。外感热病往往变化快，危重症多。他认为中医治疗外感病一方面注重逐邪解毒，另一方面也注重调整机体气血脏腑功能。他治疗外感病善于抓住病性、病位、病机，以轻宣透达、疏通气血为主要特点。如治疗一位中年男性病人，病人高热 1 周有余，伴恶寒头痛、身重如裹，纳差，不寐，大便结，舌红，苔灰腻，脉滑数，经用抗生素加激素治疗无效。潘主任辨证认为，病人中年体壮，中焦湿热阻滞，故高热不退。用蒿芩清胆汤合柴葛解肌汤加减，服下 2 剂，热即退净，次日病已痊愈，病人和同学们都惊叹不已。同时他对内科心脑血管、呼吸、内分泌等系统的急危重疾病，如肺心病、肺性脑病、冠心病、心肌梗死、心力衰竭、严重心率失常、脑血管意外、糖尿病酮症酸中毒昏迷、休克等危重疾病的抢救，也有丰富的临床经验。

（三）勤帮重教，桃李芬芳

潘金辉在临床一线工作近 40 年，深知带教育人、培养年轻中医生的重要性。在长期的中医教学中，他积累了两点非常宝贵的经验：一是读书要背书；二是理论必须结合临床实践。他认为：第一，背书有益于明理识证。《医宗金鉴·凡例》中说："医者书不熟则理不明，理不明则识不清，临证游移，慢无定见，药证不合，难以奏效。"他指出"背"是为了"书熟"，尤其是背方歌、熟药性。背熟了，悟出理来，领会立方原意，洞悉其中精微，"有是证，用是药"随手拈来，因证而施治，这样中医水平也就越来越高。第二，在扎扎实实的理论基础上，他十分重视理论和临床实践相结合。他常常跟学生们说："中医之所以能几千年而长盛不衰，就是因为它在临床上能解决很多问题。在课堂上学习基础理论，就是为了能在临床上正确地运用它。如果一个中医不会中医临床，那他就不能算是一个真正的中医。通过临床实践，不但可以验证已经掌握的理论知识，而且还可以激发对理论学习的兴趣，在实践中求发展。"他对年轻医生总是予以极大的关怀与支持。对于学生的提问，从来都给予耐心细致的指点与教诲。经常规范地阐述中医的病因病机、症状、舌脉象，培养学生建立正确的中医诊疗思维。他学识渊博、表达力强，讲课时主次分明、条理清楚、重点突出、深入浅出、理论联系实际、生动活泼，深受学生和年轻医生的好评。同时他积极指导下级医师提高内科急危重病人的抢救能力。平素对下级医生和学生严格要求，因材施教。不以其疏而间，不以其亲而近。数十年的辛勤耕耘，使桃李满园尽芬芳，学生遍及全省各地，尤其是在化州工作期间，其所开办的“乡村医生培训班”的学生都已成为当地颇有名气的临床骨干。目前，第一中医院在职的各临床科中层领导干部绝大部分都出自他的门下。

（四）努力科研，硕果累累

潘金辉认为，孙思邈的“大医精诚”是很好的警句。医生应当精益求精，经常检查成功和失败的原因，改进治疗方案，同时要诚心诚意地对病人负责。他对同事和兄弟单位的同行尊贤容众，尽力就个人之优势而施展其技能，不突出一己。他和同事们一起先后研制了胃肠宁——治疗胃、十二指肠溃疡，加味柴平颗粒剂——治疗功能性消化不良、慢性胃炎、糖尿病胃轻瘫，温中健脾散、疏肝理肠散、清肠泄热散等——治疗慢性结肠炎、肛窦炎等疾病，都取得明显的效果。他在工作中不断探索、总结临床经验，先后在《中医杂志》等国家及省市级杂志上发表《抑肝理脾法治疗 278 例慢性结肠炎的临床观察》《免煎中药柴平汤加减治疗功能性消化不良的临床研究》等学术论文 31 篇；先后主持科研项目 8 项，获市级科研成果奖 5 项，其中主持广东省科研资金赞助立项课题“柴平舒胃颗粒剂治疗功能性消化不良胃动力障碍的临床研究”获湛江市科研成果三等奖；“加味柴平颗粒治疗糖尿病胃轻瘫的研究”及“自制中药胃B超增效剂的临床研究”获市科研成果奖二等奖；“123例功能性消化不良的超声胃动力观察的临床研究”和“单味紫珠草素治疗消化性溃疡出血的临床研究”获湛江市科研成果三等奖。目前，一项名为“连贯清幽颗粒合剂治疗幽门螺杆菌感染相关性疾病的临床研究”的科研项目正在进行临床研究。

除了做好本职的工作，潘金辉还关心和维护群众的利益。在湛江市政协任职期间，他先后提出《切实抓好清理基金会还本于民工作》和《加大力度整顿医药两大市场》两项优秀提案，以及《建议把赤坎亮起来》一项重点督办提案。

一分耕耘一分收获。潘金辉高尚的医德和医术得到医院历届领导、职工和广大病人的赞扬及社会的认可，连续10余年在医院年度工作、专业技术考核中被评为优秀，多次被评为优秀教师。先后被聘为中国管理科学研究院研究员，广东医学院硕士研究生论文评审、答辩专家，《中国全科医学杂志》特约编辑；2000年，被广东省人民政府授予“广东省名中医”称号；2007年，被评为“湛江市优秀科技工作者”。

三、医者的楷模，病人的知音——记詹锐文

【人物档案】詹锐文现任第一中医院内二科名誉主任，主任医师。其从医40年来，一步一个脚印，从赤脚医生到主治医师再到主任医师、教授。数十年如一日，全心全意为病人服务。医德高尚，技术精湛，是一个口碑极佳的好医生。他擅长治疗内科疾病和疑难杂症，并成功地组建了医院糖尿病专科，总结了一套中西医结合治疗糖尿病及其并发症的方

法，在粤西地区享有盛名，深受病人的赞扬。2008 年，他主持的糖尿病专科先后获“湛江市中医名科”“广东省中医名科”称号。他先后在省级以上医学杂志发表论文 30 多篇，著有《中医病理》《糖尿研治新论》《病症治疗验方》等 3 本书。曾获广东省、湛江市科研立项课题 3 项和湛江市科技成果三等奖 1 项。是广州中医药大学兼职教授、《河北中医》杂志等 3 家杂志社的编委、湛江市中医药学会理事、湛江市科学技术委员专家库成员、湛江市专家服务团成员、湛江市医学会内分泌学会委员。多次获医院先进工作者、优秀共产党员，湛江市卫生系统医德医风先进个人，湛江市劳动模范以及“湛江市十大名中医”等荣誉称号。

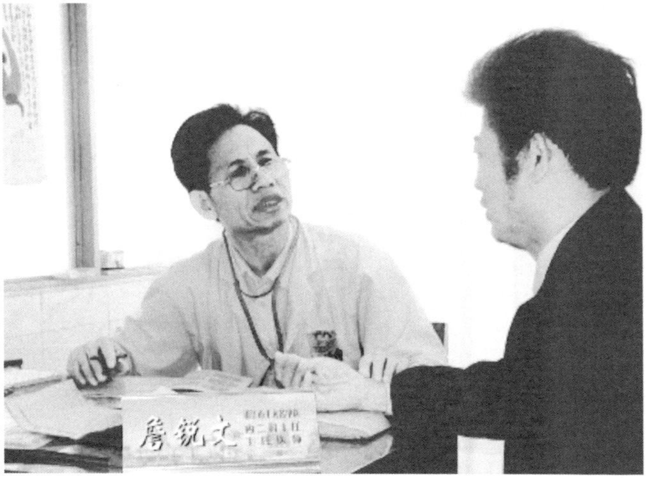

詹锐文主任在诊病

（一）一步一个脚印

1969 年，詹锐文在大队当赤脚医生，随后被选送到遂溪县卫生学校学习 1 年。1971 年，他被抽调到遂溪县杨杆卫生院当医生。当时，詹锐文因医学知识不足，诊疗技能低而难以应付复杂的诊疗工作，他在几次抢救病人时简直被吓破了胆，至今仍心有余悸。那一年是詹锐文一辈子行医中最胆战心惊的一年，使他懂得了“人之所病，病疾多；而医之所病，病道少”，促使他更勤奋自学。庆幸的是，当时卫生院有极为德高望重的专家（省级医院下放到基层的），成了他成长的启蒙老师和榜样。1973 年，詹锐文以优秀的成绩被湛江卫生学校录取。1975 年，詹锐文毕业后留校任教。1977 年，打倒“四人帮”后，全国召开科学大会，叶剑英主席在大会上作了重要的讲话，提出“攻城不怕坚，攻书莫畏难，科学有险阻，苦战能过关”，詹锐文听后受到极大鼓舞，觉得科学的春天到了。为此，他给自己制定出一个远大的目标和具体计划，并分步实施。真正做到了闲谈莫过 3 分钟，10 年内不得看电影（当时还未有电视），无事不上街，晚上 1 点钟睡觉，早上 5 点起床背书。1984 年，詹锐文调入第一中医院后，多次参加全省或全国各种进修、培训班学习。通过多年的学与教，他对“学然后知不足”“书到用时方恨少，事非经过不知难”深有体会。为了提高诊疗水平，詹锐文曾先后到广州中医药大学、广西中医药大学进修学习，并参加全省急症班、北京医学会主办的全国糖尿病新进展学习班、全国中医中西医结合诊治糖尿病高研班、中华医学会主办的全国糖尿病新进展高研班、中山大学主办的广东省内科临床新进展学习班学习。他一步一个脚印，从一般医生晋升到主治医师、主任医师、教授，并先后担任第一中医院内二科病区区长，内二科副主任、主任，是《河北中医》杂志等 3 家杂志编委、湛江市科学技术委员会专家库成员、湛江市专家服务团成员、湛江市医学会医疗事故技术鉴定专家库成员、湛江市中西医结合学会糖尿病分会主任委员、湛江市医学会内分泌学会委员。

（二）热爱中医事业

从医几十年的经历使詹锐文明白，树立热爱中医的思想极为重要。他对中医毫不怀疑，对未能治好的病症，只怪自己未得其术，学艺不精。正如邓铁涛教授20世纪70年代来湛江座谈时所说："你们医不好的病千万不能说中医药无效，是你们的水平太低了，未得其术，不能贬低中医。"古老的中医经过历代医家数千年的不断实践和总结提高，流传至今，其理论和临床技巧高深莫测，具有强大的生命力。但是不少人还是看不起中医，想淘汰中医，说中医不科学。其实，科学不科学，只能用一个标准来衡量，那就是实践的结果。能够治好病，就是科学。他努力发掘中医这座宝库，加强对中医药理论本身的研究，善治疑难杂病。如1978年7月，一男童龙某某发热20多天，全身不适，疲倦，食欲不振，咽干喉痛，心烦口渴，咳嗽无痰，小便短赤，大便干结难下，后觉右手握物不固，下肢痿软不能走路，经多方治疗无效。查患儿精神疲惫，右手握拳无力，双下肢肌肉痿软，肌力Ⅱ～Ⅲ级，跟腱反射减弱，无法站立行走。舌质红少苔，脉细数。诊为痿证，病属肺胃阴亏，上源枯涩。治宜滋补肺胃，以充上源之水。拟方：玉竹、太子参、天冬各15克，石斛、麦冬、沙参、知母、甘草、桑叶、杏仁、枇杷叶各8克，胡麻仁10克。4剂后再诊，诸症好转。照原方再进2剂。三诊咳嗽止，大便畅通，手足活动有力。原方去枇杷叶、杏仁、知母、桑叶、胡麻仁，加白芍、生地黄、牛膝各10克，牛蒡子15克，3剂。四诊患儿已能走路和站立，四肢活动自如，其父高兴至极。嘱续服10剂巩固疗效。

又如1983年7月治一顽固口腔溃疡病人谢某某，女，29岁。病人自诉口腔溃疡反复发作，此次发作有1个多月，经治乏效，且日渐加重，口痛不堪，说话、进食困难。观病人极其痛苦面容，下唇、口腔两侧及舌边各有3个似黄豆或豌豆大小之溃疡点，呈椭圆形，边缘微突，周围黏膜充血，牙龈及咽部红肿，舌苔黄而干，脉滑数。诊为口疮，病属心胃积热，火热上熏口舌。治宜清泄实热，导火下行。拟大承气汤加减：大黄12克（后下），枳实、芒硝（冲服）、黄连、赤芍、皂角刺、玄参、牡丹皮各10克，栀子5克，藿香6克。4剂后复诊：诸症大减，咽、牙龈肿痛消失，溃疡点疼痛明显减轻，能张口说话、进食稀粥，但仍觉口干，舌质红。守上方去黄连、栀子、芒硝、藿香，加麦冬15克、石斛20克。4剂后症状基本好转，改用滋阴降火药善后。此2例病较特殊，病例一病在下，治其上，即以“下病上取”之法收效；病例二病在上，治其下，即以“上病下取”之法建功。

再如李某某，17岁，1992年3月27日就诊，自诉咳嗽3个多月，先后在几间医院注射过氨苄青霉素、庆大霉素、先锋霉素、鱼腥草针及口服过一批止咳药和中药皆未见效。症见阵发性咳嗽，喉痒则咳，咳声高亢，夜间尤甚，痰黏少，口干咽燥，咽后壁色赤，舌质淡红，苔薄白，脉细略数。证属风燥未除，肺失宣降。治宜祛风利咽止痒，清热润燥，宣肺止咳。方药：桔梗、杏仁、蝉蜕、地龙、麦冬、沙参各10克，防风、甘草各6克，竹蜂、荊芥、薄荷、红花各3克，2剂后症状明显减轻，6剂后痊愈。此方治疗病例较多，显效较快，后被收载于《疑难病症治验》一书。

詹锐文还认为，要发扬祖国医学遗产，发挥中医特色，就要大力发展中医，让中医在与西医的比较中扬长避短，而不是弃长取短或相互代替，否则对中西医的发展都是不利的。于是，他在专心钻研中医学的同时，不断学习现代医学知识，为中西医结合创造更多更好的条件。利用在门诊或病房的机会，专门设立中医、西医、中西医结合治疗组进行对照，在取得成效和经验后，不断总结。有一次遇上一例糖尿病病人，三多一少症状非常典型，经治疗症状明显好转，但血糖降幅不理想。考虑中药降糖效果不如西药快，遂加入西药，血糖随之降至正常。这就是说，仅凭主诉，没有客观指标还不可靠，只有临床观察没有对照组对比不能使人信服，这是对中医的挑战。为了发扬光大中医，应借助现代医学的先进性和科学性，更应该中西医结合，把西医辨病论治和中医辨证论治结合起来，走出一条造福于人民健康事业的新医学之路。他治疗糖尿病的经验方和预防糖尿病方都是中西医结合的成果，对糖尿病及其并发症的防治起到了重要作用，疗效满意，深受病人的欢迎。

（三）一切以病人为中心

詹锐文深深感到，为医者要具备高尚的医德，如果没有高尚的医德，就不可能做一个好医生。必须做到技术为病人所用、情为病人所系、利为病人所谋。多年来，只要病人求诊，他就立刻诊治。对那些贫穷无助的病人，他经常给予帮助，或借钱或赞助他们看病。真可谓在其位，谋其政，天地可鉴，不要找任何借口。几十年来，他始终以党和人民的事业为重，执业为民，一丝不苟。坚持早上班迟下班，节假日不休息，并常常带病坚持工作，有时坚持不了，就一边手打吊针，一边手为病人摸脉诊病开处方。他常说，做人必须尽最大努力实现孟子之言：“仰不愧于天，俯不怍于人。”

詹锐文曾经到北京、广州等地大医院看病，亲身感受到看病之难。他认为医务工作者的责任应是：千方百计为病人解除疾苦，使他们早日康复。同时，要懂得换位思考，多设几个假如：假如我是病人怎么办？假如病人是自己的父母怎么办？要急病人之所急，想病人之所想，急些什么呢？至少应该急其痛苦、急其困难；想些什么呢？想其速愈、想其方便、想其安全。在危急关头，更是义不容辞，要尽一切所能为病人排忧解难。詹医生真不愧为医者的楷模，病人的知音。

詹锐文坚持“一切以病人为中心”的服务宗旨，把病人当亲人或朋友，多沟通，多回访，多给他们一点关爱。几十年来，他对各类病人进行分类指导和帮助，从未与病人有争吵。在住院病房，病人有什么困难，他都会想方设法解决。

（四）虚心勤学，著书三本

詹锐文每到一个城市，都要到书店购买医学书籍。他说，哪怕一本书只能够帮助你解决一个小小的问题也算是值得的。在多读书的前提下更要专，不专则不精、不深、不透。我国医学著作汗牛充栋，一个人的时间精力有限，欲有所成，就要摘要而攻，针对主要专业、学科、著作扎扎实实地下工夫，一字一句地精读。除了精于读，还要多思考，才能掌握真正的学问。现在，詹锐文除了藏书数百本外，笔记、读书卡片也有数百本。

医学贵在精，不精则害人匪浅。医学知识的精与博是辩证统一的，没有博就不可能精，只有博而不精也不能解决问题。多年来，詹锐文不但勤求古训，博取众方，还按成才之道规划自己，并分期分步实施。虽然积累了丰富的临床经验，但他从来不满足，还坚持刻苦钻研业务、坚持自学苦读，不断向知识的广度、深度进取。并时时告诫自己，谦虚谨慎，尊重同行，虚心向同行请教。

熟能生巧，对于中医经典的原文和汤头、药性歌诀，既要明白其义又要背诵原文。詹锐文指出“背”是为了书熟，书熟是为了明理，明理才能认识清楚，更是为了临床诊断和治疗，取得确切疗效。“书读百遍，其义自见”。若书背得滚瓜熟烂，能不假思索张口就来，到临床应用时，就成了有源头的活水。

实践是检验真理的唯一标准。詹锐文重视实践，勇于创新。在实践中不断总结经验和教训，记心得，写论文。詹锐文的第一本书《中医病理》凝聚了他多年的心血。詹锐文觉得搞好科研工作不但可以更多地掌握疾病的诊治规律和治疗经验，提高疗效，缩短疗程，而且是对社会和人民的一种贡献。近年，他先后完成省、市级科研立项课题 3 项，其中课题“早肾颗粒与卡托普利治疗早期糖尿病肾病临床应用研究”获湛江市科学技术三等奖，该成果对防治早期糖尿病肾病有较高价值，也取得了较好的社会效益。

几十年来，詹锐文教学与临证相长，培养了一大批医务人员，遍及全省，有许多已成为医疗技术骨干、部门领导。岁月不饶人，他也准备退休了，但他愿意在有生之年继续为党工作，继续为病人服务，继续培养更多人才，整理好行医几十年来的医案，作为后人研究祖国医学的参考资料。同时，他希望年轻人珍惜宝贵时光，千万不要“少壮不努力，老大徒伤悲”。

詹锐文勤奋好学，刻苦钻研，精益求精，积累了丰富的临床经验。擅长治疗内科疾病和疑难杂症，善用中西医结合的方法解决技术难题。他先后在省级以上医学杂志发表论文30多篇，著有《中医病理》《糖尿研治新论》《病症治疗验方》3本书。

四、苍生大医，杏林典范——记林来胜

【人物档案】林来胜先后毕业于湛江卫生学校中医专业、广州中医学院中医专业，从事临床医疗工作30多年。1994年获湛江市直卫生单位“先进工作者”称号；2003年在抗击“非典”工作中表现出色，被广东省委、省政府授予“抗非典先进个人”称号；2006年被湛江市人民政府授予“市名中医”称号；2007年被评为医院“十佳员工”；连续10多年获医院年度考核优秀。原是第一中医院急诊科主任、主任中医师，广州中医药大学兼职教授，广东省中医学会急症专业委员会常委、湛江市中医学会理事、湛江市中西医结合学会理事、湛江市医学会急诊医学专业委员会委员、国家中医执业医师技能考核湛江考区考官。他先后在《中国医药杂志》《中医杂志》《陕西中医》等国家级、省级医学杂志上发表论文30多篇，并有多篇获得优秀论文一、二等奖。还参与完成了广东省中医药局立项的科研课题“壮肾灵颗粒治疗充血性心力衰竭的临床研究”（第二完成人）和“中药缩胆剂的临床应用研究”（第二完成人）。他致力于急诊、危重病的抢救工作以及呼吸内科的诊疗工作，对中西医结合治疗呼吸道疾病有较深造诣。近几年来，他每年诊病人次居全院之首，多达1.3万多人次。他敬业爱岗，对诊疗工作一丝不苟，对病人无微不至、和蔼可亲的服务态度有口皆碑。他常说：“医之职责，无须显扬。勤恳踏实做人，热诚廉洁为医，便是做

人为医之宗旨。”

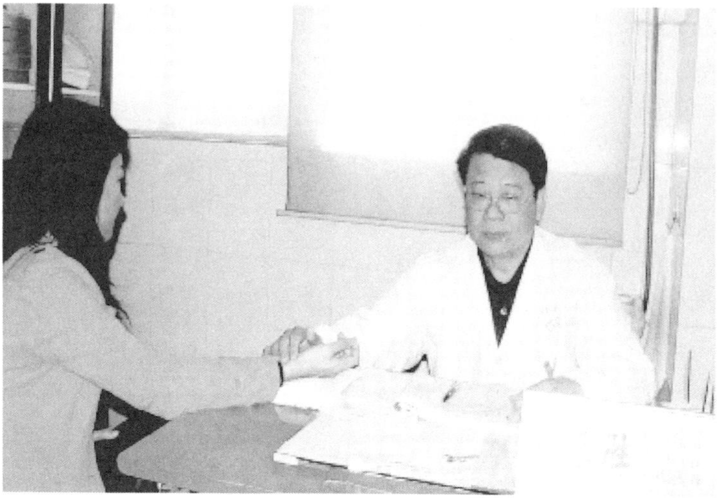

林来胜主任在诊病

（一）业精于勤，道熟以成

林来胜向有杏林之志，1969 年高中毕业后当知识青年下放海南农场期间，目睹边远地方的群众患病无助，因缺医少药而死于非命，他深感痛惜。于是他自学医药知识，当农场的卫生员，翻山采药，边自学边行医，渴望有一天能进入中医药院校学习。当所愿得遂，则尤为珍惜，倍加努力。在校期间对各科理论知识精研深学，对中医的四诊八纲、药物、方剂熟练掌握，毕业时各科成绩优异。

进入第一中医院后，林来胜理论结合实践，边学边用，博闻强记，临床上有弄不懂、学而不明的问题总是虚心向同事请教。对诊疗工作认真负责，一丝不苟，他的勤奋实干得到领导和同事们的一致好评。

为了提高诊疗水平，林来胜多次参加医学理论进修班学习。1981 年到广州中医学院理论进修班学习 1 年；1992 年参加国家中医药管理局在天津举办的第三期“全国危重病抢救治疗学习班”；1995 年，到广东医学院附属医院进修呼吸内科 1 年；1997 年参加了广东省卫生厅举办的“中西医结合学习班”4 个月；2001 年参加广州中医药大学举办的“中医急症治疗学习班”；2004 年参加卫生部在深圳举办的第四期危重病抢救与心肺复苏高级师资培训班。

1981 年，林来胜有幸进入中医学的高等学府广州中医学院中医理论进修班学习 1 年，在校期间他对中医的四大经典著作刻苦研读、锲而不舍。对先贤名医的学术思想分析领会，弃其糟粕、取其精华，中医理论水平有了进一步的升华。1997 年，林来胜参加了广东省中西医结合学习班。借此机会，他拼命学习，广泛涉猎，弥补了在校期间西医学习之不足。短短几个月，诊疗水平有了进一步的提高，自此走上了中西医结合的道路。

他对工作满腔热忱，对病人认真负责。在担任病区住院医师期间，每天认真查房，并认真做好诊疗记录工作。对病人热心细致，满腔热情，广受病人及家属的赞誉，口碑极佳，多次受到医院的表扬。

林来胜勤奋好学，刻苦钻研。20 世纪 70 年代末、80 年代初，他在住院病区跟随当时的老中医林树芳主任和粤西地区著名的内科医师区国伟主任工作，受到他们的言传身教以及严格的医学训练和培养，在前辈们严谨的治学精神、科学的行医态度熏陶下，他不管工作多忙，每天都抽出一定的时间来学习，针对诊疗上遇到的疑难问题请教两位老前辈。他的案头上总是堆满医学书籍，一有空便认真阅读并做笔记。

有时为了解决某一疑难问题，经常查阅书刊杂志到深夜。由于他的勤奋钻研、虚心请教，临床诊疗水平不断提高，使他越发学而不厌、锲而不舍。他勤于对中医四大经典著作研究学习，对经方的研究运用情有独钟，经常晨起诵读经典条文，究其奥秘，取其妙用。临床上经常运用《伤寒论》《金匮要略》等经典中的方药治疗一些奇难杂症。当年他曾治疗过一位姓陈的男性同事，该同事感冒数天后出现发热、口渴、心烦不寐、背恶寒症状，入院治疗后曾先后用过多种抗生素及小柴胡汤、柴胡青蒿饮、三仁汤等方药治疗，但 10 余天症状还不能缓解。心肺检查、血常规、血液生化检查均无明显异常。后由林来胜诊治，林来胜认为病人发热不退为阳明里热炽盛所致，故见口渴、心烦不寐。然恶寒发于背并非表证或阳虚之恶寒畏寒，乃因阳明内热，熏蒸于背，汗出肌疏而恶寒。此为阳明热盛、气津两伤之证，宜用《伤寒论》之白虎加人参汤复加葛根一味治之。用白虎汤之直达阳明，大清其热，用红参 15 克煎水兑入药液内以益气，并加葛根以升清生津。服药 5 剂而诸症消失。多年来他用此方治疗一些肺胃热盛、气津两伤的病人及一些温热病后期气阴两伤的病人，屡有殊效。

林来胜对呼吸道疾病颇有造诣，他平时也注重这方面的学习和资料搜索，不断深化理论知识和积累临床经验。他在治疗慢性支气管炎、哮喘方面的造诣颇深。他认为长期患哮喘的病人体质多虚寒，大多有寒饮伏肺，一旦感邪则诱发加重。他善用《金匮要略》之射干麻黄汤加味治疗该类疾病，并取得很好疗效。他认为该方之射干、麻黄宣肺化痰、降气散结，细辛、生姜散寒行水，紫菀、款冬花降气化痰，五味子敛肺气，与麻黄、细辛、生姜为伍，散中有收，不致耗气。

近年来，林来胜善用中西医结合诊疗呼吸道疾病，费用低廉，疗效显著，不少病人慕名而来。他的诊室每天都挤满了病人，他总是不辞劳苦，不管延迟多久必把病人诊完才下班，深受病人欢迎和赞扬。

1994 年，林来胜晋升为内科主治医师，并调入急诊科工作，从此他一直致力于急诊医学及急诊急救工作。1995 年在广东医学院附院进修呼吸内科期间努力学习，刻苦钻研，对一些疾病进行细致的观察和探讨，虚心向上级医生请教学习。对一些疑难病例结合中西医药治疗，取得很好的疗效，受到所在科室医护人员的高度赞扬。

（二）苍生大医，杏林典范

林来胜在急诊科工作近 15 年，所诊疗的病种较广泛，所遇治疑难杂症亦多，充分显示了他综合各科临床知识的能力和较高的诊疗技术水平。2001 年，湛江市第八小学一包姓女退休教师，因右下臼齿灰黑，牙龈肿痛、糜烂渗血，口腔臭秽，寝食不安，日渐消瘦 3 个多月，曾到广东医学院附属医院、中山医科大学附属医院诊治，均诊为“牙釉癌”，要求其手术凿除右下颌部分骨以清除病灶治疗，但病人不愿毁容，拒绝手术治疗，经 3 个月中西药治疗，症状日渐加重。后到第一中医院治疗，林来胜初诊见病人右下臼齿牙体发黑，牙龈肿胀、糜烂渗血，口腔腐臭味，舌质深红，可见瘀斑。他见此病症，亦心存疑虑，信心不足，且心有推却之意，但思及唐代先贤名医孙思邈云：大医治病不得瞻前顾后、自虑吉凶、护惜生命，医德使然，他考虑再三，遂拟犀角地黄汤加味，以清热解毒、凉血散瘀。二诊：病人服药 1 周，症状无明显改善，药不对证乎？不得其解，遂嘱病人次日来诊。深夜林来胜翻阅资料、病案，反复思考，并想起病人诉平素喜食辛辣、炙烩之品。悟其胃腑必有积热、痰瘀，且下齿龈为胃经所过，当为热毒、痰瘀蕴郁胃经之证，遂拟治疗热毒脱疽肿痛溃烂腐臭之名方四妙勇安汤加石膏、黄连、石斛、仙鹤草为方，次日交与病人，嘱其每天服1剂，连服1周再诊。三诊：病人如嘱服药1周，诉症状有所改善，牙龈渗血减少，肿痛稍减轻。知药已中的，效不更方，嘱病人继守原方服药2周，停服他药。四诊：病人经1个月治疗，症状大为改善，肿痛基本消失，灰黑之臼齿稍变灰白，但牙龈仍有少许渗血。病人信心十足，林来胜亦心中暗喜，遂守原方加三七和浙贝母以加强活血散瘀、消痰散结之力，再服药1个月，症状完全消失，顽疾沉疴2个月得愈。林来胜之仁心仁术深受病人及其家属的赞扬和感激，并执意赠锦旗一面，上书“仁心仁术愈我牙癌”。他对治疗老年病，特别是对高血压病、高脂血症所致的眩晕、头痛、手足麻痹、中风先兆等疾患有独到的见解。他认为高血脂、高黏血症与中医学的肝、脾、肾三脏功能关系密切，是以脏腑之虚为本，痰浊、瘀血为标的病症。在治疗上应以调理脾胃、补养肝肾为主，并辅以祛痰涤浊、活血化瘀。经临床反复实践，拟就清脂降浊饮、止眩饮二方治疗该类疾病，有很好的疗效，并撰文于《陕西中医》上发表，获评优秀论文一等奖。

多年来，林来胜在治疗精神、神志疾患方面积累了丰富的临床经验，疗效奇佳。他曾治疗市机关一梁姓女士，51岁，更年期妇女，长期住院诊疗。她自觉症状多，性情多疑，脾气急躁而喜挑剔。家人和医务人员对她经常是无可奈何，甚至有些厌烦她。林来胜对她关怀备至，对于她的病情耐心细致地反复向她解释，经常晓之以理，给她安慰开导，并精心研究病情、方药，给她悉心对症治疗，最后病人症状消失，一如常人出院。病人家属送来感谢信，给予高度赞扬。

又如湛江棉纺厂一陈姓女技术员，因小女儿车祸身亡，终日悲伤，久则精神恍惚，不任劳作，夜间常起坐自语。半年来多处诊治，花费数万元。曾诊为精神分裂症，到精神病院治疗4周，因病人更加忧郁、迟钝而出院。后经同事介绍找林来胜诊治。病人自诉心悸、胸闷、纳差，症见精神萎靡，神情呆滞，舌暗红，苔白微腻，脉弦细。林来胜认为证属郁伤心脾，乃气血亏虚所致。治当先疏肝解郁，补益心脾。拟柴芎六磨饮加当归以疏肝解郁、养血柔肝，每天1剂，连服1周，停服他药。二诊时病人症状改善，晚上能安睡4~5小时，无自语症状。再拟逍遥散合归脾汤加鸡内金、沙参以养肝血、益心脾，再服药1周。期间，林来胜不厌其烦地再三劝慰开导病人，嘱其多作户外活动以利身心康复。三诊时病人临床症状基本消失，可与别人正常交谈，但血气未复，体力不济。再服归脾汤加佛手、沙参、枸杞子以补肝肾、益心脾，治疗2周。经过1个月的治疗，病人完全康复，可以上班工作。病人及其丈夫深为感激，并赠锦旗一面，上书“高尚医德，精湛医术”。

近几年，林来胜在治疗呼吸道疾病方面声名在外，每天都有大量病人提早挂号等候诊治，其中不乏外地病人远方慕名而来。特别是老年喘息性慢性支气管炎、长期哮喘病人，他的中西医结合治疗，令病人症状很快得到缓解，然后予中药调理治疗。他治疗上呼吸道炎症，如急慢性咽炎、急慢性扁桃体炎有独特的经验。他经多年的临床实践，筛选出马勃、千层纸、荆芥、薄荷、桔梗、射干、法半夏、僵蚕、玄参、甘草10味药，组成清咽宣肺汤治疗该类病症取得显著疗效，并撰文发表于《世界华人医学杂志》。2005 年，由医院制成“清咽宣肺茶泡剂”，申报市级科研立项课题获批并于 2007 年初结题，通过了湛江市科技局验收，受到评审专家一致好评。结题报告发表于《中外健康文摘》杂志。目前，他正在着手准备进行喘支胶囊Ⅰ号（虚寒型）、Ⅱ号（痰热型）的临床研究，并准备申报科研立项课题，希望在该类疾病的中医治疗方面有一个新的经验总结和突破。

林来胜从事急诊科工作已 10 多年，为医院的急诊急救做了大量工作，也积累了一些宝贵的经验。针对中毒昏迷、高血压危象、重症哮喘、急性左心衰竭、过敏休克、慢性呼吸衰竭、肺心病等病，他运用现代医学理论知识和临床经验进行抢救，迅速有效。特别在中医急症、热病方面，他有很深的造诣。2008 年 9 月，雷州市一苏姓老人因发热不退在当地医院及上级医院治疗 1 个月症状不能缓解，每天体温在 37.8～39.4℃之间波动，后转至第一中医院治疗。经各项检查除白细胞增高、血沉增快外，其余各项检查均未发现异常。症见发热、面赤、口渴、疲乏、纳差，皮肤有少量小疹点、发痒，舌质暗红，脉浮滑。查阅其病历，抗生素、皮质激素都曾用过 10 余天，也曾服清湿热中药多剂未效。林来胜一诊时思忖良久，悟其为湿邪与温热之邪胶着之“湿温证”，他认为湿为阴邪，性重浊黏滞，与温热之邪相合，蕴蒸不化，胶着难解，故病程长而缠绵难解。更兼失治误治，热入营分，故邪热不退。邪成温毒，故皮肤起痒疹。治当清热化湿、解毒凉营，方拟《温热经纬》之甘露消毒丹加秦艽、牡丹皮、地骨皮以清热化湿、解毒凉营，并嘱停用抗生素，早晚各服 1 剂，连服 2 天。二诊时，病人服上药后症状大有改善，体温下降至 37.2～38.2℃。病人感觉舒服许多，也十分欢慰，但仍有低热、疲乏、纳差、口渴、舌红，苔仍黄腻。治胶着之湿热证，如抽丝剥茧，欲速则不达。药已中的，效不更方，继守原方，加太子参以益气养阴、健脾和胃，早晚各服 1 剂，连服 3 天。三诊时，病人发热症状基本消失，夜间体温偶见 37 ~ 37.5℃。疲乏症状基本消失，体温已正常。已能起床行走，饮食日渐恢复。唯大便难解不畅，舌苔转白腻，间有少许腹胀闷。此乃脾胃未健，湿浊仍有困阻之象。守原方，去茵陈、射干、木通之苦寒清利之剂，加党参、白术、苍术以健脾化湿，每天 1 剂，连服 5 天。最后病人精神饮食恢复，湿温热毒重症 1 旬治愈出院。病人及家人非常感激，送上红包 500 元以示感谢，林来胜再三婉拒不成，只好拿到住院处作为病人的出院结账费用，病人及其家属得知后非常感动，逢人便赞，并执意送上锦旗一面，上书“思邈医德，恫瘝在抱”，盛赞其有唐代名医孙思邈之医德医术，将病人的疾苦视同身受，并亲自将锦旗悬挂于他诊室的墙上，林来胜却取下，藏之于门背后。

林来胜在做好本职工作的同时，还热心于科研教学工作，他经常为实习生讲课，每年带教大专院校见习、实习、进修生 60 多人次，多次被评为“优秀带教老师”。工作之余，他勤于总结经验，勤于撰写论文，先后于《中国医药杂志》《中医杂志》《陕西中医》等国家级、省级医学杂志上发表论文 30 多篇。其中，《导泻饮治疗安定类药物中毒昏迷的临床观察》《下法临床运用心得》《急性上消化道出血的辨治探讨》分别在权威医学杂志《中国中医急症》《新中医》《中国中医急症》上发表，并分别获得优秀论文一、二等奖。

近年来，林来胜还参与完成了广东省中医药局立项的科研课题“壮肾灵颗粒治疗充血性心力衰竭的临床研究”（第二完成人）以及“中药缩胆剂的临床应用研究”（第二完成人）。2008 年完成了市级科研立项课题“清咽宣肺茶泡剂的临床应用研究”（第一完成人）。他还多次到社区和老干活动中心作健康教育讲座，多次在湛江市广播电台做一些疾病防治的讲座，备受一方民众的关注和赞誉。

（三）敬业爱岗，医德高尚

林来胜从事临床医疗工作 30 多年，敬业爱岗，对诊疗工作一丝不苟。他的病人多，经常要超时工作，但即使有再多的病人，他也要坚持把所有排队就诊的病人看完才下班，有时中午工作到 1 点多钟，他也感到非常劳累，但从不推诿。近几年来，他每年诊病人次居全院之首。他负责急诊科工作，对科内的危重病抢救工作，总是一马当先，以身作则，带领全科医护人员共同工作，努力把工作做好。院内的危重病抢救他总是随叫随到，不管白天黑夜，风雨无阻。他多年来一直担负医院的二线值班工作，每次院内有危重病人抢救他都能迅速赶回，从不耽误。有时夜间抢救病人一去就是几小时，第二天仍坚持工作。有一次凌晨 2 时，院内有一位肺性脑病呼吸衰竭病人需要抢救，他接到电话骑上摩托车就走，一不留神撞上一块石头，摔了个仰面朝天，他顾不上抚摸伤痛，迅速赶回医院，直到清晨病人病情好转才发现自己全身多处疼痛瘀黑。他患有严重的颈椎病，工作时间长经常会出现眩晕、头痛和手足麻痹现象。有一次，他参与抢救一呼吸停止病人，从下午 3 时一直抢救到晚上 9 时，他劳累过度，出现剧烈眩晕、呕吐，由医护人员扶入医生值班室打针治疗，次日仍坚持上班。难能可贵的是，近 10 多年来，他从未休过工休假。

在急诊科工作什么事情都会遇到，但林来胜都能妥善处理，从无病人与他有过争执。他对病人的关爱亦有口皆碑，不管病人身份如何，身患何病，都一视同仁以爱心相待，深受人们的赞扬。如有一喘息性慢性支气管炎肺心病的老人，家中儿女不在身边，每次发病都是打电话给林来胜，他不怕脏，不怕臭，把病人接回医院治疗，症状缓解后才送老人回去，深受病人及其家人的赞扬。急诊科经常出现一些昏倒路边或家中的危重病人，或外伤血淋淋的伤者，他总是迅速带领全科医护人员进行急救，尽可能做到不耽误病情，避免意外的发生。

林来胜担任急诊科主任职务已10多年，对危重病人的抢救处理积累了丰富经验。10多年来，他带领全科医护人员，每年抢救危重病人100多例，使危重病人得到及时有效的救治而转危为安，危重病人抢救成功率达96.5%，不知受到多少病人及其家人的感谢和赞扬。他对工作极端负责任，对危重病人严密监测，一丝不苟。急诊科10多年来从未出过医疗事故和重大差错，连续8年获得医院“先进科室”称号和奖励。2003年，科室被湛江市人民政府授予“抗击非典先进集体”光荣称号。

10多年来，林来胜获得不少荣誉。有些人喜欢把荣誉证书放大悬挂于厅堂，他却置之抽屉，别人笑他傻，他却笑曰：“医之职责，无须显扬。勤恳踏实做人，热诚廉洁为医，便是做人为医之宗旨。”

林来胜从医数十年如一日，孜孜不倦，精勤于医，热诚于医。其医德之高尚，医术之精湛，深获一方声望，深得一方赞誉，不愧为“苍生大医，杏林典范”。老骥伏枥，志在千里。如今，林来胜虽年近六旬但壮心不已，仍在孜孜不倦地博览群书，认真总结临床经验和撰写心得体会，以惠及后辈，立志将一生奉献给医学，为人民的健康、卫生事业奉献终生力量。

五、仁心济世，慷慨兴医——记许爱周家族

南海之滨，广州湾畔，英才辈出。爱国实业家许爱周先生，就是其中的佼佼者。许爱周先生生前是香港巨商富豪，香港中华总商会永远名誉会长，香港许氏宗亲会永远名誉会长，高雷同乡会永远名誉会长，元朗博爱医院顾问，在粤西、香港名重一时。许爱周先生宽厚豁达、仁慈博爱、乐善好施，一生孜孜信仰一个“爱”字，始终身体力行一个“爱”字，爱国、爱乡、爱民，有口皆碑。

（一）陶朱事业，端木生涯

清光绪七年（1881），许爱周先生诞生于南山岛北岸高州府吴川县博立村（现属湛江市坡头区），为地道的农家子弟。许先生青年时代即立志经商，初进商场，就在广州湾坡头圩开设“泰福号”，经营日杂和副食品；后又走出坡头，涉足梅箓、赤坎、西营，还在麻章开设天泰油行，经营过花生油生意；法国租占广州湾后，许先生发现广州湾是中国南海的一个天然良港，水深可泊巨轮，又能通达世界各地，来往客商与货物很多很多，于是他在广州湾成立“顺昌航业公司”，购买了一艘几百吨的货船，取名“宝石”，航行于广州湾—香港航线。随着航运生意越做越大，他先后购置 13 艘、租用 10 余艘大轮船往返世界 11 个港口，搭客载货，成为一代船王；当发现世界航运业不景气时，他远见卓识，瞄准了

房地产市场，于是卖船、买地、建房，直至最后拥有中建大厦、中汇大厦、晓庐大厦以及其他高级住宅、商业楼宇和别墅群，成为鼎鼎大名的地产巨商。从农家子弟到一代船王再到地产巨商，许先生陶朱事业，端木生涯。其能从商致富，过人的聪明才智固然重要，创业精神与仁德厚意也是必不可少的。

（二）乐善好施，造福桑梓

许爱周先生早在年轻的时候就乐善好施，1912 年，年仅 32 岁的许先生就办起“周兴书室”，把自家书房腾出来作书塾，并聘请文化高、学历深的教师来教育村中子弟，对入学者均不收费；1939 年，许先生捐资创办育才小学，先后共献出约 150 万人民币；1957 年，许爱周先生捐资兴办坡头中学，1991 年更名为“爱周中学”，到 1995 年，许氏家族先后三次捐资共 270 万元港币作为办学经费。1966 年许先生逝世以后，其儿孙们弘扬祖德，关心梓里，处处事事以造福桑梓为己任，1991 年以来，先后捐献 180 万元港币，兴建坡头区文体中心；1993 年捐资 50 万元港币给坡头医院建设“许爱周门诊大楼”，其后又捐献 410 多万元港币增添医疗设施，并捐资 58 万元港币作为白内障病人施行复明手术专项经费，使 200 多名病人复明……

（三）大义凛然，爱憎分明

许先生一生具有仁者之风，待人仁慈宽厚，时刻关注乡亲们的疾苦，以扶贫济困、帮助乡亲们过上好生活为己任。在步入社会、艰苦创业取得成功时，他决心回报社会，回报家乡民众。新中国成立前，坡头等地由于土地贫瘠，常受海潮、台风袭击，常遇灾害，人民生活异常艰辛。每遇灾情发生，许先生便和本地富商组织救济，从外地购进大米，平价卖出以平抑米价，安定人心；同时，他对本村乡亲，根据受灾情况，及时发放米粮及衣服；1954 年，湛江遭受特大台风袭击，许多房屋倒塌，堤围被毁，灾情严重，许先生闻讯即汇款 5 万元回乡救灾，随后又汇款回乡帮助修复堤围，重建家园。就算是平常年份，他也十分关心乡亲们的生活，如每年农历的春节、清明节、端午节等，都汇款四五万元回村，不论亲疏，一视同仁分配，使大家都能愉快地过节；许先生深知输血不如造血，单从物质方面扶持乡亲，不如帮助乡亲发展生产。1944 年，他拿出一大笔款发展围海造田，在本乡筑太平垉，在南山筑和平垉，将围海造的田分给无地可耕之农民耕种。对于乡亲民众，许先生体现了仁慈博爱之胸怀。然而，对于日本侵略者，他却恨之入骨。1940 年，他为了不让自己的“后山”“泉州”两轮落到日寇手中，毅然“坚壁清野”，把其凿沉于海底；为打败侵略者，他毅然取消幼子的婚宴，将备办酒宴的款项捐作抗日救亡经费。许先生大义凛然，爱憎分明的情怀可略见一斑。

（四）积善之家，必有余庆

许爱周先生慈善博爱，志在高远。其身后，儿孙满堂，英才辈出。其后代继承爱周先生的事业和家风，代代相传，发扬光大。许爱周先生之子岐伯、士芬、世勋，在香港的航运界、房地产界有举足轻重的地位。在港口、码头、地铁、九龙通港岛过海隧道等大产业中均拥有相当分量的股权；他们还是汇丰银行、马会及海洋公园的发起人之一，或在其中任要职，为香港的金融及社会繁荣做出了积极的贡献，其业绩为港人所羡慕。许爱周先生孙辈晋封、晋强、晋奎、晋龄、晋和、晋平、晋羲、晋廉、晋乾、晋亨也是业绩颇丰，爱国爱乡情怀深厚。其中晋奎及晋羲曾被党和国家领导人江泽民同志等接见并嘉许，晋奎先生荣为香港太平绅士，广东省政协委员，湛江市政协副主席、名誉主席，2004 年 10 月 9 日荣获香港特区政府颁发银紫荆星章。

（五）仁心济世，慷慨兴院

第一中医院从创建的那天起就一直得到许爱周家族的长期资助。

1968 年，经湛江市人民政府批准成立的湛江专区中医院，为第一中医院的前身。当时的院址湛江市赤坎区民权路 58 号楼房就是许氏家族慷慨献给医院使用的产业。该处为二层砖木结构楼房，占地面积 1000 米^2，开业初期只设内科、外科、儿科、妇科、检验科、放射科、药剂科等科室。在许爱周家族仁心济世、慷慨捐房兴医的善举感号下，广大医务人员仁心仁术，悬壶济世，全心全意为广大群众服务。随着医院的不断发展，需要扩大医院业务用房，1977 年经上级同意在赤坎区海滨七路（现海北路）东园村征地 10 亩用作建设新院。1984 年建成投入使用后，原址改为第一中医院门诊部，继续为门诊病人提供医疗服务。

该门诊部是许爱周家族的房产，已有 40 多年的楼龄，1995 年 4 月，经湛江市有关部门鉴定为危房。为了向病人提供安全舒适的门诊就医环境，第一中医院拟拆除旧楼，新建一幢门诊楼。时任湛江市政协主席戴洪知道此事后，积极联络许爱周先生嫡孙许晋奎先生，许晋奎先生在回湛江参加市政协会议时亲自到现场考察，了解情况，随后不久，许氏家

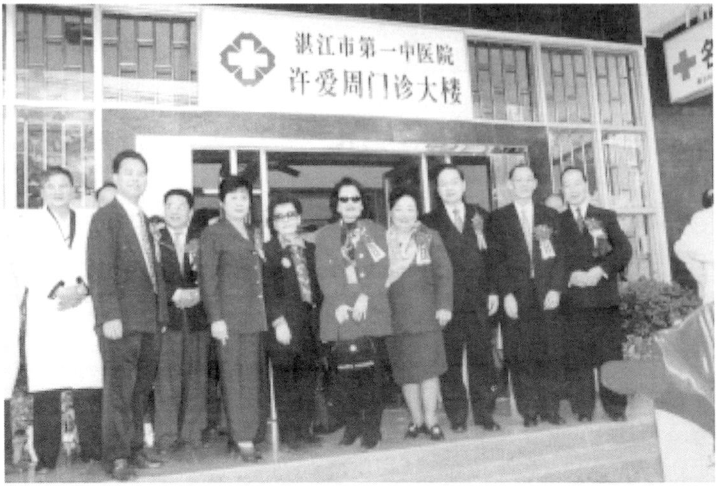

原湛江市领导、卫生局领导与许爱周家族成员合影

族同意将赤坎区民权路58号地产供给医院长期使用。1998年，又慷慨捐资100万元港币用作建新门诊部专项资金。门诊部建成之后，冠名为“湛江市第一中医院许爱周门诊大楼”，在门诊部大厅立许爱周先生铜像。1999年12月2日，许爱周门诊楼落成庆典暨许爱周先生铜像揭幕仪式举行。除湛江市委、市政协和市卫生局领导外，许晋奎等许爱周家族一行20多人参加了仪式。有关领导对许爱周家族弘扬祖德、造福桑梓、慷慨捐资的善举给予高度赞扬。

2005年，在湛江市委、市政府的支持下，第一中医院为解决群众看病难、看病贵的问题，计划将许爱周门诊部改造成为第一中医院爱周平价医院。许爱周家族知此事后，十分支持，并于2007年为平价医院赠送救护车一辆。平价医院坚持把“优质服务、低廉收费”作为建院方针，主要优惠对象为七类困难群体：农村五保户、农村及城市特困户、最低生活保障户、二级乙等以上残疾人员、在校贫困生、革命烈士

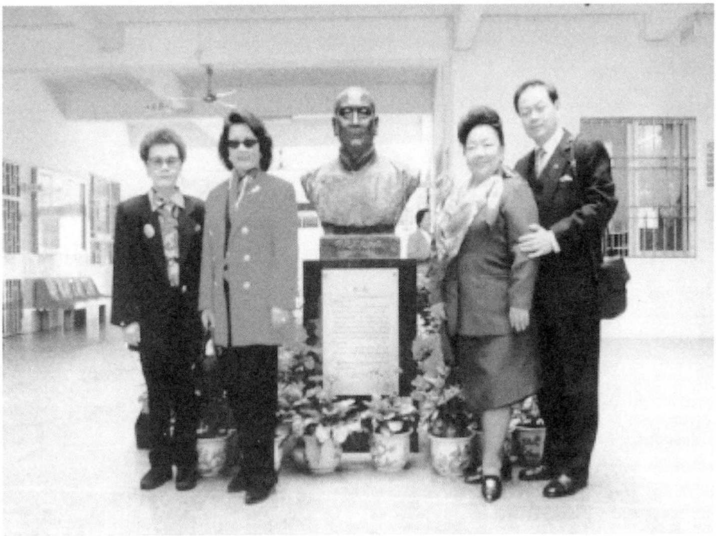

许爱周家族成员在许爱周先生铜像前留影

直系亲属、复员退伍特困军人等。服务措施有：

（1）上述七类困难群体免收诊金及挂号费，一般群众就诊免收1元挂号费。

（2）七类困难群体住院床位费按物价规定减免50%，所有医疗器械检查费减免40%，治疗费（一次性用品除外）、护理费减免20%，药费减免10%。一般群众住院床位费、检查费、治疗及护理费按物价规定标准减免10%，药费减免5%。公费医疗及企业离休病人不享有优惠。

（3）急诊或需要派车接住院的七类困难群体，医院免收救护车出车费，一般病人按规定标准减免10%。

（4）居住市区的行动不便的特困病人，医院定期送医送药上门服务，免收出诊诊金，治疗护理费及药费按第二条款优惠。

（5）七类困难群体在门诊治疗一般感冒、胃肠炎、轻微外伤等，门诊费用控制在20～30元，每天住院平均费用控制在100元以内；一般病人上述轻微病症门诊费用控制在30元以内，普通门诊费用控制在50元以内，住院平均床天费用控制在200元以内。

（6）临床用药严格控制在《爱周平价医院基本医疗用药目录》范围内，七类困难群众门诊每处方金额超过50元得要经科主任同意，超过100元的要经院领导审批；100元以上的大型检查需经科主任同意，重复检查需经院领导批准。

爱周平价医院在保证医疗质量的前提下，为人民群众特别是低收入群体提供了廉价实惠的医疗保健服务，受到上级领导和广大群众的赞扬。这离不开许氏家族的热心支持和鼎力相助。许氏家族审时度势，艰苦创业，以大胸怀、大气魄、大手腕发展事业的精神启迪了第一中医院开拓思想、勇于进取、锐意创新的作风。许氏家族的物质财富及精神财富对建设和发展第一中医院起着不可估量的推动作用。

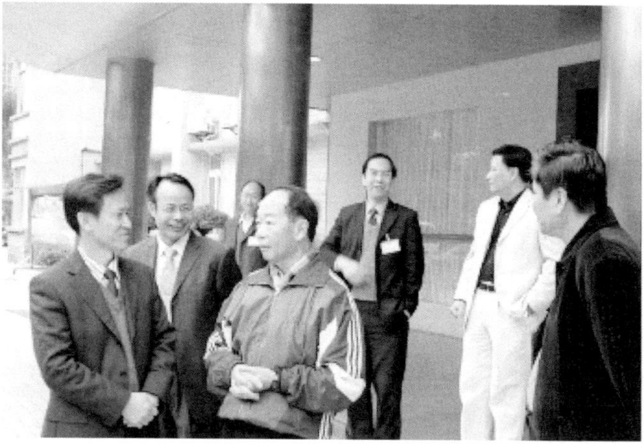

许爱周嫡孙、香港太平绅士许晋奎先生视察医院时与院领导亲切交谈

而今，第一中医院已被评为国家三级甲等中医医院和广州中医药大学附属医院、广东省百家文明医院；2007 年，医院被评为广东省中医名院建设单位；医院有 5 个专科被评为广东省中医重点专科，其中 2 个专科被评为广东省中医名科；2008 年被国家发改委、国家中医药管理局批准为国家重点中医院建设单位，列入国家发改委的发展规划中；2009 年，又被广东省人民政府授予“广东省中医名院”称号。

医院实现了跨越发展，许爱周家族陶朱事业、端木生涯，仁心济世、乐善好施，爱国爱乡、造福桑梓，热心资助第一中医院的善举一直为湛江市人民传颂。

展望篇：

承前启后　继往开来　再创辉煌

成绩只能说明过去，未来任重而道远。

——题记

光阴似箭，岁月如歌。第一中医院从1968年建院至今，已40多年。40多年来，第一中医院从建院初只有两间简陋平房、员工不足30人发展成为拥有680多人、床位408张、建筑面积近4万米^{2}的初具现代化规模的三级甲等中医院；从仅能开设中医门诊内科，发展成为拥有14个一级科室、30多个专科专病门诊，集医疗保健、教学科研、康复护老于一体的综合性中医院；从靠“三个手指头加一个布枕头”诊病，发展成为中医特色明显、中西医并举、拥有CT及彩超等一大批现代化医疗设备的广东省中医名院。

40多年来，第一中医院始终恪守“仁爱、敬业、和谐、进取”的医院精神，坚持优质服务、低廉收费的办院方针，同心同德，努力奋斗，开拓创新，铸造了医院发展的辉煌。特别是近几年来，医院发展取得了骄人的业绩。医院完成对门诊住院楼整体装修改造后，就医环境明显改善，开展平价医疗服务在社会上引起良好的反响，内强素质，外树形象，三个文明建设卓有成效，医教研同步发展，两个效益明显提高，医院先后被评为国家三级甲等中医院和广州中医药大学附属医院，获得广东省文明中医院、湛江市先进集体等多项荣誉，2008年医院被省人民政府授予“广东省中医名院”称号，胃肠病专科、骨伤脊柱病专科、糖尿病专科、骨伤科和针灸康复科被评为省重点中医专科，2008年被定为国家重点中医院建设单位，医院可谓实现了跨越式发展。

“雄关漫道真如铁，而今迈步从头越”。成绩只能说明过去，未来任重而道远。第一中医院的领导班子不满足于已有的成就，他们拥有更加远大的理想和奋斗的目标，他们已为医院今后的发展描绘出一幅美好的蓝图。

1. **医院发展总目标**

医院发展的总目标是把医院建设成粤西地区一流、省内闻名、中医特色和优势明显的中医名院。2006年，中共湛江市委、湛江市人民政府制定《关于贯彻〈中共广东省委、广东省人民政府关于建设中医药强省的决定〉的实施意见》时提出："规划建设好湛江市第一中医医院，使之成为粤西地区一流、省内闻名的省级现代化综合性中医院和人才教育培训基地。"为医院确定了宏伟蓝图和奋斗目标。几年来，医院员工为此不懈努力，全方位加快医院建设与发展步伐，医院实现了跨越发展。2008年11月初，医院被国家发改委和国家中医药管理局定为国家重点中医院建设单位，医院以此作为加快发展的良好机遇，紧紧围绕创建国家重点中医院的目标，全院动员，人人参与，制定周密的创建计划，提出用2~3年时间通过国家重点中医院验收，把医院建设成中医药特色和优势明显，为广大群众提供具有浓郁中医药特色的医疗、护理、预防和康复服务的省级现代化中医院。

2. **基础设施建设加快，规模不断扩大**

当前，医院用地面积窄小，业务用房不足，已严重地制约了医院的发展。为解决这一问题，当地政府及有关部门给予高度重视，湛江市人大、湛江市政协把解决医院建设用地列为重点提案。经研究论证，提出医院建设分两步走的方案，并报告市政府研究解决。

第一步（近中期规划）：主要是向周边扩展。将右临原皇都酒家房产征用（现已租用为门诊用房），将该楼改扩建为住院综合楼。该项目已被列为国家重点建设项目，并得到中央专项预算资金650万元支持。湛江市财政承诺给予等额配套资金支持。该楼13层，建筑面积共11 300 米^2，预算投入 2700 万元，建成后可增加床位 200～300 张，使医院病床扩展至 600～700 张。同时医院最近通过银行贷款 634 万元，收购了医院左邻原湛江市杂优种子公司楼房，该楼共 5 层，占地面积 600 米^2，建筑面积 2700 米^2。医院近期将对该楼房进行装修改造，改造后将成为粤西地区规模最大的集健康体检、中医体质辨识、推拿、足疗、膏方保健、针灸康复为一体的“治未病”中心，并以天桥与医院本部连为一体，使医院布局更趋合理。

第二步（远期发展规划）：争取政府立项规划原半球集团公司地产划拨给医院作医疗用地（房）使用。湛江市十二届人大代表已为此向政府提案。由于医院现址不足 10 亩，从长远看，肯定满足不了医院发展需求。原半球集团公司占地面积 75 亩，位于医院现址正对面，现有一幢 9 层面积约 5000 米^2 办公楼和一幢 5 层面积 2000 米^2 宿舍楼，分别可改建为门诊大楼和医技大楼使用，计划在空地兴建一幢 20 层 30 000 米^2 的住院综合大楼，并规划兴建一间 300 张床位的护老院，通过地下通道或天桥与医院现址相连。医院现址可规划建设为糖尿病治疗中心和骨伤脊柱病治疗中心（专科医院）使用。此方案可充分利用现有人力、房屋、设备等资源，降低管理及运行成本。项目建成后，医院建筑面积将达 70 000 米^2，开放床位可达 1000 张，可解决医院长远发展问题。如该方案不可行，将争取政府在赤坎或开发区重新规划 80～100 亩用地，按 800～1000 张床位规模设计，分期将医院搬迁。

2012 年，湛江市委九届十三次会议提出，把湛江市第一中医医院等若干医疗机构建设成粤西地区同类医院中最好的医院。提出打一场医疗卫生攻坚战，把医院整体搬迁到湛江中心人民医院现址，把医院建设成为综合服务功能完善、中医药特色突出、专科优势明显的现代化综合性中医院，成为粤西地区中医药事业发展龙头，湛江市中医医疗技术指导中心及临床教学基地。

3. **中医特色和优势明显，“名科”品牌效应充分发挥**

医院现有一级学科16个，专科专病门诊30多个。糖尿病专科、脊柱病专科、胃肠病专科、针灸康复科、中医骨伤科5个专科被评为广东省重点中医专科，其中糖尿病专科、脊柱病专科被评为广东省中医名科，糖尿病专科被定为国家中医重点专科建设项目。医院力争用3~5年时间，使2~3个专科成为国家级重点中医专科。将糖尿病专科和脊柱病专科建设成为粤西地区规模最大、中医特色明显的专科医院或治疗中心。充分发挥名科效应及辐射作用，以带动整个医院业务大发展。同时医院将重点抓好中医专科内涵建设，提高中医药防病治病能力和水平，着重提高中医治疗率和中医参与率，制定中医特色考评指标体系，加强中药自制剂的研发和使用，推广适宜中医诊疗技术，开展特色中医护理等，以充分发挥中医特色和优势。

4. **中医药人才队伍壮大，素质不断提高，造就新一代名中医群体**

人才是医院最重要的资源，是中医事业发展的根本。医院已制定了人才梯队建设计划，实行培养和引进相结合，有计划地吸收高职称高学历人才，争取3~5年内引进中医专业硕士研究生20~35名，博士生3~5名，副高以上职称30名。到2020年，使医院有高级职称人才100名，中级职称200名。计划组织技术骨干到全国中医名院进修，学习先进技术和经验。着重抓好学科带头人的培养，抓好现有人才队伍培训和使用，建立良好的用人机制，促进更多人才成长和脱颖而出，造就新一代名医群体。力争10年内，有国家名中医1～2名，省市名中医10～20名，并制定名中医师承培养计划，建立名中医工作室，选拔一些年轻的具有副高以上职称的中医师作为名中医的学徒，发挥名老中医在人才培养中的传帮带作用。注重中医药科研和教育工作，争取5～10年内，获国家中医药科研立项1～2项，省级科技成果奖1～3项。利用作为广州中医药大学附属医院的有利条件，开办在职中医研究生班，提升现有人才队伍的素质和水平。筹备成立湛江市中医药研究所，加强对湛江市中医药的研究和探索。

5. 加强中医药文化建设，塑造医院全新形象

医院已制定了《湛江市第一中医医院中医药文化建设实施方案》，今后中医文化建设重点主要在以下几个方面：

（1）核心价值体系建设。中医文化价值可以用仁、和、精、诚4个字来概括。医院将在全院树立“仁和精诚”的思想，强化全院员工职业道德教育。在核心价值体系建设中，结合医院的特色和湛江文化特色等，努力将中医药文化的核心价值融入医院的办院宗旨、发展战略、医院精神、院歌、行为规范、环境形象等方面。

（2）行为规范体系建设。医院将着重抓好诊疗行为、言语仪表、教学传承、同道相处等方面的行为规范及指导礼仪，力求体现中医文化特色，并通过建制立制、实施考核、树立典型等方式加强行为规范的落实和执行。

（3）医院环境体系形象建设。医院近期将新建住院综合楼、“治未病”中心和对现住院楼外观重新规划设计，力求体现出浓厚中医药特色和传统文化氛围。并在庭院建设、内部装潢方面着力体现中医药文化元素，包括中医文化墙、名医塑像、中药植物园、中医药陈列馆等。近期重点突出“治未病”中心中医文化建设。该中心共三层3000米^2，装饰风格力求体现中国传统特色并融入丰富的中医药元素，突出“上工治未病”等中医药的核心理念以及医院的宗旨。

（4）举办各种活动，营造文化氛围，增强员工归属感和对价值观的理解。包括省市名中医拜师仪式、中医经典知识讲座、中药知识竞猜、中医防治法技能操作、中医“治未病”论文有奖征文、演讲征文比赛、书画展、摄影展、组织职工学太极拳等。

6. **继续坚持优质廉价的办院方针，为广大群众健康服务**

“优质服务、低廉收费”是医院的办院方针，是医院取信于民、增强医院发展能力、实现医院可持续发展的一大法宝。医院领导班子明确提出将坚持这一方针，办群众满意、政府放心的医院。不断提高医疗服务质量和技术水平，充分发挥中医药“简、便、验、廉”的优势，努力使老百姓看好病、看得起病。继续办好爱周平价医院，切实解决低收入群体的看病就医问题，让政府放心，让群众满意。继续开展行业作风建设，努力构建和谐医患关系，树立卫生行业作风建设先进典型。充分发挥医院作为湛江市中医事业龙头的作用，加强对基层中医院的指导，努力推动湛江市中医药事业不断向前发展，积极推进中医药进农村、进社区、进家庭，为湛江市发展大局服务，为广大人民群众健康服务。

千帆竞发，百舸争流。第一中医院正站在新的历史起跑线上，面临良好的发展机遇，同时也存在较多的困难和挑战。我们坚信：有党和国家对中医药工作的重视和扶持，有湛江市市委、市政府给予的高度重视，有广东建设中医药强省和湛江建设中医药强市的强有力措施，第一中医院全院员工将不负使命，奋勇前行，为建设粤西地区一流、省内闻名、中医特色和优势明显的国家重点中医院而努力奋斗，谱写第一中医院更加宏伟壮丽的新篇章。

附录

一、湛江市第一中医医院院徽

湛江市第一中医医院

院徽设计意念：

院徽以数字“1”和“十”作为主要设计元素，并且与两条弧线有机结合成一个外形似“中”字的整体图案，代表“湛江市第一中医医院”。

院徽中间带有医疗十字符号的粗壮的“1”字直立于天地之间，体现出湛江市第一中医医院雄厚的技术力量和一流的医疗技术水平，并强调了“患者第一、服务第一”的服务理念，也表达了湛江市第一中医医院人同心协力、争创一流现代化综合性中医院品牌的宏伟目标。红色代表激情、进取的精神和永续向上发展的美好前景。蓝、绿弧线象征科研、健康，以及医院与患者之间良好的互动关系。黄色的圆形则象征着医学科研成果为患者带来的健康和光明。白色医疗“十”字图形左右贯通，象征着医院文化之间的交流，以及医院的对外沟通。

医院名称采用黑色的隶书字体，体现出医院的严谨性与传统文化底蕴。

从整体上来看，院徽突显出湛江市第一中医医院崇高的形象和非凡的气派，表达了“追求第一、生生不息”的理念，给人一个稳健、信赖、容易识别的印象。院徽不仅体现出医院的行业特色，而且富有强烈的现代感。

二、湛江市第一中医医院院歌

生命的太阳

——湛江市第一中医医院院歌

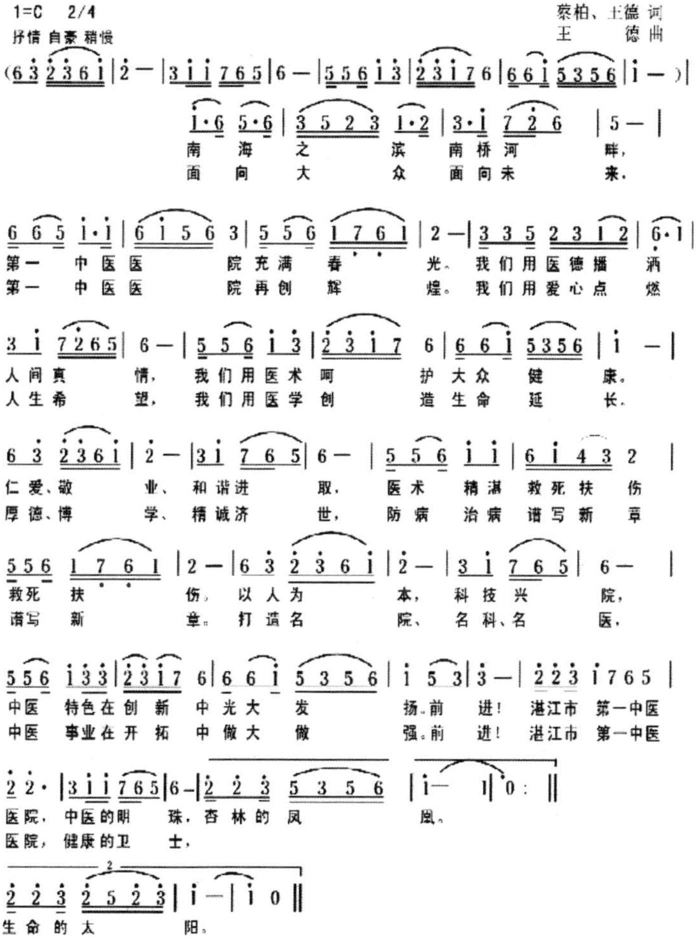

三、历届医院领导名录

原湛江专区中医院领导人名录

姓　名	职　务	任职时间
刘国元	负责人	1968. 2—1968. 9

原湛江地区中医院领导人名录

姓　名	职　务	任职时间
裴　鹿	革命委员会主任	1972. 12—1974. 10
刘国元	革命委员会副主任	1972. 12—1981. 4
史桂林	革命委员会主任	1974. 10—1981. 4
朱正晖	革命委员会副主任	1975. 12—1981. 4
李　忠	副院长	1978. 11—1981. 4
李　忠	院长	1981. 5—1983. 12
朱正晖	副院长	1981. 5—1983. 3
刘国元	副院长	1981. 5—1983. 12
罗焕荣	副院长	1982. 12—1983. 12

湛江市第一中医医院领导人名录

姓　名	职　务	任职时间
李　忠	院长	1984. 1—1990. 2
李品一	副院长	1984. 1—1990. 2
潘奔前	副院长	1984. 1—2001. 8
顾善达	院长	1990. 2—1991. 7
黄振图	副院长	1990. 2—1995. 3

（续表）

姓　名	职　务	任职时间
梁子良	副院长	1990.2—1998.2
李　忠	党支部书记	1990.2—1991.3
李品一	调研员	1990.2—1992.4
梁土云	院长	1990.7—1996.6
黄柳书	党总支书记、副院长	1997.8—2011.12
陈日新	副院长	1997.9—
陈康远	院长、党总支副书记	1998.2—2001.2
王秋英	副院长	1998.2—2005.12
梁子良	党总支副书记	1998.2—2003.12
蔡　柏	院长	2001.2—
陈日新	党委书记、副院长	2012.11—
梁国荣	副院长	2003.5—
吴　洪	副院长	2004.8—
蔡凤丙	副院长	2013.11—

四、湛江市第一中医医院医疗设备一览表

序号	设备名称	型号	产地	价格（万元）	数量	购买日期
1	多参数心电监护仪	8800T－MT	深圳	4.7	1台	2002.9
2	航天长峰呼吸机	ACM－805	北京	12	1台	2004.8
3	飞利浦除颤监护仪	M4735A	美国	8.5	1台	2009.8

（续表）

序号	设备名称	型号	产地	价格（万元）	数量	购买日期
4	迈瑞监护仪	PM－7000	深圳	2.8	1台	2011.5
5	PB呼吸机	BP760	爱尔兰	28	1台	2012.3
6	心电遥测（8通道）	Q/CPCGY0001－2000	北京	16	1台	2003.4
7	双相心电除颤仪	ZDLL mseries	美国	8.5	1台	2007.6
8	多参数心电监护仪	526（T12）	中国	2	1台	2007.10
9	遥测中心监护系统	TE－4000X	北京	8.8	1台	2012.3
10	糖尿病治疗仪	12035	珠海	3	1台	2000.11
11	丹纳胰岛素泵	1035	韩国	3.2	6台	2006.9
12	福尼亚胰岛素泵	1035	珠海	2.5	5台	2007.5
13	多参数监护仪	PM－700	深圳	2.85	1台	2011.1
14	丹纳胰岛素泵	II－S	深圳	4.4	2台	2012.2
15	多参数心电监护仪	PM－700	美国	4.2	2台	2012.2
16	空气压力循环治疗仪	HD－2000	广州	3.5	1台	2012.5
17	糖尿病并发症检查箱	SD－2	英国	5.9	1台	2012.3
18	奥林巴斯电子胃镜	GIF－160	日本	58	1套	2004.5

（续表）

序号	设备名称	型号	产地	价格（万元）	数量	购买日期
19	幽门螺杆菌检测仪	YH04	安徽	6.5	1台	2006.2
20	多参数心电监护仪	MP7000	中国	3.1	1台	2006.5
21	多参数心电监护仪	MP7000	中国	2.9	1台	2007.3
22	奥林巴斯电子肠镜	GF－V70	日本	28	1套	2007.7
23	电脑灌肠仪	DGY－2A	南京	3.2	1台	2009.5
24	多参数监护仪	PM－7000	深圳	3	1台	2008.5
25	多参数监护仪	MP526X	深圳	3	1台	2008.9
26	双水平呼吸治疗仪	先锋ST25	北京	3	1台	2008.5
27	脑电仿生电刺激仪	CVTT－011M	上海	2.8	1台	2009.3
28	微波治疗仪	AMT－A	南京	3.5	1台	2008.9
29	体外振动排痰机	Y8001	南京	2.8	1台	2010.10
30	多参数监护仪	PM－7000	深圳	2.8	2台	2010.11
31	微波治疗仪	AMT－A	南京	2.5	1台	2011.9
32	狼牌输尿管镜	—	德国	9.4	1套	2010.5
33	好克气压弹道碎石机	—	浙江	9.3	1台	2011.6
34	椎间盘后路镜	JXC－6000	山东	68	1套	2005.5

(续表)

序号	设备名称	型号	产地	价格（万元）	数量	购买日期
35	C型臂X光机	CCD－1	南京	16	1套	2006.11
36	电脑骨伤愈合仪	ST－H	长沙	3	1台	2010.3
37	三维多功能腰椎牵引仪	LXZ－100C	杭州	3.6	1台	2010.3
38	磁振热治疗仪	LGT－2600	广州	3.5	1台	2010.3
39	手术显微镜	XTS－4A	苏州	2.6	1台	2009.8
40	中药洗剂离子导入治疗仪	ZT－A	深圳	2.5	1台	2011.3
41	低剂量手提式X射线仪	JH－B	深圳	2.5	1台	2012.3
42	孙逊牌妇科诊断治疗仪	FZY－30A	长沙	3.5	1台	2006.3
43	数码电子阴道镜	MGDM－2000	珠海	3.7	1台	2007.11
44	多参数心电监护仪	MB526T12	北京	2	1台	2007.12
45	智能熏洗多功能治疗仪	MMD－488C	深圳	3	1台	2010.3
46	微波治疗仪	AMT－A	南京	2.5	1台	2011.2
47	高频射频电波刀	ELLMAN	美国	9.8	1台	2012.3
48	复合脉冲磁性治疗仪	ST－5	河南	4.5	1台	2005.6
49	电脑中药熏蒸多功能治疗机	DXZ－7	长春	2.86	1台	2011.6

(续表)

序号	设备名称	型号	产地	价格(万元)	数量	购买日期
50	二氧化碳激光机	JZ－1A	成都	2.5	1台	2005.12
51	阿洛卡黑白B超	ALOKA 1100	日本	17.6	1台	2002
52	彩色数字超声诊断仪	GELOGIQ400PRO	美国	126	1台	2004.5
53	百胜数字彩超	Malab	意大利	34.8	1台	2006.8
54	动态心电图分析系统	—	美国	15.9	1台	2008.4
55	迈瑞黑白B超	DP－9900	深圳	21.68	1台	2009.8
56	十二导联心电图	—	日本	4.79	1台	2009.1
57	心电工作站	CONTEC－ECG8000	秦皇岛	5.46	1套	2009.6
58	康泰光电脑电图仪	EEG－7314F	秦皇岛	4.2	1台	2009.11
59	彩色经颅多普勒仪	MET WT－1010	德国	32	1台	2010.6
60	超声图文处理系统	—	中国	7.56	2台	2010.7
61	十二导联心电图	ECG－1350P	日本	7.3	1台	2010.9
62	百胜数字彩超	MALAB	意大利	908	2台	2011.6
63	数字彩超	PHILPS	—	200	1套	2012.3
64	BE半自动血凝仪	CL4	德国	6.8	1台	2001.5

（续表）

序号	设备名称	型号	产地	价格（万元）	数量	购买日期
65	普利生自清洗旋转式黏度计	LBY－N6A	北京	5.5	1台	2001.5
66	ABX三分类血液分析仪	ABXMICROS60－OS	法国	8.8	1台	2003.10
67	越华半自动生化分析仪	YS－2000Ⅲ	深圳	3.2	1台	2006.5
68	越华电解质分析仪	MI－921	深圳	4.5	1台	2006.5
69	美侨尿液分析仪	MEJER600Ⅲ	深圳	2.2	1台	2006.10
70	日立全自动生化仪	7080	日本	100	1台	2006.10
71	伟力彩色精子质量监测仪	WLJY－9000	北京	4	1台	2007.4
72	贝克曼全自动生化仪	CX9	美国	90	1台	2007.4
73	全定量免疫荧光检测仪	I－CHROMATM	韩国	6.3	1台	2007.8
74	ABX全自动血液分析仪	ABX PENTRA60	法国	8.8	1台	2007.10
75	半自动化学发光分析仪	CHENMCLIN3.0	北京	5.2	1台	2007.11
76	微量元素分析仪	LK98B	天津	4.3	1台	2007.12
77	生物安全柜	WR－II	山东	4.6	2台	2010.11
78	西门子全自动免疫分析仪	—	德国	52	1台	2011.10

（续表）

序号	设备名称	型号	产地	价格（万元）	数量	购买日期
79	MX400CT 机	MX4000D	荷兰	360	1 套	2006. 2
80	激光相机	—	—	7. 2	1 台	2006. 3
81	放射工作站	—	—	2. 1	1 套	2006. 3
82	远程控制增强注射泵	KK－I	苏州	2. 8	1 台	2008. 7
83	岛津 500AMX 线机	XUD150F	日本	77	1 台	1998. 11
84	富士 2000 激光相机	配套 DR 机	日本	7. 2	1 台	2008. 4
85	影美科思 DR 机	IMIX2000	德国	180	1 台	2008. 4
86	普利德 PL500X 线机	FL5W	珠海	39	1 台	2009. 9
87	麻醉机	WR－2	—	17	1 台	1998. 6
88	综合手术台	KL－U	上海	3. 8	1 台	2006. 10
89	双头无影灯	YU－K	汕头	3. 8	1 台	2006. 10
90	长丰麻醉机	AC600	北京	8. 3	1 台	2008. 5
91	综合手术台	KL－U	上海	2. 5	1 台	2009. 7
92	双头无影灯	YY－I	合肥	3	1 台	2009. 7
93	手术头架	HLTJ－2	江苏	2. 1	1 台	2009. 9
94	高频电刀	WR－K	上海	3. 5	1 台	2008. 6
95	高频电刀	WR－J	北京	2. 5	1 台	2010. 3
96	多功能麻醉机	EX－35	深圳	16. 8	1 台	2011. 8
97	高压灭菌器	YXQ－WY	武汉	3	1 台	2008. 10

（续表）

序号	设备名称	型号	产地	价格（万元）	数量	购买日期
98	高压灭菌器	YXQ－WY	武汉	2.8	1台	2009.8
99	脉动真空蒸汽灭菌器	SCM－C	江苏	22	1台	2011.9
100	低温等离子灭菌器	CASP－80	黑龙江	19.88	1台	2011.10
101	电脑熏蒸多功能治疗机	LT－99I	深圳	2	1台	2008.8
102	超激光疼痛治疗仪	HA－2200	日本	28.3	1台	2009.11
103	医用汽疗仪	JS－809B	广州	2.68	1台	2010.7
104	医用智能治疗仪	LEL	广州	2.68	1台	2010.7
105	针刺手法针疗仪	DXZ－3	长春	2.58	1台	2010.11
106	医用汽疗治疗仪	JX－809	广州	2	2台	2011.11
107	电脑中药煎药包装机	YF－12	北京	2	1台	2009.5
108	电脑中药颗粒分装机	YR－5	珠海	2.8	1台	2005.3
109	中药茶包分装机	YS－I	珠海	2.85	1台	2009.5
110	电脑中药煎药包装机	YF12/3＋1	北京	2	2台	2011.4
111	多参数监护仪	PM－7000	深圳	2.75	2台	2011.5
112	脑病治疗仪	HK－5004	江苏	2	1台	2011.11

（续表）

序号	设备名称	型号	产地	价格（万元）	数量	购买日期
113	百胜 MYLAD15 彩色超声诊断仪	MYLAD15	意大利	10	1 台	2009. 3
114	黑白 B 超	MIP－1	深圳	9. 8	1 台	2009. 4
115	百胜 MYLAD15 彩色超声诊断仪	MYLAD15	意大利	9. 8	1 台	2011. 12
116	YC－9200 型碎石机	YC－9200	深圳	7. 8	1 台	2006. 10
117	超声诊断仪	CTS－5500	汕头	3. 6	1 台	2009. 8
118	电脑熏蒸多功能治疗机	DXZ－3	长春	2. 8	1 台	2010. 9
119	呼吸机	PB840	爱尔兰	46	1 台	2012. 10
120	中央监护系统	PT－7000	深圳	22	1 台	2012. 10
121	持续血液净化系统	CRRT	德国	30	1 套	2012. 10
122	呼吸机	PB760	美国	28	3 台	2012. 10

五、湛江市第一中医医院大事记

1966 年

2 月 16 日，广东省湛江专员公署卫生局向广东省卫生厅报告，准备以湛江专区人民医院中医科人员、设备为基础，在湛江市赤坎区开办湛江专区中医院。

1967 年

1 月，湛江专员公署卫生局从当时湛江专区人民医院抽调该院秘书刘国元，开始筹办湛江专区中医院。

1968 年

2 月 28 日，湛江专区中医院以当时湛江军分区转让的赤坎区民权路 58 号的旧营房（属湛江巨商许爱周家族产业）作院址，挂牌开业。刘国元为医院负责人。

9 月，受当时“文化大革命”极“左”路线冲击，创办该医院被视为违背毛泽东主席对卫生工作“六二六”指示精神，医院被迫停办。

1972 年

2 月 23 日，湛江地区卫生战线革命委员会（同月改为湛江地区卫生局）向湛江地区革命委员会生产组请示，要求拨款 3 万元，由卫生事业费开支，购置必要的设备，筹备复办湛江地区中医院。

5 月，湛江地区卫生局重新抽调人员，在原址复办医院，易名湛江地区中医院。当时仅设中医综合门诊和观察病床 11 张。

12 月 1 日，裴鹿任医院革命委员会主任，负责领导医院工作。

1973 年

是年，医院开始设住院部，开设病床 24 张。随着医院停办时被占用的房子逐渐退还，医院业务工作逐步开展。

1974 年

10 月 16 日，史桂林任医院革命委员会主任，裴鹿调离医院。

1975 年

是年，医院病床增至 41 张，住院病人以内科病人为主。

医院在旧楼楼顶加建第三层，购置简单的设备，开设制剂室，开展大输液制剂供应本院临床使用。

1976 年

是年，医院在综合门诊的基础上，陆续设置内科、儿科、外科、妇科、五官科、针灸理疗科、预防保健科等分科门诊，开展专病门诊工作，同时开设内科急诊室，开展急诊工作。

1977 年

11 月 3 日，湛江市革命委员会办公室批复，经湛江地区革命委员会批复同意，湛江地区中医院“征用赤坎区卫东大队东园生产队蔬菜田九亩八分作为搬迁新建病房、门诊使用”。医院以该地作为新院址，办理征地手续后，开始在该地动工兴建住院部（当时该地为海滨七路，现为海北路）。

1979 年

是年，医院将民权路旧楼房进行墙体加固，住院部调整业务用房，病床增至 43 张，开始收治骨外科住院病人。

医院在民权路旧楼房一楼装修了一间面积较小的手术室，开展外科手术业务。

1980 年

是年，受湛江地区卫生局的委托，医院承办了一期晋升主治医师前的医师培训班，湛江地区各县中医师 30 多人参加学习培训，时间 3 个月。

1981 年

4 月 14 日，李忠任医院院长，史桂林调离医院。

1983 年

12 月 17 日，由于建制改革，湛江地区实行市领导县体制，湛江地区中医院易名湛江市第一中医医院。

1984 年

1 月，海北路新建的住院楼落成。住院部从民权路旧楼房搬到海北路新楼房，原民权路楼房作为门诊部使用。住院部搬迁后，医院病床从1983年的43张增加到135张。在四楼设内科病区，三楼设骨外科病区。

9月18日，医院在住院部二楼增设的内二科病区开展业务。

1985年

是年，医院住院病床增加至150张。

医院在住院部二楼设置胃镜室，开展纤维胃镜、乙状结肠镜等检查。

1986年

1月10日，湛江市人民政府召开湛江市第一次振兴中医工作会议，强调充分认识中医的地位和作用，要把中医和西医摆在同等重要的地位。会后，医院继续加强业务建设。

6月27日，医院召开第一届职工代表大会，选举产生了第一届工会委员会委员。

1987年

是年夏，医院在住院部兴建药剂楼。

是年，医院病床增至160张。

1988年

是年，医院在住院部建设的药剂楼竣工并投入使用，满足了医院制剂业务发展的需要。

1990年

2月23日，顾善达任医院院长，李忠任医院党支部书记至1991年3月离休。

4月19日，医院职能科室从民权路门诊部搬到海北路住院部，设医院办公室、医务科、总务科、财务科等，健全了医院管理体系。

7月18日，梁土云任医院院长，顾善达调离医院。

是年，医院成立党总支委员会。

1992 年

3 月 25 日，许爱周嫡孙许晋奎、许晋义、许晋乾签名同意医院将其民主路旧楼房拆除重建，重建后继续无偿交予医院作为业务用房。

4 月 17 日，医院召开第二届职工代表大会。

5 月 12 日，医院急诊科在院部开业。

1993 年

2 月 29 日，医院的病床、科室、设备三项评审达标（1991 年年底已达标），受到广东省中医药管理局通报表彰。

是年，医院对院部和病房进行简单装修，医院外墙和病区贴瓷砖，院容院貌焕然一新。

1995 年

3 月 9 日，广东省中医药管理局通报，医院被授予“一九九四年度广东省文明中医医院”称号。

6 月 28 日，本院主治医师宗林娜被评为广东省优秀青年中医药、中西医结合工作者。

1996 年

1 月 24 日，医院召开第三届职工代表大会，选举产生新一届工会委员会。

4 月 10 日，湛江市人民政府同意评选“湛江市名中医”10 人，本院副主任医师管其健、潘金辉 2 人被评为“湛江市名中医”，由市人民政府发给荣誉证书。

5 月，在香港的许爱周家族成员同意，将医院民权路门诊部的楼房及其所属 1000 $米^2$ 的土地捐给医院。医院在本月动工将楼房拆除重建。

6 月 1 日，医院骨外科分为骨科和外科。

11 月 13 日，本院主治医师范纪钦被评为 1995 年度广东省卫生系统白求恩式先进工作者。

1997 年

8 月 6 日，黄柳书任医院党总支书记兼副院长。

11 月 17 日，副院长潘奔前被评为广东省优秀中医药科技工作者。

1998 年

2 月 19 日，陈康远任医院院长，免去梁土云院长职务（梁土云在 1996 年 6 月 3 日已停职）。

是日，医院民权路门诊部楼房拆除重建竣工，建成建筑面积 2946 米^2 的三层楼房，门牌号改为赤坎民生路 33 号。设置各科诊室、急救室、医技科室、中西药房和医疗健康中心，命名为湛江市第一中医医院爱周门诊部。

4 月 13 日，医院爱周门诊部试业。

10 月 28 日，医院通过放心药房评审。

11 月 18 日，广东省中医药管理局复函，同意本院为二级甲等中医医院。

12 月 17 日，医院健康中心在爱周门诊部三楼开业。

是年，许爱周家族成员给医院捐款 100 万元港币。

1999 年

3 月 5 日，医院召开第四届职工代表大会。

6 月，医院成为广东省湛江卫生学校第一附属医院。

12 月 2 日，医院举行爱周门诊部落成典礼暨许爱周铜像揭幕仪式。许爱周在香港的嫡孙许晋奎，湛江市政协主席戴洪，中共湛江市委常委、宣传部部长李康寿，湛江市人大常委会副主任陈钧，湛江市卫生局局长吴明寿和医院干部职工 150 多人参加庆典。

2000 年

4 月，本院 CT 投入使用。

10 月 20 日，医院在赤坎区和平路 44 号（原医院职工住宅区）开办的护老院开业。

12 月 8 日，陈康远院长被授予 1997 年至 1999 年度湛江市劳动模范，医院被授予 1997 年至 1999 年度湛江市先进集体。

12 月 18 日，湛江市卫生局同意医院增加编制床位 60 张，增加床位编制后核定医院编制床位 220 张（医院暂时仍继续开放床位 160 张）。

是年，医院被授予湛江市文明单位称号。

2001 年

1 月 4 日，医院大内科主任潘金辉被评为“广东省名中医”，由广东省人民政府授予称号，发给荣誉证书。

2 月 5 日，蔡柏任医院院长，陈康远调离医院。

3 月 22 日，医院被评为广东省“百家文明医院”。

5 月 29 日，湛江市常务副市长徐少华到医院考察本院实施湛江市城镇职工基本医疗保险制度工作情况，在医院五楼召开座谈会。

6 月 1 日，医院参与湛江市“120”急救中心急救站工作。

10 月，医院成为广州中医药大学教学医院。

12 月，医院开设糖尿病专科、骨关节病专科和心血管病专科。

2002 年

3 月 10 日，医院召开第五届职工代表大会第一次会议，通过医院综合目标管理责任制考核分配方案和医院人事制度改革实施方案。

3月13日，蔡柏院长被授予广东省“全省卫生系统行风建设先进工作者”荣誉称号。

3月，本院冯桂芳被评为湛江市巾帼建功标兵、湛江市“三八”红旗手。

4月4日，医院通过广东省普通高等医学院校教学医院评审团的评审，成为广东省普通高等医学院校教学医院。

6月4日，医院被授予2000—2001年度“广东省文明中医医院”称号。

2003年

4月25日，医院被评为湛江市卫生系统“文明示范窗口”单位。

6月8日，医院召开第五届职工代表大会第二次会议，通过了《租赁皇都酒家作医院业务用房议案》《护理人员岗位聘任工作实施方案》和《新建职工住宅楼方案》。

6月9日，本院冯桂芳被评为“湛江市优秀护士”，外科护理组被评为“湛江市优秀护理集体”。

8月8日，医院被评为湛江市卫生系统抗击非典先进单位，急诊科被评为湛江市卫生系统抗击非典先进集体。

8月19日，本院胃肠病专科和脊柱病专科被确定为广东省第二批重点中医专科建设单位。

8月28日，医院住院部电梯安装通过验收并投入使用。

10月中旬，医院行政办公室从住院楼五楼搬到原药剂楼改建成的综合楼五楼，增加了病区医疗用房，并解决了行政办公用房。

2004年

1月4日，蔡柏院长被授予湛江市2000年至2002年度

“湛江市劳动模范”称号。

2月12日，医院被评为“湛江市健康教育先进集体”。

3月5日，医院被评为“湛江市文明单位”。

3月28日，医院召开第五届职工代表大会第三次会议，通过了《关于集资建职工商品房、分配及住房差额补贴方案》。

4月10日，本院冯桂芳被评为“广东省优秀护士”。

4月，医院被评为“第七届湛江市职工职业道德建设先进集体”。

10月25日，中共中央委员、中华医学会会长、原卫生部部长张文康和广东省人大常委会教科文卫委员会副主任、广东省医学会会长黄庆道一行8人在湛江市副市长黄晓涛和市卫生局领导的陪同下到医院视察，对医院取得的成绩给予肯定。

2005 年

1月1日，医院创办《院讯》，中共湛江市委常委、宣传部部长邓碧泉，湛江市卫生局局长吴明寿为《院讯》题词。

4月8日，医院召开第六届职工代表大会第一次会议，通过《维护医学圣洁创无“红包”医院倡议书》，通过“仁爱、敬业、和谐、进取”为医院精神，“以人为本、科技兴院、中西结合、质量第一”为医院方针，“省内闻名、粤西一流、现代化综合性中医院”为医院目标。

4月29日，医院在海北路院部住院楼门前举行住院部整体改造工程竣工暨门诊部开业庆典，湛江市人大常委会副主任高焱明、湛江市副市长黄晓涛、湛江市政协副主席梁志鹏、广州中医药大学校长冯新送、广东省中医药局领导、湛江市卫生局领导、湛江市财政局领导和广东省部分中医院院长、湛江市直属医疗卫生单位领导等150多人参加了庆典。

5月26日，医院内三科在院部开业。

6月10日，医院与广州中医药大学建立非直属附属医院关系协议签字仪式在湛江市卫生局举行，湛江市副市长黄晓涛，广州中医药大学副校长陈英华教授、党委副书记黄斌教授和湛江市卫生局局长吴明寿出席签字仪式。

7月8日，湛江市卫生局召开全市医院管理年暨医政工作会议，会上推广了本院开展“三平服务”（平价医院、平价诊室、平价药房）活动的经验。

7月20日，湛江市机构编制委员会办公室复函，同意医院增加病床编制188张，增加床位编制后，医院共有病床编制408张。

7月，医院党总支被评为湛江市先进基层党组织。

8月13日，医院开始实行无假日医院，周六和周日门诊各科均安排高年资医师出诊。

8月22日，国家中医药管理局副局长于文明、科教司副司长洪静在湛江市卫生局局长吴明寿陪同下到医院视察指导工作，对医院的工作给予肯定。

9月5日，医院与湛江市坡头区官渡卫生院签订对口支援协议。

9月14日，国家中医药管理局合作司司长沈志祥、医政处处长刘文武和广东省中医药局副局长张英哲带领督查组一行4人，在湛江市卫生局局长吴明寿、副局长李位民的陪同下到医院调研指导工作。

10月18日，广东省中医药局批准本医院为三级甲等中医医院。

10月26日，广东省政协副主席、广东省卫生厅厅长姚志彬在湛江市副市长黄晓涛、市卫生局局长吴明寿陪同下，到医院调研“三平”医疗服务和“十元门诊”工作。

10月28日，医院举行三级甲等中医医院挂牌仪式，湛江市副市长黄晓涛、市卫生局局长吴明寿等领导出席挂牌仪式。

11月1日，医院开设妇科病房。

12月6日，湛江市开展“三平”医疗服务和“十元门诊”工作座谈会在本院召开，湛江市委书记徐少华、副市长黄晓涛、市政协副主席梁平出席会议并作讲话，与会者考察了医院开展“三平”医疗服务和“十元门诊”工作。

12月，医院被评为湛江市文明单位标兵。

2006年

1月20日，广东省高等医学院校临床教学基地管理领导小组公布第八批认定的广东省高等医学院校附属医院名单，本院被认定为广州中医药大学非直属附属医院。

1月25日，蔡柏院长被评为“湛江市2005年度十大新闻人物”。

3月1日，广东省医院管理年督导汇报座谈会在本院举行。

3月6日，医院被评为湛江市卫生系统医德医风建设先进单位。

3月26日，医院召开第六届职工代表大会第二次会议，通过了《湛江市第一中医医院实行在职员工全员聘用实施方案》。是年，医院实施了全员聘用制。

3月31日，湛江市市长陈耀光，市委常委张志，副市长黄晓涛、赵志辉、何成华等在市卫生局局长吴明寿、副局长李位民的陪同下到医院调研指导工作。

4月3日，湛江市政府召开全市中医药工作会议，授予第二批“湛江市名中医”10人，本院蔡柏院长、詹锐文主任、林来胜主任被授予“湛江市名中医”荣誉称号。

4月18日，由珠海市人大常委会副主任余荣霭带领的考察团一行17人，在湛江市人大常委会副主任刘菊、市卫生局局长吴明寿和副局长李位民的陪同下到医院考察“三平”医疗服务情况，对医院“三平”医疗服务给予充分肯定。

4月29日，蔡柏院长被评为“广东省劳动模范”。

4月，陈日新副院长被评为第二届湛江市直属机关“十大杰出青年”。

是月，医院被评为第八届湛江市职业道德建设先进单位。

5月26日，医院开设骨二科。

5月，医院被中共湛江市委、湛江市人民政府评为湛江市2003年至2005年度先进集体。

6月30日，广东省卫生厅副厅长、省中医药局局长彭炜到医院调研。

7月20日，医院举行广州中医药大学附属湛江市第一中医医院挂牌仪式，湛江市委副书记李康寿、广州中医药大学党委副书记黄斌教授和副校长林培政教授、广东省中医药局副局长曹礼忠等领导和湛江市卫生局领导班子全体成员出席挂牌仪式。

8月19日，湛江市委书记徐少华在副市长黄晓涛、市卫生局局长吴明寿陪同下到医院调研“三平”医疗服务工作。

9月28日，医院爱周门诊部改建为爱周平价医院，制定了为低收入群体提供价廉实惠医疗服务的措施，经开始试业，深受低收入群体欢迎。是日，湛江市第一中医医院爱周平价医院正式挂牌开业，这是湛江市首家平价医院，湛江市副市长黄晓涛、市政府副秘书长张世辉和市卫生局领导班子成员出席挂牌仪式，黄晓涛副市长、吴明寿局长等为平价医院揭牌，香港许爱周家族为医院捐赠救护车一辆。

11 月 17 日，国家中医药管理局政策法规监督司司长阎树江一行 6 人，在广东省中医药局副巡视员张英哲、湛江市卫生局局长吴明寿和副局长李位民的陪同下到医院调研指导工作。

12 月 18 日，湛江市人大常委会组织湛江选区省（全国）人大代表一行 29 人，在市卫生局局长吴明寿、副局长李位民的陪同下到医院爱周平价医院视察，对平价医院工作给予肯定。

2007 年

1 月，陈日新副院长被评为第六届湛江市“十大杰出青年”，并当选为广东省青年联合会委员，湛江市青年联合会常委。

3 月 27 日，医院被定为广东省中医名院创建单位。

是日，中共湛江市直属机关工作委员会批复，同意成立中共湛江市第一中医医院委员会。6 月 4 日，黄柳书任党委书记。

3 月，本院陶力被评为广东省巾帼建功先进个人、广东省“三八”红旗手，急诊科被评为湛江市“三八”红旗集体，内二科被评为湛江市巾帼文明岗，内三科被评为湛江市女职工文明示范岗。

4 月 14 日，医院召开第六届职工代表大会第三次会议，通过了《湛江市第一中医医院中远期发展规划》和《湛江市第一中医医院聘用高、中级职称人员暂行规定》。

4 月 20 日，湛江市机构编制委员会批复，同意第一中医院由正科级升格为副处级事业单位。内设机构44个，其中行政机构10个，业务机构34个（含研究所3个），均为副科级。

5月19日，蔡柏院长出席中国共产党广东省第十次代表大会。

6月8日，湛江市卫生局在本院召开湛江市卫生系统民主评议政风行风建设工作汇报会。

6月，湛江市卫生局组织有关专家考核，评选出一批中医名科和特色专科，本院糖尿病专科、针灸康复科和中医骨伤科被评为本市中医名科，中医心血管病专科、肛肠科和中医不孕症专科被评为本市特色专科。

8月9日，《中共湛江市委、湛江市人民政府关于贯彻〈中共广东省委、广东省人民政府关于建设中医药强省的决定〉的实施意见》提出："努力把我市建设成为中医药强市……按照'研究教育型中医院'的目标要求，规划建设好湛江市第一中医医院，使之成为粤西地区一流、省内闻名的省级现代化综合性中医院和人才教育培训基地。"

9月4日，广东省副省长雷于蓝，广东省政协副主席、省卫生厅厅长姚志彬一行8人，在湛江市委书记徐少华、副市长梁志鹏、市政协副主席梁平等领导陪同下，到本院爱周平价医院调研平价医疗服务工作。

9月27日，湛江市卫生局召开全市平价医疗服务工作会议，本医院领导在会上作经验介绍。

10月20日，爱周平价医院开办一周年文艺晚会在赤坎区开心广场举行，湛江市人大常委会副主任刘菊、副市长梁志鹏等领导出席。

12月，医院被评为湛江市诚信示范单位。

2008 年

1 月 10 日，医院升格为副处级事业单位后，黄柳书任医院党委书记。

1 月 29 日，医院升格为副处级事业单位后，蔡柏任医院院长。

3 月 29 日，广东省委第八巡视组副组长黄永远率领巡视组到医院考察调研。

5 月 10 日，医院召开第六届职工代表大会第四次会议，通过《湛江市第一中医医院“给病人多一点关爱”全面提高服务质量倡议书》。

8 月 20 日，广东省副省长雷于蓝，广东省卫生厅副厅长、省中医药局局长彭炜在湛江市市长阮日生陪同下到医院调研考察；在阮日生市长主持下，市政府在本院会议室召开座谈会。

11 月 20 日，医院糖尿病专科、脊柱病专科、胃肠病专科被评为“广东省中医重点专科”。

2009 年

3 月，糖尿病专科、脊柱病专科被评为“广东省中医名科”，同时，医院被广东省人民政府授予“广东省中医名院”称号。

4 月，广东省财政厅副厅长欧斌在市委常委、秘书长麦教猛、副市长梁志鹏等的陪同下到医院调研。

是月，湛江市政协在我院召开《关于解决市第一中医院建设用地的建议》重点提案现场调研督办座谈会。市政协党组副书记和副主席魏志远、副市长梁志鹏、市政府副秘书长庞竹友、市政府有关部门、赤坎区政府领导及 30 多位市政协委员参加了座谈会。

8 月，湛江市卫生系统对口支援汶川卫生重建工作（感恩活动）座谈会在我院召开。

11 月，卫生部副部长、国家中医药管理局局长王国强在湛江市市长阮日生，省卫生厅副厅长、省中医药局局长彭炜，市卫生局局长黄平等的陪同下到我院调研。

12 月，惠州市中医院领导一行 11 人到医院参观中医专科建设工作和中医药文化工作。

是月，湛江市政协名誉主席、香港体育协会暨奥委会副会长、湛江旅港同乡联合会会长许晋奎太平绅士到医院指导工作。

2010 年

10 月，卫生部农村卫生管理司副司长聂春雷等领导到我院调研工作。

2011 年

4 月，市委书记刘小华在副市长梁志鹏、卫生局局长黄平等领导的陪同下到我院调研。

9 月，副省长雷于蓝在市委书记刘小华、市委常委麦教猛、副市长赵干等的陪同下到我院调研。

是月，省委副书记、省纪委书记朱明国一行在市委书记刘小华等陪同下到我院爱周平价医院调研。

10 月，医院民主评议行风政风工作荣获全市市直十间公立医院民主评议行风政风工作第一名。

2012 年

2 月，糖尿病专科被国家中医药管理局定为国家中医重点专科建设项目。

6 月，由国家中医药管理局组织的评审专家组一行 18 人，对我院进行三级甲等中医医院复审。

7 月，我院被国家中医药管理局评为“全国中医药系统创先争优先进集体”。

是月，广东省财政厅欧斌副厅长在梁志鹏副市长的陪同下到我院爱周平价医院调研平价医疗服务工作。

是月，国家中医药管理局医政司巡视员、副司长蒋健，广州中医药大学校长王省良、副校长刘小虹等领导到我院调研工作。

8 月，国家中医药管理局吴刚副局长一行在省中医药局曹礼忠副局长、市政府陈云副市长等领导的陪同下，到我院督导调研中医药工作。

11 月，陈日新任医院党委书记、副院长。

是月，汕头市中医院院长郑衍平带领该院中层以上干部20 多人到我院访问交流工作。

12 月，广东省副省长林少春在市政府副市长梁志鹏、市卫生局局长黄平等陪同下到我院爱周平价医院调研。

2013 年

7 月，广州中医药大学副校长许能贵率该校教务处等部门领导到我院调研教学工作。

8 月，蔡柏院长喜获“广东省名中医”称号。

9 月，内六科成立。

11 月，蔡凤丙任医院副院长。

12 月，医院被评为湛江市机关作风回头看先进单位，在湛江市卫生系统中总分排第一。

后　记

翻开湛江市第一中医医院的发展史会发现，是那些泛黄而远去的记忆铸就了今天的辉煌！

40多年前，在振兴中医药事业的大潮中，二十几个创业者，怀着悬壶济世、救死扶伤的理想和追求，在古商埠赤坎民生路租借两间平房起家，开始了艰难的创业历程，写下了湛江市第一中医医院辉煌历史的第一页。

经过几代人的艰苦奋斗和不懈努力，医院一步一个脚印，艰难前行，如今已发展成为一间集医疗保健、教学科研、康复护老于一体的初具现代化规模的三级甲等综合性中医院。从靠“三个手指头加一个布枕头”诊病，发展到中医特色明显、中西医并举、拥有一大批现代化医疗设备的国家重点中医院。40多年来，医院始终恪守“仁爱、敬业、和谐、进取”的医院精神，同心同德，努力奋斗，开拓创新。特别是近几年来，医院发展取得了骄人的业绩。三个文明建设卓有成效，医院先后被评为国家三级甲等中医院和广州中医药大学附属医院，获得广东省文明中医院、湛江市先进集体等多项荣誉，被省政府授予广东省中医名院称号，被定为国家重点中医院建设单位，胃肠病专科、骨伤脊柱病专科、糖尿病专科、骨伤科和针灸康复科被评为省重点中医专科，其中骨伤脊柱病专科、糖尿病专科被评为省中医名科，医院可谓实现了跨越式发展。

千帆竞发，百舸争流。湛江市第一中医医院正站在新的历史起跑线上。

每当夜阑人静的时候，我总是在想，如何记录下医院的整个发展历程？2008 年，适逢省委提出中医药强省的决定，准备编写出版《岭南中医药文库》系列丛书，我院作为广东省中医名院入选其中。经过 2 年多时间的共同努力，几经修改，屡易其稿，《红土杏林——聚焦湛江市第一中医医院》一书终于集结成书出版了，这是湛江市第一中医医院的一件重大幸事，更是中医药强省、强市工作的盛事，也是我作为该院院长在任期内达成的我人生旅途中最开心的一件大事，该书从编写到出版，历尽艰辛，一波三折，曾几何时，一些人、一些事常常使我想起且感动其中。

由于工作的需要，我于 2001 年调到医院工作。光阴似箭，岁月荏苒，一干就是十多个年头，岁月早已在脸上刻下了沧桑的痕迹。在这 3000 多个日日夜夜里，汗水与激情同在，我与同事们一道迎日出送日落，寒来暑往，披星戴月，见证了医院发展与壮大的历程。面对医院所取得的成绩，面对同事们和谐共事、医患关系融洽的氛围，我感到所有的付出都是值得的，顿感平凡的人生变得丰富起来。

记得 2009 年岁末，卫生部副部长、国家中医药管理局局长王国强同志在省卫生厅副厅长、省中医药局局长彭炜，湛江市原市长阮日生、副市长梁志鹏、市卫生局原局长黄平等同志的陪同下视察我院；2011 年 4 月，市委书记刘小华同志率队来我院调研。领导们一路走、一路感受我院的人文精神，特别对我院的中医药文化与中医药特色建设赞不绝口。市长王中丙同志多次到我院指导工作，对我院的建设与发展提出了诸多宝贵的意见。作为医院的一员，作为一名中医人，我心中涌动着一种莫名的感动，充满了喜悦与自豪！我知道，这是对我们工作的肯定，对我市中医药事业的肯定。惊喜之余又深感压力和责任之重大。

我觉得，人与人的相识、相知、相交、相伴是一种缘分。令我特别感动的是广东省政府文史馆馆员、文学院院长洪三泰先生，他对本人关怀备至，在书稿组稿最艰难的时候，他在百忙中毅然接受请求帮忙整理，使我感到先生宽宏大量的胸怀、造福桑梓的情怀与对祖国传统医学的敬怀。先生在整理编写书稿的过程中，可谓废寝忘餐，对本书中人物逐一详细采访，查阅历史文献，走访曾经在湛江工作过的名老中医，了解湛江地区中医药丰厚的底蕴，了解我院长期以来发挥中医药特色优势、为群众防病治病的历史。是什么动力使先生如此执着？先生如是说：中医的“精诚仁和”感动了我。

在书稿成雏的过程中，得到湛江中心人民医院药剂科张唐颂同志大力支持，并为书稿付出了辛勤劳动，满腔热情地对书中章节进行提炼、修饰，使之更加完美。

最后，我要感谢参加编写本书的同事们，他们经常开会布置，分头工作，加班加点，一起审稿、改稿、定稿，为本书的出版做出了应有的贡献。在此，致以最衷心的感谢。

因编写时间仓促，书中难免存在不足或疏漏之处，诚恳祈望读者阅读之余给予批评指正。

湛江市第一中医医院院长　蔡柏

2013 年 12 月于湛江